大国医经典医案诠解（病症篇）

不孕症

主编 陈梅

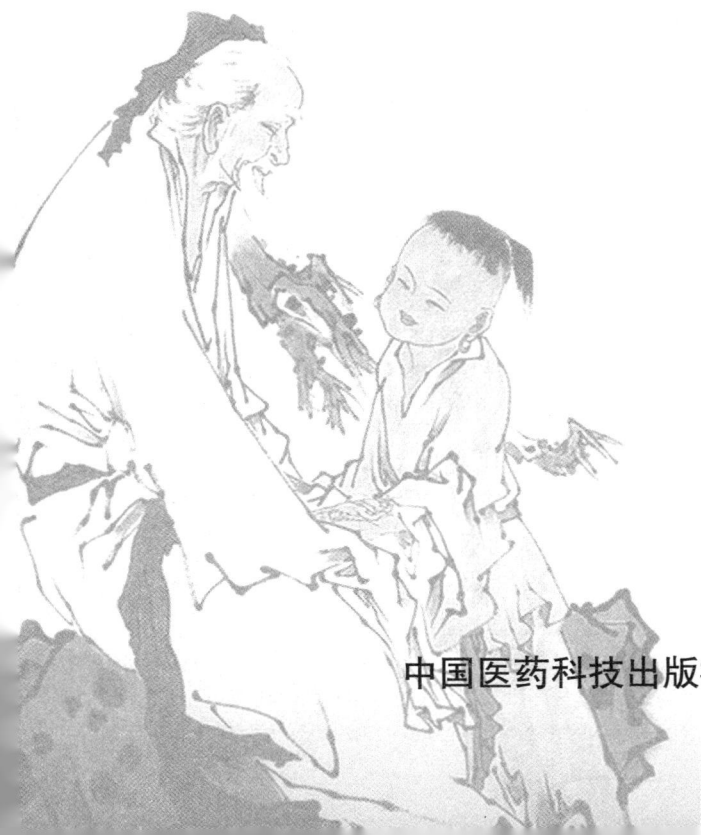

中国医药科技出版社

内 容 提 要

　　本书较为全面地整理了中医历代名家治疗不孕症的经典医案。分为古代医案篇和近现代医案篇，涉及历代妇科享有盛誉的名家。全书以病种分章，以证型细分为纲，以名家医案为目论述各家临床经验及遣方用药的特色。每个医案后均有诠解，揭示该病案的辨证思路、用药特色和精妙之处。本书内容丰富，医家众多，理论实践相结合，实用性强，是一本对学习掌握不孕症诊疗经验、提高诊疗水平很有帮助的参考书。本书可供中医师临床参考，亦可供医学生及中医爱好者借鉴学习。

图书在版编目（CIP）数据

不孕症 / 陈梅主编 . — 北京：中国医药科技出版社，2016.4
　（大国医经典医案诠解 . 病症篇）
ISBN 978-7-5067-8151-0

Ⅰ . ①不… 　Ⅱ . ①陈… 　Ⅲ . ①不孕症 – 医案 – 汇编 　Ⅳ . ① R271.14

中国版本图书馆 CIP 数据核字（2016）第 022485 号

美术编辑　陈君杞
版式设计　郭小平

出版　中国医药科技出版社
地址　北京市海淀区文慧园北路甲 22 号
邮编　100082
电话　发行：010 – 62227427　　邮购：010 – 62236938
网址　www.cmstp.com
规格　710 × 1000mm $^1/_{16}$
印张　19
字数　265 千字
版次　2016 年 4 月第 1 版
印次　2018 年 2 月第 2 次印刷
印刷　三河市百盛印装有限公司
经销　全国各地新华书店
书号　ISBN 978-7-5067-8151-0
定价　42.00 元

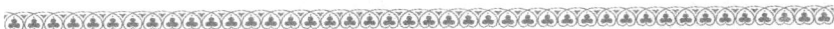

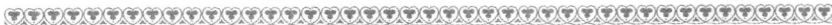

前 言

　　医案即病案，是医生治疗疾病时辨证、立法、处方用药的连续记录。中医医案，是中医理、法、方、药综合运用的具体反映形式，它不仅是医疗活动的真实记录，而且还反映了医家的临床经验及思维活动。中医医案的起源可追溯到周朝，西汉医家淳于意（即仓公）的"诊籍"是现在已知最早的医案，现存最早的医案专著当属宋代许叔微的《伤寒九十论》。章太炎先生曾说："中医之成绩，医案最著。欲求前人之经验心得，医案最有线索可寻，循此钻研，事半功倍。"足可见医案对后世医家的重要性。医案有利于临床经验的总结，激发医者思路，所谓"医之有案，如弈者之谱，可按而复也"。广泛收集、阅读、整理、研究医案，便于学习、掌握临床诊疗知识，丰富学识、拓展思路，同时发挥着及时总结交流现代中医临证经验的积极作用。

　　本书在编写过程中遵从以下原则：①医家选录标准：古代公认的名医、名著以及近现代名老中医。②医案主要以近现代为主。重点选取临床辨证准确、用法方药精准、临床疗效显著的医家医案。③医案后均有诠解，揭示该病案的辨证思路、用药特色和精妙之处。④主要以病种分章，以证型细分为纲，以名家医案为目论述各家临床经验及遣方用药的特色。⑤医案遵从历史，尽量保持医案的原貌，以供学习及教学使用。

　　本书分古代医案篇和近现代医案篇，主要收录了古今中医妇科名家中对不孕症具有代表性的妇科医案，主要包括薛立斋、朱丹溪、傅青主、王子瑜、蔡小荪、朱南孙、朱小南、韩百灵、哈荔田、黄绳武、班秀文、裘笑梅等各代名家。

　　由于编者水平有限，在医案的整理以及诠解的书写上，难免有不当之处，请读者不吝赐教。

编者

2016 年 2 月

目 录

古代医案篇

第一章 月经病致不孕……………………………………………… 003

崩漏 …………………………………………………………………… 003

　　薛立斋医案（肝郁脾虚经妄行，归脾逍遥显功效）………… 003

月经不调 ……………………………………………………………… 004

　一、气郁血瘀 ……………………………………………………… 004

　　易思兰医案（气郁血瘀受孕难，顺气养荣建奇功）………… 004

　二、瘀阻胞中 ……………………………………………………… 004

　　俞桥医案（俞氏百子附归丸，调经养血助胎孕）…………… 004

　三、久郁痰凝气滞 ………………………………………………… 005

　　叶天士医案（从肝从脾治痰湿，痰去气畅温冲任）………… 005

　四、冲任脉损，肝肾虚寒 ………………………………………… 005

　　叶天士医案（暖益肾肝养冲任，胞寒得除易受孕）………… 005

　五、冲脉不调，肝血不足 ………………………………………… 006

　　叶天士医案（肝血不足经后期，凉肝坚阴摄精孕）………… 006

　六、肝郁脾虚 ……………………………………………………… 006

　　叶天士医案（气郁不通周身痛，疏肝活血效立显）………… 006

　七、脾肾两虚 ……………………………………………………… 007

　　林珮琴医案（补气以培营之源，摄下以固肾之滑）………… 007

闭经 ·· 007

　一、肾阴不足 ·· 007

　　林珮琴医案（天癸迟至责之肾，滋补肾阴生数子）········ 007

　二、肝郁气滞 ·· 008

　　林珮琴医案（疏解肝郁首当先，后调肝肾经自潮）········ 008

　三、气滞血实 ·· 008

　　易思兰医案（三焦火升辱肺金，疏解郁气火自退）········ 008

　四、脾湿生痰，脂满子宫 ·· 009

　　孙文垣病案（调气消痰杜痰源，燥湿融脂瘦身躯）········ 009

　五、瘀血阻胞 ·· 010

　　陈良甫医案（瘀血阻胞致不孕，去瘀生新荡胞汤）········ 010

痛经 ·· 010

　一、血瘀 ·· 010

　　张爱庐医案（活血化瘀消癥瘕，暴下回阳后温补）········ 010

　二、脾虚，冲任血滞 ·· 012

　　林珮琴医案（任带失调胎不受，健脾调冲孕育成）········ 012

经行身痛 ·· 012

　　薛雪医案（八脉交损气血虚，填补精血助孕育）············ 012

第二章　杂病致不孕 ·· 014

宫寒不孕 ·· 014

　一、下焦虚寒 ·· 014

　　张锡纯医案（下焦虚寒难摄精，驱寒暖宫紫石英）········ 014

　二、心肾阳虚 ·· 015

　　傅山医案（胞脉胞络系心肾，温补心肾胞宫暖）············ 015

心下冷积 ·· 016

　　张子和医案（涌吐痰浊三圣散，先攻后补顽症除）········ 016

癥瘕 ··· 016

　　薛立斋医案（气血两虚难摄精，十全大补治根本） ········· 016

阴疮 ··· 017

　　孙文垣医案（湿痰壅滞成阴疮，化痰利湿诸症消） ········· 017

肥胖不孕 ··· 018

　　傅山医案（湿聚成痰闭子宫，泄水化痰补脾胃） ··········· 018

　　朱丹溪医案（燥湿理气祛痰湿，健脾渗湿杜痰源） ········· 019

阴挺 ··· 019

　　孙文垣医案（肝有湿热生阴挺，龙胆泻肝治痼疾） ········· 019

身瘦不孕 ··· 020

　　傅山医案（养精种玉填精血，血足子宫易容物） ··········· 020

带下过多 ··· 021

　　叶天士医案（通阳摄阴平寒热，阴平阳秘孕育成） ········· 021

性交出血 ··· 022

　　汪石山医案（热扰血海经期乱，火去阴生大补丸） ········· 022

骨蒸夜热不孕 ··· 022

　　傅山医案（骨髓内热人不嗣，壮水之主制阳光） ··········· 022

嫉妒不孕 ··· 023

　　傅山医案（肝郁脾塞任带闭，四经郁解胞胎开） ··········· 023

胸满少食不孕 ··· 024

　一、脾肾气虚 ··· 024

　　傅山医案（脾胃之气生肾中，欲补脾胃肾中求） ··········· 024

　二、脾胃虚寒 ··· 025

　　傅山医案（心肾火衰脾胃寒，子病治母效甚佳） ··········· 025

少腹急迫不孕 ··· 026

傅山医案（大补脾胃腰脐利，带脉邃宽能载物）…………………… 026

腰酸腹胀不孕 ……………………………………………………………… 027

傅山医案（任督虚损疝瘕生，升补任督疝瘕除）…………………… 027

便涩浮肿不孕 ……………………………………………………………… 028

傅山医案（肾气旺盛膀胱利，火旺胞暖自能孕）…………………… 028

近现代医案篇

第一章　子宫卵巢性不孕……………………………………………… 033

子宫发育不良 ……………………………………………………………… 033

一、肾阳虚 ………………………………………………………………… 033

李凤翔医案（阳虚宫寒血瘀证，少腹逐瘀显奇功）………………… 033

二、肾阴虚 ………………………………………………………………… 034

何炎燊医案（元阴亏少冲任虚，填精补血调经汛）………………… 034

三、肾虚肝郁 ……………………………………………………………… 035

马龙伯医案（肾气不实肝木郁，疏肝解郁扶素质）………………… 035

王子瑜医案（肝郁肾虚胞宫寒，经前疏解经后温）………………… 038

柴浩然医案（肾虚血虚兼肝郁，补肾疏肝调冲任）………………… 039

杨君柳医案（阳虚血瘀兼肝郁，温肾活血疏肝郁）………………… 040

四、脾肾两虚 ……………………………………………………………… 041

吴少怀医案（冲任失养血海虚，补肾健脾益气血）………………… 041

五、肾虚血瘀 ……………………………………………………………… 042

王云铭医案（肾虚血瘀夹湿热，益肾活血清湿热）………………… 042

六、肝肾不足 ……………………………………………………………… 050

梁剑波医案（滋养肝肾和气血，调经助孕为要务）………………… 050

宫腔粘连 ·· 051

何少山医案（补肾活血循周期，开启胞宫种子嗣） ············ 051

张淑亭医案（补肾填髓益气血，活血化瘀启胞门） ············ 052

多囊卵巢综合征 ·· 054

一、肝肾两虚 ·· 054

马玉琦医案（调补肝肾养气血，月事时下受孕易） ············ 054

二、肾虚痰湿 ·· 055

褚玉霞医案（豁痰除湿启胞宫，补肾祛瘀孕乃成） ············ 055

孔昭遐医案（补肾涤痰并化瘀，调经种子得孕育） ············ 056

三、痰瘀互结 ·· 057

丁启后医案（苍附导痰化痰湿，行气活血调经水） ············ 057

四、肾虚血瘀 ·· 059

黄仕沛医案（金匮温经散寒瘀，经汛按期孕子嗣） ············ 059

梁文珍医案（益肾填精育卵泡，化瘀通络促排卵） ············ 060

五、肾虚肝郁 ·· 062

蔡小荪医案（育肾化痰调冲任，理气通络得孕育） ············ 062

六、肾虚气滞 ·· 064

罗元恺医案（补肾养血治根本，行气调经孕育成） ············ 064

排卵障碍性不孕 ·· 065

一、脾肾气虚 ·· 065

哈荔田医案（温补脾肾气血和，散寒通络顽疾愈） ············ 065

杨宗孟医案（健脾益气血海旺，补肾填精胎孕成） ············ 066

二、肾虚肝郁 ·· 068

韩百灵医案（补肾疏肝气血和，冲任相资胞胎结） ············ 068

许润三医案 ·· 068

医案 1（补肾调肝冲任盛，血海充盈孕育成） ············ 068

医案 2（疏肝补肾精血足，任通冲盛胞胎成） ············ 069

田淑霄医案（逍遥桃红疏肝活血好，补肾中药促排助孕妙） ·············· 070

孙希圣医案（逍遥散方先疏肝，郁解温肾促排卵） ·············· 071

郑惠芳医案（排卵障碍首责肾，补肾填精疏肝郁） ·············· 072

三、肾虚血瘀 ·············· 074

孙希圣医案（补肾固冲壮元阳，温经活血散瘀滞） ·············· 074

四、肝肾亏虚 ·············· 075

张淑亭医案（遵循周期调阴阳，阴阳俱盛种子易） ·············· 075

五、肾阳不足 ·············· 076

许润三医案（阳虚不固带如水，温补肾元胎孕成） ·············· 076

六、气血不足 ·············· 077

许润三医案（益气养血调冲任，温肾助孕治断绪） ·············· 077

子宫出血 ·············· 078

高辉远医案（涤痰通络固冲任，益气养血孕育成） ·············· 078

卵巢囊肿 ·············· 080

张六通医案（祛瘀化癥逐贼邪，补中益气复气血） ·············· 080

卵巢早衰 ·············· 081

褚玉霞医案（补肾滋肾调气血，周期序贯孕育成） ·············· 081

黄体功能不足不孕 ·············· 082

一、脾肾阳虚 ·············· 082

王光辉医案（温肾健脾促排卵，促黄体汤助孕育） ·············· 082

二、脾肾气虚，瘀阻冲任 ·············· 084

杨宗孟医案（补益脾肾助黄体，活血化瘀通胞络） ·············· 084

子宫内膜异位症 ·············· 085

一、宿瘀内结 ·············· 085

蔡小荪医案（经前温宫化瘀调经，经后育肾培元助孕） ·············· 085

二、肾虚血瘀 ·············· 087

王子瑜医案（血府逐瘀急治标，寿胎促孕疗效佳） ·············· 087

　　　陈沛嘉医案（化瘀行气诸症轻，补肾调冲胎孕成）……………… 087

　　　傅萍医案（清湿调冲治其标，补肾疏肝促胎孕）………………… 088

　　三、肝郁血瘀 …………………………………………………………… 090

　　　周鸣岐医案（疏肝理气清湿热，化瘀散结胎孕成）…………… 090

　　四、脾肾阳虚 …………………………………………………………… 091

　　　何少山医案（素多痰湿碍血运，扶正化瘀调冲任）…………… 091

　　五、湿热瘀结 …………………………………………………………… 092

　　　王子瑜医案（清热活血散瘀结，行气通络胞胎结）…………… 092

　　六、湿毒蕴结 …………………………………………………………… 093

　　　柴松岩医案（解毒祛湿去邪毒；益肾养血胎乃成）…………… 093

　　七、气滞血瘀 …………………………………………………………… 094

　　　朱南孙医案（活血化瘀通气机，调补肝肾助孕育）…………… 094

　　　何少山医案（荡涤胞宫通胞脉，祛瘀生新摄精孕）…………… 095

　　　王子瑜医案（行气活血治顽疾，化瘀消癥功效奇）…………… 096

　　八、寒凝血瘀 …………………………………………………………… 097

　　　丁启后医案（寒凝胞脉冲任阻，温经散寒治不孕）…………… 097

　　九、肝肾耗损，邪伤冲任，湿热内蕴 ………………………………… 099

　　　朱南孙医案（清热疏化为先机，补肾疏冲后助孕）…………… 099

第二章　月经病性不孕 ……………………………………………………… 101

　闭经不孕 ………………………………………………………………… 101

　　一、肾阳不足 …………………………………………………………… 101

　　　吴佩衡医案（温补下元暖胞宫，月经通调应时潮）…………… 101

　　　范中林医案（温阳行水真武方，补气生血当归汤）…………… 102

　　二、肝郁气滞 …………………………………………………………… 103

　　　蔡小荪医案（心气不达经闭止，解郁宁神调冲任）…………… 103

　　三、痰湿内蕴 …………………………………………………………… 105

　　　朱良春医案（调理月经不离痰，欲实脾土燥脾湿）…………… 105

四、肝肾阴虚 ……………………………………………… 106

胡玉荃医案（经前活血调经期，经后补肾养精血） …… 106

痛经不孕 ………………………………………………… 107

一、气滞血瘀 …………………………………………… 107

周子馟医案（肝气调和故有子，疏解肝郁逍遥散） …… 107

言庚孚医案（气滞血瘀阻胞宫，散瘀见喜效神通） …… 108

门成福医案（理气活血止疼痛，化瘀通络促孕育） …… 109

二、肝郁脾虚 …………………………………………… 110

闫云科医案（舒肝和胃化湿瘀，填补冲任收奇功） …… 110

三、肾阳不足 …………………………………………… 111

许芝泉医案（温补肾元疼痛消，养血暖宫孕育成） …… 111

闫勉利医案（补益肾气温冲任，温通补养四逆散） …… 112

四、肾虚血瘀 …………………………………………… 113

刘云鹏医案（肾阳不足又感寒，少腹逐瘀散寒瘀） …… 113

武泰医案（瘀血阻滞难成孕，活血化瘀兼补肾） ……… 114

五、肾虚肝郁 …………………………………………… 114

胡访梅医案（少腹逐瘀种子神，养精种玉摄精易） …… 114

六、脾肾两虚 …………………………………………… 115

王子瑜医案（健脾益肾充血海，精血旺盛易摄精） …… 115

月经过多不孕 …………………………………………… 116

蒲辅周医案（分清出血与平时，止血补气有侧重） …… 116

月经过少不孕 …………………………………………… 117

一、脾肾两虚 …………………………………………… 117

田淑霄医案（通补脾胃益肾精，气血旺盛能受孕） …… 117

二、肝肾不足 …………………………………………… 118

罗元恺医案（阴不维阳扰冲任，滋养肝肾调经孕） …… 118

王子瑜医案（经前疏肝活血调经，经后滋补肝肾阴血） … 120

三、气血两虚 ·· 121

　　张之亮医案（双补气血八珍汤，气血和调乃受孕）············· 121

月经稀少 ·· 122

　一、脾肾两虚 ·· 122

　　裘笑梅医案（养精种玉填精血，精满血足官容物）············· 122

　二、肝肾不足 ·· 123

　　陈雨苍医案（滋养肝肾精血充，调经助孕显奇功）············· 123

　三、脾失健运，肝肾亏损 ······································ 124

　　班秀文医案（健脾益气充血源，温肾养肝经如期）············· 124

月经先期不孕 ·· 125

　一、气血两虚 ·· 125

　　班秀文医案（气不摄血经先期，双补气血经自调）············· 125

　二、肝肾阴虚 ·· 126

　　朱南孙医案（滋养肝肾降虚火，血肉有情补奇经）············· 126

　　丛春雨医案（清热滋阴降相火，凉血平肝填精血）············· 127

月经后期不孕 ·· 128

　一、肾虚精亏 ·· 128

　　祝谌予医案（补肾益精调冲任，养血调经终成育）············· 128

　　王子瑜医案（补肾益精充血海，循期通补经自调）············· 129

　二、脾肾两虚 ·· 130

　　黄绳武医案（血肉有情养冲任，精血充足胎孕成）············· 130

　　罗元恺医案 ·· 131

　　　医案 1（补肾健脾兼疏肝，经汛有期种子成）··············· 131

　　　医案 2（脾肾阳虚经行迟，温肾健脾补血宜）··············· 132

　　周信有医案（温补脾肾暖胞宫，循期序贯收奇功）············· 134

　　王绵之医案（心脾肾脏同调治，宫暖痰化瘀血去）············· 134

　三、肾虚肝郁 ·· 136

钱伯煊医案（疏肝温肾兼调脾，脏腑和调育子嗣）……………… 136

朱小南医案（求子之道先调经，疏肝补肾调冲任）……………… 137

何少山医案（补肾疏肝调冲任，精血充足孕育成）……………… 139

四、肝肾两虚 ……………………………………………………… 140

何炎燊医案（精血俱虚摄精难，血肉有情填精血）……………… 140

五、痰湿壅阻 ……………………………………………………… 142

门成福医案（痰壅气机胞脉阻，苍附导痰化痰湿）……………… 142

六、气滞血瘀 ……………………………………………………… 143

王云铭医案（活血化瘀通胞络，温肾补肝助孕育）……………… 143

田淑霄医案（木盛木亢易生怒，逍遥桃红治病本）……………… 145

七、阳虚宫寒 ……………………………………………………… 146

于己百医案（温肾散寒补冲任，宫暖经调孕自成）……………… 146

张志远医案（温阳补肾祛宿寒，滋养督任调经孕）……………… 147

杜雨茂医案（温补命火暖胞宫，经前经后各不同）……………… 147

八、肾虚血瘀 ……………………………………………………… 148

杨发祥医案（冲任调达经有期，气血调和有子嗣）……………… 148

九、胞脉瘀阻 ……………………………………………………… 149

王绵之医案（瘀滞日久成干血，行经之际除瘀血）……………… 149

月经先后不定期不孕 ………………………………………………… 150

一、湿热蕴结 ……………………………………………………… 150

班秀文医案（清热利湿治愆期，脾肾肝脏同调理）……………… 150

二、肾阳不足，子脏虚寒 ………………………………………… 151

戴树生医案（扶阳抑阴暖胞宫，疏肝益肾旋受孕）……………… 151

三、肾气亏虚 ……………………………………………………… 152

罗元恺医案（滋补先天健后天，孕后安胎足月产）……………… 152

四、气滞血瘀 ……………………………………………………… 154

罗元恺医案（先以行气活血止痛，后予疏肝补肾助孕）……… 154

五、脾肾虚弱 ……………………………………………………… 156

秦继章医案（疏肝健脾后补肾，三脏同调终得子）……………… 156

六、肝郁血瘀 …………………………………………………………… 157

郑颉云医案（疏肝化瘀荡积血，气血和调孕育成）……………… 157

七、肝郁脾虚 …………………………………………………………… 158

蔺友良医案（金铃子散解肝郁，八珍汤方养气血）……………… 158

黄振鸣医案（疏肝健脾养气血，益精生血摄冲任）……………… 159

裘笑梅医案（疏肝解郁调经信，补肾调冲有子嗣）……………… 160

八、血虚肝郁 …………………………………………………………… 161

王绵之医案（重在养血辅调肝，补肾健脾善其后）……………… 161

九、阴阳两虚 …………………………………………………………… 162

祝味菊医案（大补阴阳扶正气，月信有期种子易）……………… 162

第三章　盆腔及生殖道因素性不孕……………………………………… 163

子宫后壁脓肿 …………………………………………………………… 163

王绵之医案（分清经前与经后，散寒活血有侧重）……………… 163

双子宫不孕 ……………………………………………………………… 164

邓铁涛医案（先天不足责之肾，健脾补肾终成孕）……………… 164

慢性盆腔炎 ……………………………………………………………… 165

一、脾肾两虚，湿痰瘀结 ……………………………………………… 165

杨宗孟医案（脾肾两虚痰湿瘀，理冲灌肠功效奇）……………… 165

二、脾肾两虚，气血不足 ……………………………………………… 166

严肃云医案（精血不足冲任寒，四物温经治断绪）……………… 166

三、脾肾两虚，冲任失调 ……………………………………………… 167

杨宗孟医案（健脾益肾扶正气，灸疗神阙补虚损）……………… 167

四、肝郁脾虚 …………………………………………………………… 168

杨俊亭医案（疏肝醒胃解悱郁，气调血顺苗自长）……………… 168

五、气滞血瘀 …………………………………………………………… 169

钱伯煊医案（疏肝活血兼补肾，气血平正孕有期）……………… 169

六、湿热蕴结 ·· 171

　　朱南孙医案（清利湿热畅冲任，益肾调肝孕育成） ··············· 171

　　王云铭医案（清热解毒清利下焦，疏通胞络摄精成孕） ·········· 172

七、肝肾不足，胞脉瘀滞 ·· 172

　　班秀文医案（补养肝肾兼活血，肾气旺盛易受孕） ··············· 172

八、阴虚火旺，肝郁血瘀 ·· 174

　　丁启后医案（郁热伤阴致不孕，疏肝养阴一贯煎） ··············· 174

九、湿热瘀结 ·· 175

　　罗元恺医案（活血行气瘀滞散，利湿通便湿浊消） ··············· 175

　　朱南孙医案（清热利湿通胞络，化瘀疏冲补脾肾） ··············· 176

　　杨宗孟医案（清热解毒并除湿，行气活血化宿瘀） ··············· 178

输卵管阻塞性不孕 ·· 179

一、气虚血瘀 ·· 179

　　杨宗孟医案（脾肾气虚兼血瘀，中药灌肠保通畅） ··············· 179

　　卫爱武医案（气虚水湿兼血瘀，益气化瘀利水湿） ··············· 180

二、肾虚血瘀 ·· 181

　　蔡小荪医案 ·· 181

　　　医案1（宿瘀内结络道阻，育肾通络调冲任） ·················· 181

　　　医案2（调经清瘀兼通络，益肾培元孕自成） ·················· 183

　　班秀文医案（温肾活血胞络通，当归芍药除癥疾） ··············· 184

　　许润三医案（肾虚血阻胞脉闭，祛瘀通络补肾气） ··············· 185

　　张寻梅医案（先天不足冲任虚，益肾活血通胞络） ··············· 186

　　韩玲娣医案（补肾化瘀调冲任，络通经调孕育成） ··············· 187

　　杨志敏医案（阳虚寒瘀阻络脉，当归四逆破沉寒） ··············· 187

三、脾肾阳虚 ·· 189

　　班秀文医案（脾肾阳虚痰湿瘀，温宫散寒胞脉通） ··············· 189

四、寒凝血瘀 ·· 190

　　裘笑梅医案（寒凝血瘀胞络闭，暖宫舒肝胞胎成） ··············· 190

赵荣胜医案（寒凝血瘀腹冷痛，温经活血通胞络）…………………… 191

五、肾虚肝郁 ………………………………………………………………… 191

刘奉五医案（肾亏血虚兼肝郁，养血调肝化瘀滞）…………………… 191

蔡小荪医案（理气化痰通两岐，育肾补督抗痨虫）…………………… 192

沈忠奎医案（水亏木旺胞络阻，疏肝补肾胞胎育）…………………… 194

蔡连香医案（补肾调肝通胞络，内服外敷管自通）…………………… 194

齐聪医案（肾虚肝郁胞脉阻，理气活血解粘连）……………………… 195

张晓峰医案（活血化瘀通胞脉，补肾疏肝助孕育）…………………… 196

六、气滞血瘀 ………………………………………………………………… 197

庞泮池医案（气滞血瘀湿热蕴，疏肝通络循周期）…………………… 197

王子瑜医案（肝郁气滞兼湿瘀，理气活血通胞络）…………………… 198

许润三医案（理气活血化瘀滞，益肾填精补虚损）…………………… 199

李木森医案（肝气失调冲任滞，疏肝理气调冲任）…………………… 199

梅大钊案例（肝郁血瘀成癥瘕，解郁疏滞调冲任）…………………… 200

杨秉秀医案（内服外治联合用，通络助孕分先后）…………………… 201

李光荣医案（气滞血瘀夹湿热，理气活血清湿热）…………………… 202

张寻梅医案（肝不疏泄血瘀结，消癥活血胞络通）…………………… 203

赵荣胜医案（肝郁血瘀胞络阻，行气活血通胞络）…………………… 204

石景亮医案（肝郁气滞胞络阻，开育种玉显奇功）…………………… 205

高淑玲医案（肝气不疏性抑郁，活血通滞助孕育）…………………… 206

陈益昀医案（气滞血瘀阻胞脉，活血通络疏肝气）…………………… 207

七、湿热瘀阻 ………………………………………………………………… 208

刘奉五医案（清热化湿利下焦，行气活血孕育成）…………………… 208

朱南孙医案（清热疏化利湿热，理气通络解粘连）…………………… 209

许芝泉医案（清热利湿消腹痛，行气活血通胞络）…………………… 210

梁文珍医案（活血祛瘀化痰湿，补肾减重助生殖）…………………… 211

赵荣胜医案（清热利湿化瘀血，瘀化络通孕育成）…………………… 212

罗明察医案（祛湿利水化瘀血，五苓散方消积液）…………………… 213

宛树修医案（屡孕屡堕热毒侵，清热解毒散瘀滞）…………………… 213

　　　　沈允浩医案（宫腔操作致湿热，清热化湿通胞络）·············· 214

　　　　王自平医案（活血散结兼温阳，胞络通畅积液消）·············· 215

　　八、脾虚痰阻 ··· 216

　　　　王渭川医案（温肾运脾消痰湿，化瘀通络调冲任）·············· 216

　　九、肝肾阴虚 ··· 217

　　　　班秀文医案（肝肾亏损胞脉闭，攻补并施有法度）·············· 217

　　　　蔡小荪医案（滋补通利法不同，经前经后有侧重）·············· 218

　　　　张丽蓉医案（活血通络调肝肾，针药合治显成效）·············· 219

支原体感染不孕 ··· 220

　　一、脾肾气虚，复感邪毒 ··································· 220

　　　　杨宗孟医案（内外合邪致不孕，化湿通络健脾肾）·············· 220

　　二、肝肾阴虚，邪毒内蕴 ··································· 221

　　　　杨宗孟医案（清热解毒驱外邪，滋补肝肾治内虚）·············· 221

带下过多 ··· 223

　　一、湿热下注 ··· 223

　　　　刘云鹏医案（湿热交蒸带色绿，清热利湿终受孕）·············· 223

　　二、肝郁脾虚 ··· 224

　　　　张孝纯医案（和肝健脾渗湿浊，带下正常受孕速）·············· 224

　　三、肾虚宫寒 ··· 225

　　　　班秀文医案（阳虚不摄带绵绵，温肾扶阳气血旺）·············· 225

　　四、肾虚血瘀 ··· 227

　　　　刘云鹏医案（益肾补精化瘀血，脾肾两旺得孕育）·············· 227

　　五、脾肾两虚 ··· 228

　　　　何任医案（调经止带健脾肾，血海充盛易妊娠）·············· 228

第四章　免疫性不孕··· 230

　　一、肾虚血瘀 ··· 230

　　　　蔡小荪医案（免疫不孕首责肾，育肾通络兼化瘀）·············· 230

　　　张玉珍医案（补肾活血消抗体，补肾健脾妙安胎）·············· 231

　　　褚玉霞医案（精邪内扰抗体成，补肾活血抗体消）·············· 232

　二、肝郁脾虚 ·· 233

　　　张淑亭医案（中西结合消抗体，疏肝理脾治滑胎）·············· 233

　三、肾虚肝郁 ·· 234

　　　许润三医案 ··· 234

　　　　医案 1（不孕治疗首从肾，因病致郁疏肝经）·············· 234

　　　　医案 2（免疫不孕重化瘀，补肾疏肝治根本）·············· 235

　四、肾虚 ·· 236

　　　刘云鹏医案（补肾扶正强体质，正气存内邪自消）·············· 236

　　　田淑霄医案（免疫性不孕无证辨，从肾论治取佳效）·············· 237

　五、湿热蕴结 ·· 238

　　　柴松岩医案（免疫不孕重在消抗，清热利湿提高免疫）·············· 238

　　　李祥云医案（清热利湿消抗体，益肾活血助孕育）·············· 240

　六、肝肾亏虚 ·· 241

　　　秦天富医案（滋补肝肾化瘀血，冲任调畅抗体消）·············· 241

　　　金季玲医案（免疫不孕详辨证，滋补清利消抗体）·············· 242

　七、脾肾两虚 ·· 243

　　　张玉芬医案（益气活血抗体消，益肾健脾胎孕成）·············· 243

第五章　其他杂病所致不孕·· 244

　高泌乳素血症 ·· 244

　一、肝郁血瘀 ·· 244

　　　丁启后医案（少腹逐瘀化瘀血，开育种玉疏肝郁）·············· 244

　二、肾虚肝郁 ·· 245

　　　杨宗孟医案（丹栀逍遥清肝热，六味二至补肝肾）·············· 245

　　　赵智强医案（清肝滋肾行气血，健脾培肾终遂愿）·············· 247

　三、阴虚火旺 ·· 250

　　　　杨宗孟医案（六味地黄滋肾阴，瓜石加减降虚火） ……………… 250

乳胀不孕 ……………………………………………………………… 251

　一、肝肾阴虚 ………………………………………………………… 251

　　　　杨宗孟医案（滋养肝肾解木郁，精充血旺种嗣成） ………… 251

　二、气滞血瘀 ………………………………………………………… 252

　　　　刘云鹏医案（经前疏泄经后温，经前经后法不同） ………… 252

　　　　朱小南医案（生子夭折久抑郁，经前逍遥效显著） ………… 253

　　　　宋健民医案（疏肝解郁治乳胀，温经活血助孕育） ………… 254

　　　　王辉萍医案（疏肝解郁理气滞，开郁种玉种子奇） ………… 255

垂体微腺瘤 …………………………………………………………… 256

　　　　许昕医案（补肾健脾兼疏肝，中西结合收全功） …………… 256

甲亢不孕 ……………………………………………………………… 257

　　　　哈荔田医案（清热化痰益肾阴，软坚散结调月经） ………… 257

反复人流术后不孕 …………………………………………………… 258

　一、肾虚血瘀 ………………………………………………………… 258

　　　　王云铭医案（补肾逐瘀寒邪去，经调络通摄精孕） ………… 258

　　　　秦亮甫医案（清宫术后肾气亏，针药合治获喜果） ………… 259

　　　　郭志强医案（屡孕屡堕数伤肾，补肾调经除湿浊） ………… 260

　二、脾肾亏虚，寒湿内蕴 …………………………………………… 262

　　　　丛春雨医案（人流术后感风寒，脾肾双补带脉疏） ………… 262

　三、肝郁脾虚 ………………………………………………………… 263

　　　　孔光一医案（疏肝理脾调冲任，益阴扶阳助孕育） ………… 263

　四、肾虚 ……………………………………………………………… 264

　　　　田淑霄医案（屡孕屡堕数伤肾，补肾种子毓麟珠） ………… 264

　五、肝肾不足 ………………………………………………………… 265

　　　　赵国仁医案（滋补肝肾益气血，通补奇经怀麟儿） ………… 265

肥胖不孕 ……………………………………………………………… 266

一、脾虚湿盛 ·· 266
　　王慎轩医案（躯脂满溢痰阻胞官，健脾活血攻补兼施） ·········· 266
二、脾肾阳虚，痰湿内阻 ·· 267
　　梁家清医案（化痰除湿癥瘕消，补肾活血孕乃成） ·············· 267
三、痰湿壅阻，寒凝胞宫 ·· 268
　　丛春雨医案（化湿涤痰启胞官，阳气充足可摄精） ·············· 268

下腹冰冷不孕 ·· 269
一、肝郁脾虚 ·· 269
　　邹云翔医案（阴寒之气蕴下元，抑木扶脾祛寒气） ·············· 269
二、脾肾两虚 ·· 270
　　赵守真医案（大温元阳补脾肾，益气养血延后嗣） ·············· 270
　　郭志强医案（阳达子宫寒自散，养血活血孕育成） ·············· 271
三、肾阳虚惫 ·· 272
　　丛春雨医案（补虚温经暖胞宫，甘咸温阳补奇经） ·············· 272

第六章　不明原因不孕 ·· 274
一、肝郁气滞 ·· 274
　　韩百灵医案（调肝理气通脉络，肝肾脾脏同调理） ·············· 274
二、肾虚血瘀 ·· 275
　　刘祖贻医案（五子衍宗四物汤，温肾活血足月产） ·············· 275
三、阴虚血热 ·· 276
　　许润三医案（阴虚血热扰胞宫，血肉有情养血海） ·············· 276

古代医案篇

第一章 月经病致不孕

崩 漏

薛立斋医案
（肝郁脾虚经妄行，归脾逍遥显功效）

治儒者钱思习子室，年三十余无嗣，月经淋漓无期，夫妇异处几年矣。思习欲为娶妾，以谋谐薛。薛意此郁怒伤肝脾，虚火动而血不归经乃肝不能藏，脾不能摄也。当清肝火，补脾气，遂与加味归脾、逍遥二药，四剂送至其家，仍告其姑曰：服此症自愈，而当受胎，妾可无娶也。果病愈，次年生子。

（马超英. 历代名家验案类编·中医妇儿科医案. 上海中医药大学出版社）

【诠解】"十妇不孕，九经不调"，本案患者之不孕，月经淋漓无期，属月经紊乱之重症崩漏。崩漏病机可概括为虚、热、瘀，虚者肾虚、脾虚；热者肝郁化热、阳盛血热、阴虚血热，瘀者为血瘀。本案患者一因肝郁化火，热迫血行，一因脾气亏虚、血不能摄，薛氏所选归脾汤、逍遥散乃调和肝脾之常用方，方证对路，故病愈而次年生子。

月经不调

一、气郁血瘀

易思兰医案

（气郁血瘀受孕难，顺气养荣建奇功）

一妇人体实，因久病不孕。众医皆为血虚，用参、芪大补半月，胸膈饱胀，食减，经下黑秽，或行或止。予治以顺气养荣汤十数剂，一月内有孕。

（《易氏医案》）

【诠解】易思兰治法的特点为开郁为先。顺气养荣丸由当归、川芎、生地、白芍（酒炒）、陈皮、甘草、香附（醋炒）、乌药、山栀（姜汁炒黑）、苏梗、黄芩（酒炒）、枳壳、青皮组成，既能疏解肝郁，又有良好的活血养血作用。该妇人辨证为气郁血瘀，治疗疏补结合，取得较好疗效。

二、瘀阻胞中

俞桥医案

（俞氏百子附归丸，调经养血助胎孕）

女服百子附归丸，调经养血，安胎顺气。不问胎前产后，月事参差，有余不足诸症，悉皆治之，殊益胎嗣。比太仆史鲍璧，台州人，其妻年三十不生育，忽经事不至者十月，腹鼓大无病容，皆谓妊娠。一日，忽产恶物盈裤，视之皆败瘀精血，后服此丸，不期年，生一子。

（《广嗣要语》）

【诠解】百子附归丸又名滋血暖宫丸，由真阿胶、蕲艾叶、当归、川芎、怀庆熟地黄、白芍、香附组成，具有调经养血，安胎顺气，种子功效。该妇人婚后不孕，月经停闭，予以此方，产子。

三、久郁痰凝气滞

叶天士医案

（从肝从脾治痰湿，痰去气畅温冲任）

王（三一），脉右缓左涩，经水色淡后期，呕吐痰水食物，毕姻三载余不孕，此久郁凝痰滞气，务宜宣通，从阳明厥阴立方。半夏、广陈皮、茯苓、厚朴、茅术、淡吴萸、小香附、山楂肉、姜汁法丸。

又：三月中用辛温宣郁方，痰瘀自下，胸次宽，呕逆缓。今喜暖食恶寒，经迟至五十余日，来必色淡且少。议用温养冲任、栽培生气方法。

八珍去术、草、地，加小茴、肉桂、蕲艾、香附、紫石英、河车胶丸。

（《临证指南医案》）

【诠解】肝郁脾虚痰湿内生，痰湿阻于冲任，血海不畅故月经后期，脾虚气血生化乏源，故见经色淡。痰湿阻于下焦，不能摄精成孕，故结婚3年不孕。治疗宜健脾理气化痰。从肝脾两经论治，痰去气畅后予以温阳冲任、栽培生气获效。该病案体现了叶天士治疗疾病重肝脉兼脾肾的学术思想。

四、冲任脉损，肝肾虚寒

叶天士医案

（暖益肾肝养冲任，胞寒得除易受孕）

朱（二六），经水一月两至，或几月不来，五年来并不孕育，下焦肢体常冷，是冲任脉损，无有贮蓄，暖益肾肝主之（肝肾虚寒）。人参、河车胶、熟地（砂仁制）、归身、白芍、川芎、香附、茯神、肉桂、艾炭、小茴香、紫石英、益母膏丸。

（《临证指南医案》）

【诠解】《圣济总录》云：妇人所以无子，由肾气不足，冲任虚寒故也。青主亦云：极寒之地，不生草木，重阴之渊，不长鱼龙。下焦寒冷，胞宫亦寒，何能受孕？治宜暖益肾肝，温通补养，则冲任得养，胞寒得除而易于受孕。

五、冲脉不调，肝血不足

叶天士医案

（肝血不足经后期，凉肝坚阴摄精孕）

程（三七），十三年不孕育，其中患病非一。病患述经期迟至，来期预先三日，周身筋骨脉络牵掣酸楚，不得舒展。凡女人月水，诸络之血，必汇集血海而下。血海者，即冲脉也。男子藏精，女子系胞，不孕、经不调，冲脉病也。腹为阴，阴虚生热；肢背为阳，阳虚生寒，究竟全是产后不复之虚损，或见病治病之误。有终身不育淹淹之累，肝血阴虚，木火内寄，古人温养下焦，必佐凉肝坚阴，勿执经后期为气滞，乱投破气刚药劫阴。冲脉肝阴虚，河车胶、生地、枸杞子、沙苑、生杜仲、白薇、山楂、黄柏、百花益母草。

（《临证指南医案》）

【诠解】叶天士临床辨证治疗时重视肝脉。该女子肝藏血不足，血海不能按时满溢，故见月经迟至，阴血不足，四肢百骸失于濡养，故见周身筋骨脉络牵掣酸楚。阴血不足，不能摄精成孕。治疗予以凉肝坚阴。切忌乱投破气刚药劫阴。

六、肝郁脾虚

叶天士医案

（气郁不通周身痛，疏肝活血效立显）

张（二九），经先期色变，肌腠刺痛无定所，晨泻不爽利，从来不生育。由情怀少欢悦，多愁闷，郁则周行之气血不通，而脉络间亦致间断蒙痹。例以通剂。愁郁气血滞。

川芎、当归、肉桂、生艾、小茴、茯苓、生香附、南山楂、益母膏丸。

（《临证指南医案》）

【诠解】张景岳《妇人归·子嗣类》提出"情怀不畅，则冲任不充，冲任不充则胎孕不受"。该妇情怀少欢悦，多愁闷，肝气郁滞，则气滞血瘀，肌腠刺痛无定所，肝郁克脾则见晨泻不爽利。辨证属肝郁脾虚。治疗予以理气活血而生效。

七、脾肾两虚

林珮琴医案

（补气以培营之源，摄下以固肾之滑）

殷氏，年少脉匀，主无病，尺中虚，必月信后期，溺后白淫，非不孕之体。据述经前不痛，但迟，后色淡，平时白带耳。治宜补气以培营之源，摄下以固肾之滑。用秘元煎：人参、茯苓、白术、甘草、枣仁、山药、芡实，加当归、白芍、杜仲、何首乌，服之可孕。

（《类证治裁》）

【诠解】该妇人月经后期，舌淡，带下量多，辨证为脾肾两虚，治宜健脾生气血之源，补肾固滑脱之精。予以秘元煎口服，方中人参、茯苓、白术、甘草健脾益气；当归、白芍、何首乌填精养血；杜仲、山药、芡实补肾固摄止带，服后获效而孕。

闭　　经

一、肾阴不足

林珮琴医案

（天癸迟至责之肾，滋补肾阴生数子）

李氏姜，年二十以来天癸未通，其夫惧不能孕育。予谓此禀受阴气不足也，但多服六味地黄丸，阴气充经脉自行，后生数子。

（《类证治裁》）

【诠解】天癸是促进性发育和维持性功能（包括生殖功能）的一种精微物质，其职能是促进男女性征及生殖器官的发育和成熟；维持性功能；激发性欲和性冲动；参与生殖之精的化生以繁衍后代等。肾主生殖即是通过天癸实现的。张景岳在《质疑录》中说："天癸者，天一所生之真水，在人身是谓元阴。"该妇人天癸迟至，即为肾中元阴不足，治疗予以六味地黄丸滋补肾阴，效验而生数子。

二、肝郁气滞

林珮琴医案

（疏解肝郁首当先，后调肝肾经自潮）

陈氏，性偏不育，脉沉涩，气急痰闷，经闭三载。当先调畅肝郁，三因七气汤：半、朴、苓、苏，加当归、香附、郁金、合欢、玫瑰二花煎。随用平调肝肾。甘杞子、沙苑子、补骨脂、牛膝、当归、制首乌、益母霜，意取温行，不十服经行矣。

（《类证治裁》）

【诠解】《万氏女科》云："忧愁思虑，恼怒怨恨，气郁血滞而经不行。"张景岳《妇人归·子嗣类》提出"情怀不畅，则冲任不充，冲任不充则胎孕不受"。该妇人婚后不孕，月经闭止，辨证为肝气郁滞。治疗先调畅肝郁，肝郁得解后，则平调肝肾，十余剂即显效。

三、气滞血实

易思兰医案

（三焦火升辱肺金，疏解郁气火自退）

易思兰治一妇人，患浑身倦怠，呵欠，口干饮冷，一月不食，强之食，数粒而已。有以血虚治之者，有以气弱治之者，有知为火而不知火之源者，用药杂乱，愈治愈病。自夏至冬觉微瘥，次年夏，诸病复作，甚于前，肌消骨露。诊得三焦脉洪大侵上，脾肺二脉微沉，余皆和平，曰：此肺火病也，以栀子汤饮之。栀子汤用山栀仁，姜汁浸一宿，晒干炒黑，研极细末，用人参二分，麦冬一钱，乌梅二个，冲汤调栀仁末二茶匙服。进二剂，即知饥而喜食，旬月，气体充实如常。后因久病不孕，众皆以为血虚，而用参、术为君大补之剂，胸膈饱胀，饮食顿减。至三月余，经始通，下黑秽不堪，或行或止，不得通利。治以顺气养荣汤十剂。

当归八分	南芎六分	生地一钱二分
白芍（酒炒）一钱	陈皮六分	甘草五分
香附（醋炒）一钱	乌药五分	山栀（姜汁炒）五分

苏梗五分　　　　　　　　黄芩（醋炒）八分　　　　枳壳五分
青皮五分

因大便燥结，加黄芩、枳壳煎服，一月内即有孕。

夫火与气不两立，怠倦者，火耗其精神也；呵欠者，火郁而不伸也。其夫曰：荆人之恙，自处子时至今，二十载矣，百治不效，君独以火治而效，何也？曰：尊眷之脉，左三部和平无恙，唯左寸微沉，右尺洪大侵上，此三焦之火升上而辱金也。口干饮冷者，火炽于上也；饮食不进者，火格于中也；肌消骨露者，火气消烁也。不治其火，血气何由而平？故用黑栀去三焦屈曲之火，人参、麦冬收肺中不足之金，乌梅酸以收之，火势既降，金体自坚矣。至经水过期而多，其色红紫，肝脉有力，乃气滞血实也。用参、术补之，则气愈滞，血愈实，安能得孕？故以调气为主，佐以养血，气顺血行。

（《续名医类案》）

【诠解】妇人口干饮冷，饮食不进，肌消骨露，左寸微沉，右尺洪大侵上，易氏辨证为三焦之火上烁肺金，投以栀子汤，方中山栀去三焦之火，人参、麦冬、乌梅收敛肺气，服药旬月逐证缓解。后因不孕就诊于他人，投以大补之剂致气滞血瘀，乃致经行过期而量多，再次就诊于易氏，投之以调气养血之品，经行有期，月余即孕。

四、脾湿生痰，脂满子宫

孙文垣病案
（调气消痰杜痰源，燥湿融脂瘦身躯）

族侄孙媳程氏，双桂翁女也，年甫三旬，曾产五胎，今则经闭不行者八年，肌肉则丰肥于昔，饮食又倍加于昔，精采则艳美于昔，腹柔不坚，略无所谓病者。独经闭不行，不生育耳。

专科率用四物汤、延胡索、牡丹皮诸通调剂，计服千余剂矣。又如三棱、莪术、干漆、桃仁、苏木之类，莫不概尝，罔有一应。访余为诊，六脉缓大有力。予曰：此脾湿生痰，脂满子宫，徒行血、活血、破血无益也。法宜调气消痰，燥湿融脂，俾使清瘦，庶新饮食不复生痰，不助肥脂，复为经水，经不期行而自行矣。若被专科者流，局局然养血活血破血，而望其经行，不也难乎？盖前剂皆滋湿生痰之味，非有湿痰者所宜。而肥人尤不宜用也。乃为订一方，以平胃散加滑石、桃仁、黄连、姜黄、丹参、南星、半夏作丸剂服之，半年而经行，次年生一子，后连生一子一女。

（《孙文垣医案》）

【诠解】朱丹溪曰：肥盛妇人，禀受甚浓，姿于酒食，经水不调，不能成孕。以躯脂满溢，湿痰闭塞子宫也。此患者即闭经、不孕、丰肥、饮食倍昔，辨证属湿痰，治宜燥湿，祛痰，行气。孙氏以平胃散加滑石、桃仁、黄连、姜黄、丹参、南星、半夏作丸剂服之，半年而经行，次年生子。

五、瘀血阻胞

陈良甫医案

（瘀血阻胞致不孕，去瘀生新荡胞汤）

妇人有全不产育，及二三十年断绝者，荡胞汤主之，日三服，夜一服，温覆汗，必下积血及冷赤脓如豆汁，力弱大困者，一二服止。

（《女科经纶释义》）

【诠解】陈氏所述不孕为瘀血阻胞所致。荡胞汤由大黄、朴硝、桃仁、虻虫、人参、茯苓、当归、芍药、丹皮、细辛、桂心、牛膝、厚朴、橘皮组成。方中大黄、朴硝、桃仁、虻虫活血化瘀；人参、茯苓、当归、芍药补气调血，扶正祛邪；丹皮退瘀热；细辛、桂心、牛膝补益肝肾，温经散寒；厚朴、橘皮行气宽中。全方合用，使气血充，瘀血除，肝肾补，诸症自愈而易孕。

痛 经

一、血瘀

张爱庐医案

（活血化瘀消癥瘕，暴下回阳后温补）

痛经数年，不得孕育。经水三日前必腹痛，腹中有块凝滞，状似癥瘕、伏梁之类。纳减运迟，形瘦神羸。调经诸法，医者岂曰无之。数载之中，服药无间，何以漠然不应？讯知闺阁之时无是病，即嫁之后有是疾，痛之来源，良有以也。是证考古郄无，曾见于《济阴纲目》中，姑勿道其名目，宗其意而立方。不必于平时服，俟其痛而进之，经至即止，下期再服。

荆三棱一钱	莪术一钱	延胡一钱五分	香附一钱五分
制军一钱	归身一钱五分	丹皮一钱五分	川芎四分
桃仁二钱	枳实七分		

再诊：前方于第二期经前三剂。经来紫黑，下有似胎非胎一块，弥月不复痛而经至矣。盖是证亦系凝结于胞中者，今既下矣，复何虑乎。

白芍一钱五分	石斛三钱	川芎五分	柴胡（醋炒）三分
橘白一钱	白术一钱五分	归身一钱五分	丹皮一钱五分
谷芽一两			

经停三月，骤然崩冲，阅五月而又若漏卮。询系暴崩属虚，虚阳无附，额汗头震，闻声惊惕，多语神烦，脉微虚软，势将二气脱离，其危至速。拟回阳摄阴法，急安其气血。

附子五分	鹿角霜一钱五分	杞子炭一钱	熟地七钱
五味七粒	白芍一钱五分	人参一钱	龟甲一两
天冬一钱五分	山药三钱		

再诊：脱象既除，经漏较稀，脉犹濡细，神思尚怯。气血乍得依附，再宗暴崩属虚之例，拟温补法。

人参一钱	熟地一两	枸杞一钱五分	鹿角胶一钱五分
杜仲三钱	巴戟一钱五分	白芍一钱五分	归身一钱五分
阿胶一钱五分	天冬一钱五分		

上腊严寒生产，受寒必甚。当时瘀露未畅，脐下阵痛，迄今五月未止。阅所服药，皆宗产后宜温之例，固属近是，惜未考经穴经隧耳。譬诸锁则买矣，何以不付以匙？买者不知，卖者当知；病者不知，医者当知，致使远途跋涉，幸遇善与人配匙者。

肉桂二钱	细辛五分

同研末泛丸，匀五服，每晨一服。

（《柳选四家医案》）

【诠解】妇人痛经数年不孕，经前予以活血化瘀通经，经至即停药，排出似胎非胎物一块后经行腹痛消失。正如《千金方衍义》："土中有石则草不生，渠中有阜则水积阻，夫人立身不产，断绪不孕，皆子脏有瘕之故。"经停三月，骤然崩冲，暴崩属虚，虚阳无附，拟回阳摄阴法，急安其气血。脱象既除，经漏较稀，脉犹濡细，神思尚怯。气血乍得依附，再宗暴崩属虚之例，拟温补法。受孕而产。产后受寒，瘀露未畅，脐下阵痛，予以肉桂、细辛温经散寒而愈。张氏治疗过程中，谨查病因，紧扣病机，获效甚著。

二、脾虚，冲任血滞

林珮琴医案

（任带失调胎不受，健脾调冲孕育成）

肖氏，经前腹痛，经后淋漓，胀满食减，脉虚小。系冲任血滞，而主治宜在脾。用香附姜制、砂仁、茯苓、白术、炙草、当归、白芍桂木炒、木香、延胡酒炒、杜仲姜汁炒、续断。神曲糊丸。姜汤下，一料宿疴愈而获孕。

（《类证治裁》）

【诠解】患者痛经，经期延长，平时纳差，脘腹胀满，辨证属脾虚，冲任血滞。脾伤不能通任脉而达带脉，任带失调，胎孕不受。予以健脾调理冲任方中茯苓、白术健脾，木香、砂仁醒脾，香附、延胡理气，当归、白芍养血摄精，杜仲、续断补肾助孕，服后宿疾愈而获孕。

经行身痛

薛雪医案

（八脉交损气血虚，填补精血助孕育）

少年怀妊恶阻，误药殒胎，十余年后不孕育。每经来周身经络暨痛，少腹瘕触寒热皆至。乃八脉交损，八脉之治，非转展不效。

紫河车	归身	阿胶	紫石英
小茴香	蕲艾	茯苓	鹿角霜

枯黄芩

益母草膏丸。

(《薛雪医案》)

【诠解】妇人堕胎后十余年不孕育。每值经来周身疼痛，少腹寒热交杂。薛氏辨证为八脉交损，气血俱虚。以紫河车、鹿角霜血肉有情之品予以填补精血，紫石英、小茴香、蕲艾、黄芩寒温并用既缓周身疼痛，又解寒热皆至。益母草膏活血调经。诸药合用而获效。

第二章　杂病致不孕

宫寒不孕

一、下焦虚寒

张锡纯医案
（下焦虚寒难摄精，驱寒暖宫紫石英）

一妇人，自二十出嫁，至三十未育子女。其夫商治于愚。因细询其性质禀赋，言生平最畏寒凉，热时亦不敢食瓜果。其经脉则大致调和，偶或后期两三日。知其下焦虚寒，因思《本经》谓紫石英"气味甘温，治女子风寒在子宫，绝孕十年无子"。遂为拟此汤，方中重用紫石英六钱，取其性温质重，能引诸药直达于冲中，而温暖之。服药三十余剂，而畏凉之病除。后数月随孕，连生子女。益信《本经》所谓治十年无子者，诚不误也。

（《医学衷中参西录》）

【诠解】此病案证属肾虚宫寒不孕。《傅青主女科》云："妇人有下身冰冷，非火不暖，交感之际，阴中绝无温热之气。人以为天分之薄也，谁知是胞胎寒之极矣，夫寒冰之地不生草木，重阴之渊不长鱼龙，今胞胎既寒何能受孕。"《神农本草经》紫石英条"气味甘温，治女子风寒在子宫，绝孕十年无子"。予以重用紫石英，寒去宫暖，遂孕而有子。

二、心肾阳虚

傅山医案
（胞脉胞络系心肾，温补心肾胞宫暖）

妇人有下身冰冷，非火不暖，交感之际，阴中绝无温热之气。人以为天分之薄也，谁知是胞胎寒之极乎！夫寒冰之地，不生草木；重阴之渊，不长鱼龙。今胞胎既寒，何能受孕？虽男子鼓勇力战，其精甚热，直射与子宫之内，而寒冰之气相逼，亦不过茹之于暂，而不能不吐之于久也。夫犹是人也，此妇之胞胎何以寒凉至此，岂非天分之薄乎？非也！盖胞胎居于心、肾之间，上系于心而下系于肾，胞胎之寒凉，乃心、肾二火之衰微也。故治胞胎者，必须补心肾二火而后可。方用温胞饮：

白术（土炒）一两	巴戟（盐水浸）一两	人参三钱
杜仲（炒黑）三钱	菟丝（酒浸炒）三钱	山药（炒）三钱
芡实（炒）三钱	肉桂（去粗，研）二钱	附子（制）三分
补骨脂（盐水炒）二钱		

水煎服。一月而胞胎热。此方之妙，补心而即补肾，温肾而即温心，心肾之气旺，则心肾之火自生，心肾之火生则胞胎之寒自散。原因胞胎之寒，以至茹而即吐，今胞胎既热矣，尚有施而不受者乎？若改汤为丸，朝夕吞服，尤能摄精，断不至有伯道无儿之叹也。

（《傅青主女科》）

【诠解】下腹冰冷不孕即"宫寒不孕"，傅氏用"寒冰之地，不生草木；重阴之渊，不长鱼龙"这个万物生长的规律，形象地指出了宫寒不孕的受孕机制。提出与女性生殖系统密切相关的胞脉胞络，即属心之胞脉，系肾之胞络，心肾二火衰微是导致女性子宫寒冷的发病原因。故治宫寒不孕，必须补心肾二火。拟方温胞饮温补心肾，心肾胞脉相通，心肾之火旺，通过胞脉、胞络上下通达子宫，胞宫寒气自散，自能摄精受孕。

心下冷积

张子和医案

（涌吐痰浊三圣散，先攻后补顽症除）

戴人过醮都营中饮会，邻席有一卒，说出妻事。戴人问其故。答曰：吾妇为室女，心下有冷积如覆杯，按之如水声，以热水熨之如火聚，来已十五年矣。恐断我嗣，是故弃之。戴人曰：公勿黜也。如用吾药，病可除，孕可得。卒从之。戴人诊其脉沉而迟，尺脉洪大而有力，非无子之候也，可不逾年而孕。其良人笑曰：试之。先以三圣散吐涎一斗，心下平软；次服白术调中汤、五苓散；后以四物汤和之。不再月，气血合度，数月而娠二子。戴人常曰：用吾此法，无不子之妇，此言不诬矣。

（《儒门事亲》）

【诠解】该案例是张子和运用吐法治疗不孕症的代表性案例。该妇人"心下有冷积如覆杯，按之如水声"，张氏辨证为心下冷积，予以三圣散。三圣散由防风、瓜蒂、藜芦组成，可涌吐浊痰壅塞胸中浊痰。涌吐大量痰涎后，适时补益，予以白术调中汤、五苓散、四物汤补养，先攻后补数月而娠子。

癥 瘕

薛立斋医案

（气血两虚难摄精，十全大补治根本）

薛立斋治一妇，子宫胀大，二日方入，损落一片如猪肝。已而面黄体倦，饮食无味，内热晡热，自汗盗汗。用十全大补二十余剂而愈。仍复生育。

（《张氏医通》）

【诠解】薛氏认为脾胃之盛衰与人体健康关系十分密切，在论述疾病之病机时，十分强调从脾胃之虚分析。脾胃病阴火上乘而致内伤发热，用补中益气的治法，而且对人体不论阳气不足，还是内有虚火燥热，均主张以温补之法升发脾胃之阳气，使阳生阴长，人体气血阴阳得以恢复，形成温补脾胃的治疗特点。该案妇人面黄体倦，饮食无味，内热晡热，均为一派气虚之象，治疗予以十全大补汤，复能生育。

阴　疮

孙文垣医案

（湿痰壅滞成阴疮，化痰利湿诸症消）

迪老之子凤林，见予起乃翁疾，乘间语曰：内子包有隐疾，每月汛行，子户旁辄生一肿毒，胀而不痛，过三五日，以银簪烧红针破，出白脓盏余而消，不必帖膏药而生肉，无瘢痕。初间用针刺，近只以指掐之，脓即出，但汛行即发，或上下左右而无定所，第不离子户也。于今八年，内外科历治不效，且致不孕，先生学博而思超，幸为筹之。予沉思两日而悟曰：此中焦湿痰，随经水下流，壅于子户也。经下而痰凝，故化为脓，以原非毒，故不痛。用白螺蛳壳火煅存性为君，南星、半夏为臣，柴胡、甘草为佐，面糊为丸，令早晚服之，未终剂而汛行不肿，次年生女。

（《孙文垣医案》）

【诠解】东垣谓荣气即胃气也，盖胃气调和，则荣卫之气，皆顺流而无逆于肉理耳。若夫饮食失节，肥甘过伤，以致湿热蕴积于肠胃之间，烧烁腑脏，煎熬真阴，此经之所谓阴之五宫，伤在五味，味伤发热，久而增气。故湿热之气，聚于下焦，阴火炽盛，蓄于八脉，八脉沸腾，逆于经隧，气凝血滞，故其滋养精微之气，不能如常荣于肉理，是以结聚而成痛肿矣。该妇人每于经汛之时即出现阴户肿物，针破后可见脓液流出，脓液流出后自愈。经年不孕。孙氏辨证为中焦湿痰，随经水下流，壅于子户也。经下而痰凝，故化为脓。治疗予以化痰利湿，获效并生女。

肥胖不孕

傅山医案

（湿聚成痰闭子宫，泄水化痰补脾胃）

妇人有身体肥胖，痰涎甚多，不能受孕者。人以为气虚之故，谁知是湿盛之故乎。夫湿从下受，乃言外邪之湿也。而肥胖之湿，实非外邪，乃脾土之内病也。乃脾土既病，不能分化水谷以养四肢，宜其身躯瘦弱，何以能肥胖乎？不知湿盛者多肥胖，肥胖者多气虚，气虚者多痰涎，外似健壮而内实虚损也。内虚则气必衰，气衰则不能行水，而湿停于胃肠之间，不能化精而化涎矣。夫脾本湿土，又因痰多，愈加其湿。脾不能受，必浸润于胞胎，日积月累，则胞胎竟变为汪洋之水窟矣。且肥胖之妇，内肉必满，遮隔子宫，不能受精，此必然之势也。况又加以水湿之盛，即男子甚健，阳精直达子宫，其水势滔滔，泛滥可畏，亦遂化精成水矣，又何能成妊哉。治法必须以泄水化痰为主。然徒泄水化痰，而不急补脾胃之气，则阳气不旺，湿痰不去，人先病矣。乌望其茹而不吐乎！方用加味补中益气汤。

人参三钱	黄芪（生用）三钱	柴胡一钱
当归（酒洗）三钱	白术（土炒）一两	升麻四分
陈皮五分	茯苓五钱	半夏（制）三钱

水煎服。八剂痰涎尽消，再十剂水湿利，子宫涸出，易于受精而成孕矣。其在于昔，则如望洋观海；而在于今则是马到成功也，快哉！此方之妙，妙在提脾气而升于上，作云作雨，则水湿反利于下行。助胃气而消于下，为津为液，则痰涎转易于上化。不必用消化之品以损其肥，而肥自无碍；不必用峻决之味以开其窍，而窍自能通。阳气充足，自能摄精，湿邪散除，自可受种。何肥胖不孕之足虑乎！

（《傅青主女科》）

【诠解】"肥胖不孕"即为"痰湿不孕"，最早自元代《丹溪心法》上提出："若是肥盛妇人，禀受甚厚，恣于酒食之人，经水不调，不能成胎，谓之躯脂满溢，闭塞子宫，宜行湿化燥。"自此历代医家都重视"痰湿不孕"的诊治。傅氏认为湿盛者肥胖，肥胖者气虚，气虚者多痰涎，外似健壮而内实虚损。内虚则气必衰，气衰则不能行水，湿停于胃肠之间，不能化精而化涎。日积月累胞胎变为水窟不能摄精成孕。治疗以泄水化痰为主，兼以补脾胃之气。投以加味补中益气汤。痰涎消，水湿利，受精而孕。

朱丹溪医案

（燥湿理气祛痰湿，健脾渗湿杜痰源）

肥盛妇人，禀受甚浓，恣于酒食，经水不调，不能成孕。以躯脂满溢，痰湿闭塞子宫故也。宜燥湿、祛痰、行气、二陈加木香、二术、香附、芎、归或导痰汤。

（《女科经纶释义》）

【诠解】肥胖妇人不孕多由脾失健运，湿无以化，湿聚成痰，湿痰为病，闭阻子宫所致。治宜燥湿化痰，理气和中。方中半夏辛温性燥，善能燥湿化痰，且又和胃降逆，为君药。橘红为臣，既可理气行滞，又能燥湿化痰。佐以茯苓、苍白术健脾渗湿，渗湿以助化痰之力，健脾以杜生痰之源；木香、香附理气调中；川芎、当归活血行气；煎加生姜，既能制半夏之毒，又能协助半夏化痰降逆、和胃止呕；以甘草为佐使，健脾和中，调和诸药。本方燥湿理气祛已生之痰，健脾渗湿杜生痰之源，共奏燥湿化痰、理气和中之功。

阴　挺

孙文垣医案

（肝有湿热生阴挺，龙胆泻肝治瘤疾）

一吴氏妇，有隐疾，其夫访于予，三造门而三不言，扭怩而去。后又至，未言而面先赧。予因诘之曰：诸来诣余者，皆谓予能为人决疑疗急也。今子来着四，必有疑中，疑而不露一语，虽百来而疑终不可决，疾终不可去矣。且盈天地间怪事甚多，非圣智者所能尽识，然亦非圣智者不能通疗也。彼《折肱灵》《医说》《医鉴》等集，怪症多，假非明哲决而治之，何以扩后人之闻见也？其夫乃俯首徐应曰：言之无任主臣，先生长者，即言之，谅无叹。

山妇子户中突生一物，初长可三寸，今则五寸许矣。状如坚筋，色赤，大可拱把，胀而且痛，不便起止，憎寒壮热，寝食俱减。羞涩于言，每求自尽。

闻先生能为人决疑疗怪，不啻扁、华，特相访而祈一决。予曰：疾成几年？对曰：将百日。予曰：盖凡所谓怪者，耳目无所闻睹，书籍无所注载。今所言者，乃阴挺症也。书有所征，奚足言怪？夫曰：阴挺何自而生？何法而治？几何月日而可愈也？可无妨于生育否？予曰：子户属厥阴肝经，肝属木。肝有湿热，故生阴挺，犹木有湿热而生蕈热。法当以龙胆泻肝汤及橘皮散，当归、黄芩、牡蛎、橘皮、赤芍药为末，每用二钱，空心米饮调下。即而治之，大计月余可消释也。奚生育之有妨哉？其夫合手顶礼于地曰：愿如药王言，敢徼一料。随按法措剂，界之而去。甫三月，来报云前疾果如所言，消释无痕。兹为汛期一月不至，敢问？予曰：此有身也。夫曰：疾才愈，未必即能受身，恐防他疾。予曰：前恙乃肝经有余之疾，肝为血海。书云：女人血盛则怀胎。据血盛行当先期。今汛逾期，实孕耳，匪病也。后果足月而产一子。

（《孙文垣医案》）

【诠解】该妇人乃因阴挺不孕。患者阴户中突出一物，胀而且痛，憎寒壮热。此为肝经湿热肿痛。湿热阻碍气血，不能摄精成孕，乃不孕。治疗当清利肝经湿热，以龙胆泻肝汤及橘皮散，一月而疾除受孕。

身瘦不孕

傅山医案

（养精种玉填精血，血足子宫易容物）

妇人有瘦怯身躯久不孕育，一交男子，即卧病终朝。人以为气虚之故，谁知是血虚之故乎！或谓血藏于肝，精涵于肾，交感乃泄肾之精，与血虚何与？殊不知肝气不开，则精不能泄，肾精既泄，则肝气亦不能舒。以肾为肝之母，母既泄精，不能分润以养其子，则木燥乏水，而火且暗动以烁精，则肾愈虚矣。况瘦人多火，而又泄其精，则水益少而火益炽，水虽制火，而肾精空乏，无力以济，成火在水上之卦，所以倦怠而卧也。此等之妇，偏易动火，然此火因贪欲而出于肝木之中，又是偏燥之火，绝非真火也。不交合则已，交合又偏易走泻。阴虚火旺，不能受孕。即偶尔受孕，必致逼干男子之精，随种而随消者有之。治法必须大补肾水而平肝木，水旺则血旺，血旺则火消，便成水在火上之卦。方用养精种玉汤：

熟地（九蒸）一两　　　当归（酒洗）五钱　　　白芍（酒洗）五钱
山萸（蒸熟）五钱

水煎服，三月便可身健受孕，断可种子也。次方之用，不特补血，而纯于填精，精满则子宫易于摄精，血足则子宫易于容物，皆有子之道也。唯是贪欲者多，节育者少，往往不验。服此者果能节欲三月，心静神满，自无不孕之理，否则不过身体壮健而已，勿咎之不灵也。

（《傅青主女科》）

【诠解】傅氏所言的"身瘦不孕"，属精血亏损型，其证候可表现为婚久不孕或孕后易堕，形体消瘦，面色萎黄，皮肤不润，头晕目眩，或月经后期，量少舌淡等。何松庵曰："有瘦弱妇人不能成胎者，或内热多火，子宫血枯，不能凝精，尺脉洪数而浮者，当滋阴降火，顺气养血为主。"此案虚指肾水虚，火为肝木乏润化燥生火，病机之源头在肾水不足，治疗必须大补肾水而平肝木，水旺则血旺，血旺则火消，方拟养精种玉汤，此方重在益肾填精，精气充盛后子宫就容易摄精成孕。

带下过多

叶天士医案

（通阳摄阴平寒热，阴平阳秘孕育成）

费，经水紫黑，来时嘈杂，脉络收引而痛，经过带下不断，形瘦日减，脉来右大左弱，上部火升，下焦冷彻骨中，阴阳乖违，焉得孕育？阅医都以补血涩剂，宜乎鲜效。议通阳摄阴法，鲍鱼、生地、淡苁蓉、天冬、当归、柏子仁、炒山楂、牛膝、茯苓，红枣蕲艾汤法丸。

（《临证指南医案》）

【诠解】该案为上热下寒，下焦寒冷，不能激发氤氲乐育之气，故不孕。治疗以通阳摄阴法。方中淡苁蓉、蕲艾暖下焦，生地、麦冬滋阴，鲍鱼平肝潜阳固肾，牛膝引血下行，诸药合用，通阳摄阴，孕育乃成。

性交出血

汪石山医案

（热扰血海经期乱，火去阴生大补丸）

又治一妇，年逾三十无子。汪诊其脉近和，唯尺部洪滑。曰：子宫有热，血海不固也。其夫曰然。每行人道，经水即来。乃以丹溪大补丸加山茱萸、白龙骨止涩药以治其内，再以乱发灰、白矾灰、黄连、五倍子为末，以治其隐处，果愈且孕。

（俞震．古今医案按．北京科学技术出版社）

【诠解】该妇因子宫有热，热扰血海，不能摄精成孕。热迫血行，故每行人道，即见出血。丹溪大补丸仅有黄柏一味药物，《内经》曰："水郁则折之。"水郁者，肾有郁火之谓也；折之者，制其冲逆之火也。黄柏为阴中之阴，故能制肾经冲逆之火，火去则阴生，故名大补丸。加山萸肉、白龙果收敛固涩止血。同时结合外治，痊愈而孕。

骨蒸夜热不孕

傅山医案

（骨髓内热人不嗣，壮水之主制阳光）

妇人有骨蒸夜热，遍体火焦，口干舌燥，咳嗽吐沫，难于生子者。人以为阴虚火动也，谁知是骨髓内热乎。夫寒阴之地故不生物，而干旱之田岂能长养？然而骨髓与胞胎何相关切，而骨髓之热，即能使人不嗣，此前贤之所未言者也。山一旦创言之，不几为世俗所骇乎。而要知不必骇也，此中实有其理焉。盖胞胎五脏外之一脏耳，以其不阴不阳，所以不列于五脏之中。所谓不阴不阳者，以胞胎上系于心包，下系于命门。系心包者通于心，心者阳也；系命门者通于肾，肾者阴也。是阴之中有阳，阳之中有阴，所以通于变化。或生男或生女，俱从此出。然必阴阳协和，不偏不枯，始能变化生人，否则否矣。况胞胎既能于肾，而骨髓亦肾之所化也。骨髓热由于肾之热，肾热而胞胎亦不能不热。且胞胎非骨髓之养，则婴儿无以生骨。骨髓过热，则骨中空虚，唯存火烈之气，又何能成胎？治法必须清骨中之热。然骨热由于水亏，必补肾中之阴，则骨热除，珠露有滴濡之喜矣。壮水之主，以制阳光，此之谓也。方用清骨滋肾汤。

地骨皮（酒洗）一两　　丹皮五钱　　　　　沙参五钱

麦冬（去心）五钱　　玄参（酒洗）五钱　　五味子（炒，研）五分

白术（土炒）三钱　　石斛二钱

水煎。连服三十剂而骨热解，再服六十剂而自受孕。此方之妙，补肾中之精，凉骨中之热，不清胞胎而胞胎自无太热之患。然阴虚内热之人，原易受妊，今因骨髓过热，所以受精而变燥，以致难以育子，本非胞胎不能受精。所以稍补其肾，以杀其火之有余，而益其水之不足，便易于种子耳。

（《傅青主女科》）

【诠解】青主描述的骨蒸夜热不孕，在证候表现上与前人论述的"血枯经闭"相似。明代《景岳全书·妇人归》即言："正因阴竭，所以血枯，……故或以羸弱，或以困倦，或以咳嗽，或以夜热，或以饮食减少，或以亡血失血，以及一切无胀、无痛、无阻、无隔，而经有久不至者，即无非血枯经闭之候。"治法必须清骨中之热。骨热由于水亏，必补肾中之阴。方用清骨滋肾汤。该方既补肾中之精，又清骨中之热，易于种子。

嫉妒不孕

傅山医案

（肝郁脾塞任带闭，四经郁解胞胎开）

妇人有怀抱素恶不能生子者，人以为天心厌之也，谁知是肝气郁结乎？夫妇人之有子也，必然心脉流利而滑，脾脉舒徐而和，肾脉旺大而鼓指，始称喜脉。未有三部脉郁而能生子者也。若三部脉郁，肝气必因之而更郁。肝气郁，则心肾之脉必致郁之极而莫解。盖子母相依，郁必不喜，喜必不郁也。其郁而不能成胎者，以肝木不舒，必下克脾土而致塞；脾土之气塞，则腰脐之气必不利；腰脐之气不利，必不能通任脉而达带脉，则带脉之气亦塞矣。带脉之气既

塞，则胞胎之门必闭，精即到门，矣不得其门而入矣，其奈何哉？治法必解四经之郁，以开胞胎之门，则庶几矣。方用开郁种玉汤：

　　白芍（酒洗）一两　　　　香附（酒炒）三钱　　　　当归（酒洗）五钱
　　白术（土炒）五钱　　　　丹皮（酒洗）三钱　　　　茯苓（去皮）三钱
　　花粉三钱

　　水煎服。一月则郁结之气开，郁开则无非喜气之盈腹，而嫉妒之心亦可以一易，自然两相合好，结胎于顷刻之间矣。此方之妙，解肝气之郁，宣脾气之困，而心肾之气亦因之俱舒，所以腰脐利而任带通达，不必启胞胎之门，而胞胎自启，不特治嫉妒者也。

（《傅青主女科》）

　　【诠解】嫉妒不孕实则为现代临床常见的肝郁型不孕。妇人因怀嫉妒之心，肝气郁结，气郁结滞不能受胎的原因在于肝木不疏，肝气逆而下克脾土，脾土壅塞失于健运，腰脐经脉之气不通利，气血不能由任脉通达至带脉，带脉闭塞不通，则胞宫门户紧闭，不能受孕。治疗必须解肝、脾、心、肾四经之郁。拟方开郁种玉汤。该方解肝郁，宣脾壅，使心肾之气畅通，任带二脉通达，胞门自启而孕。

胸满少食不孕

一、脾肾气虚

傅山医案

（脾胃之气生肾中，欲补脾胃肾中求）

　　妇人有饮食少思，胸膈满闷，终日倦怠思睡，一经房事，呻吟不已。人以为脾胃之气虚也，谁知是肾气之不足乎！夫气宜升腾，不宜消降。升腾于上焦，则脾胃易于分运，降陷于下焦则脾胃难于运化。人乏水谷之养，则精神自尔倦怠，脾胃之气可升而不可降也，明甚。然则脾胃之气，虽充于脾胃之中，实生于两肾之内。无肾中之水气，则胃之气不能腾；无肾中之火气，则脾之气不能化。唯有肾之水火二气，而脾胃之气始能升腾而不降也。然则补脾胃之气，可不急补肾中水火之气乎？治法必以补肾气为主，但补肾而不兼补脾胃之品，则肾之水火二气，不能提于至阳之上也。方用并提汤：

熟地（九蒸）一两　　　巴戟（盐水浸）一两　　　白术（土炒）一两
人参五钱　　　　　　　黄芪（生用）五钱　　　　山萸肉（蒸）三钱
枸杞二钱　　　　　　　柴胡五分

水煎服。三月而肾气大旺。再服一月，未有不能受孕者。此方补气之药多于补精，似乎以补脾胃为主矣。孰知脾胃健而生精自易，是脾胃之气与血，正所以补肾之精与水也。又益以补精之味，则阴气自足，阳气易升，自尔腾越于上焦矣。阳气不下陷，则无非大地阳春，随遇皆是化生之机，安有不受孕之理与！

（《傅青主女科》）

【诠解】胸满不孕，每易误为脾胃虚寒，运化失职所致。此处胸满不思饮食不孕为脾肾气虚不孕。傅氏强调脾胃气虚与肾气的关系："无肾中之水气，则胃之气不能腾；无肾中之火气，则脾之气不能化。"治法上又有侧重点："补脾胃之气与血，所以补肾之精与水也。"用药上依据肾气中包含有肾阴和肾阳，故傅氏以熟地一两、巴戟一两阴阳对等来补肾气。本方妙在不用桂附峻补肾火，但专补肾气，使脾胃之气不复下陷，则带脉气充，胞胎气暖，自然受孕无难矣。

二、脾胃虚寒

傅山医案

（心肾火衰脾胃寒，子病治母效甚佳）

妇人素性恬淡，饮食少则平和，多则难受，或作呕泄，胸膈胀满，久不受孕。人以为赋禀之薄也，谁知是脾、胃虚寒乎！夫脾胃之虚寒，原因心、肾之虚寒耳。盖胃土非心火不能生，脾土非肾火不能化，心、肾之火衰，则脾、胃失生化之权，即不能消水谷以化精微矣。即不能化水谷之精微，自无津液以灌溉于胞胎之中，欲胞胎有温暖之气以养胚胎，必不可得。纵然受胎，而带脉无力，亦必堕落，次脾、胃虚寒之咎，故无玉麟之毓也。治法可不急温补其脾胃乎？然脾之母原在肾之命门，胃之母原在心之包络。欲温补脾、胃，必须补二经之火。盖母旺子必不弱，母热子必不寒，此子病治母之义也。方用温土玉麟汤。

巴戟（去心酒浸）一两　　覆盆子（酒浸蒸）一两　　白术（土炒）五钱

人参三钱 　　　　　　怀山药（炒）五钱 　　　神曲（炒）一钱

水煎服，一月可以种子矣。此方之妙，温补脾、胃而又兼补命门与心包络之火，药味不多，而四经并治。命门、心包之火旺，则脾与胃无寒冷之虞，子母相顾，一家和合，自然饮食多而善化，气血旺而能任，带脉有力，不虞落胎，安有不玉麟之育哉？

（《傅青主女科》）

【诠解】傅氏将此种不孕责之于脾胃虚寒。脾之母在肾之命门，胃之母在心之胞络，脾胃虚寒之根本在心、肾火衰。温补脾胃，必须补心肾二经之火，即子病救母之法。拟方温土玉麟汤。温补脾、胃而又兼补命门与心包络之火，命门、心包之火旺，脾胃无寒，自然饮食多而运化，气血旺而能受妊。

少腹急迫不孕

傅山医案

（大补脾胃腰脐利，带脉邃宽能载物）

妇人有少腹之间自觉有紧迫之状，急而不舒，不能生育，此人人之所不识也，谁知是带脉之拘急乎！夫带脉系于腰脐之间，宜弛而不宜急。今带脉之急者，由于腰脐之气不利也。而腰脐之气不利者，由于脾、胃之气不足也。脾、胃气虚，则腰脐之气闭；腰脐之气闭，则带脉拘急，遂致牵动胞胎。精即直射于胞胎，胞胎亦暂能茹纳，而力难负载，必不能免小产之虞。况人多不能节欲，安得保其不堕乎？此带脉之急，所以不能生子也。治法宜宽其带脉之急，而带脉之急不能邃宽也，宜利其腰脐之气。而腰脐之气不能邃利也。必须大补其脾胃之气与血，而腰脐可利，带脉可宽，自不难于孕育矣。方用宽带汤：

白术（土炒）一两 　　巴戟肉（酒浸）五钱 　　补骨脂（盐水炒）一钱

人参三钱 　　　　　　麦冬（去心）三钱 　　　杜仲（炒黑）三钱

熟地（九蒸）五钱 　　肉苁蓉（洗净）三钱 　　白芍（酒炒）三钱

当归（酒洗）一钱 　　五味（炒）三分 　　　　莲子（不去心）二十粒

水煎服。四剂少腹无紧迫之状，服一月即受胎。此方之妙，脾胃两补，而又利其腰脐之气，自然带脉宽舒，可以载物而胜任矣。或疑方中用五味、白芍之酸收，不增带脉之急，而反之带脉之宽，殊不可解。岂知带脉之急，由于气血之虚。盖血虚则缩而不伸，气虚则挛而不达。用芍药之酸以平肝木，则肝不克脾，用五味之酸以生肾水，则肾能益带，似相碍而实相济也，何疑之有？

（《傅青主女科》）

【诠解】傅氏论"少腹急迫不孕"为带脉拘急造成。带脉拘急牵动胞宫，而致不孕或小产。带脉拘急的原因是由于气血亏虚，血虚失养则带脉易挛缩不伸，气虚不温则使拘挛不达。治疗带脉拘急必须大补脾胃气血。拟方宽带汤。宽带汤除温补脾胃之气外，兼顾肾、肝之精血，全方以温润为主，气血旺盛，则腰脐经气通利，带脉宽松，受孕自成。

腰酸腹胀不孕

傅山医案

（任督虚损疝瘕生，升补任督疝瘕除）

妇人有腰酸背楚，胸满腹胀，倦怠欲卧，百计求嗣不能如愿。人以为腰肾之虚也，谁知是任督之困乎！夫任脉行于前，督脉行于后，然皆从带脉之上下而行走也。故任脉虚，则带脉坠于前，督脉虚，则带脉坠于后，虽胞胎受精，亦必小产。况任督之脉既虚，而疝瘕之症必起。疝瘕碍胞胎而外障，则胞胎缩于疝瘕之内，往往精施而不能受。虽饵以玉燕，亦何益哉！治法必须先去其疝瘕之病，而补齐任督之脉，则提挈天地，把握阴阳，呼吸精气，包裹成形，力足以胜任而无虞矣。外无所障，内有所容，安有不能生育之理！方用升带汤。

白术（土炒）一两	人参三钱	沙参五钱
肉桂（去粗，研）一钱	荸荠粉三钱	鳖甲（炒）三钱
茯苓三钱	半夏（制）一钱	神曲（炒）一钱

水煎，连服三十剂，而任督之气旺。再服三十剂，而疝瘕之症除。此方利腰脐之气，正升补任督之气也。任督之气升，而疝瘕自有难容之势。况方中有肉桂以驱寒，荸荠以去积，鳖甲之攻坚，茯苓之利湿，有形自化于无形，满腹皆升腾之气矣。何至受精而再坠乎哉！

（《傅青主女科》）

【诠解】青主"腰酸腹胀不孕"中专门提出了"疝瘕"病症，相当于西医中所论及不孕症的发病原因中输卵管炎症、盆腔炎性肿块、卵巢囊肿、子宫肌瘤、子宫内膜异位症等。青主认为其非肾虚，而为任督二脉虚损，二脉均起于胞中，但均要在带脉中上下穿过循行。任督虚损，则腰酸腹胀，且瘕瘕病症生成。治疗当先去瘕瘕，再补任督二脉，方用升带汤，使机体内上下平衡，阴阳协调，易接纳精气而受孕。

便涩浮肿不孕

傅山医案

（肾气旺盛膀胱利，火旺胞暖自能孕）

妇人有小水艰涩，腹胀脚肿不能受孕者。人以为小肠之热也，谁知是膀胱之气不化乎。夫膀胱原与胞胎相近，膀胱病而胞胎亦病矣。盖水湿之气必走膀胱，而膀胱不能自化，必得肾气相通，始能化水，以出阴器。倘膀胱无肾气相通，则膀胱之气化不行，水湿之气必且渗入胞胎之中，而成汪洋之势矣。汪洋之田，又何能生物也哉？治法必须壮肾气以分消胞胎之湿，益肾火以达化膀胱之水。使先天之本壮，则膀胱之气化；胞胎之湿除，而汪洋之田化成雨露之壤矣。水化则膀胱利，火旺则胞胎暖，安有布种而不发生者哉！方用化水种子汤。

巴戟（盐水浸）一两　　白术（土炒）一两　　　　茯苓五钱

人参三钱　　　　　　菟丝子（酒炒）五钱　　　芡实（炒）五钱

车前（酒炒）二钱　　肉桂（去粗，研）一钱

水煎服。二剂膀胱之气化，四剂艰涩之症除，又十剂虚胀脚肿之病形消。再服六十剂，肾气大旺，胞胎温暖易于受胎而生育矣。此方利膀胱之水，全在补肾中之气。暖胞胎之气，全在壮肾中之火。至于补肾之药，多是濡润之品，不以湿而益助其湿乎？然方中之药，妙于补肾之火，而非补肾之水，尤妙于补肾火而无燥烈之虞，利水而非荡涤之猛。所以膀胱之气化，胞胎不湿，而发荣长养无穷与。

（《傅青主女科》）

【诠解】傅氏描述的小便不利，艰难涩痛，而且腹胀，两脚浮肿，类似于西医学内科病症中的泌尿系统疾患，如肾盂肾炎、膀胱炎等。青主认为膀胱与胞宫为临近器官，肾气化失常，则水湿之气必渗胞中，胞中成汪洋之势，不能生物。治疗必须壮肾气以分消胞宫之湿。予以化水种子汤，此方重在补肾中之气，肾气旺盛则水化而膀胱利，火旺则胞宫暖，自能孕矣。

近现代医案篇

第一章　子宫卵巢性不孕

子宫发育不良

一、肾阳虚

李凤翔医案

（阳虚宫寒血瘀证，少腹逐瘀显奇功）

李某，女，28 岁，中学教师，住山东成武县一中宿舍。1957 年 3 月初诊。

主诉：结婚 10 年不妊。

病史：从 18 岁结婚，月经 16（5/28~30）天，唯每次经期腹痛较甚，经色紫黑而有瘀块。3 天后腹痛渐减，经色渐正，5 天结束。经后 10 天白带特多，犹如涕状。经省立某医院妇科检查：子宫较小，发育不良，言其"没有生育能力"。

治疗经过：经过中医断续诊治，服中药约 200 余剂。省院按子宫内膜炎、附件炎、盆腔炎等治疗，予注射青霉素、链霉素。白带少，腹痛轻，但没有彻底治愈。

现在症状及治疗：经期正常，白带多，行经前后腹痛较甚，经色仍是紫黑，有块，每次 5 天。体质虚弱羸瘦。脉沉迟而弦，苔薄白。据此断定是子宫寒冷所致的痛经。遂用少腹逐瘀汤，每月经期前后服 6 剂，以温暖子宫而通经活瘀，先减轻痛苦，以济当前之急。

小茴香 12g，炮姜 10g，当归 24g，川芎 10g，五灵脂 10g，没药 10g，延胡索 10g，蒲黄 10g，赤芍 10g，肉桂 6g。

水煎 2 次服，疼痛逐渐减轻，白带亦少。连服 4 个月后，逾期再服。第 5

个月，经未来潮，亦未腹痛，依旧服药 6 剂。第 6 个月患者要求按期服药。余怀疑其停经系受妊，患者否定，并言及曾有停经 9 个月的病史。此后出现呕恶不能食、嗜卧厌油等反应。左寸脉见滑，遂断定是早妊。妊娠试验证实后停药，妊 4 月后因登高跌坠而殒胎。调养 3 个月，又受妊，生一子，共妊六胎均成。

（李凤翔 . 李凤翔疑难病治验录 . 人民军医出版社）

【诠解】《诸病源候论·妇人杂病诸候一》曰："妇人月水来腹痛者，由劳伤血气，以致体虚，受风冷之气，客于胞络，损冲、任之脉……月水将下之际，血气动于风冷，风冷与血气相击，故令痛也。"寒凝子宫、冲任，血行不畅，故经期小腹冷痛；寒凝血瘀，冲任失畅可见经色黯而有块；先天不足，生化失期，故子宫发育不良；阳虚水泛，水湿下注任带，故带下量多，清稀如水。遂用少腹逐瘀汤活血祛瘀，温经止痛。方中当归、川芎、赤芍活血散瘀，养血调经；小茴、炮姜、肉桂散寒通阳，温暖冲任；蒲黄、五灵脂、延胡索、没药活血祛瘀，散结定痛。诸药相配，共成化瘀散结、温阳散寒、调经止痛之功。继续调治数月，自然受孕。

二、肾阴虚

何炎燊医案

（元阴亏少冲任虚，填精补血调经汛）

张某，25 岁，1976 年 3 月来诊。据云婚后 3 年未孕。视其人，身体修长，面色萎悴；诊其尺脉沉涩无力，舌淡红有齿印。细询其病史，盖此女自幼体弱，17 岁始来月经，量少色淡，一两日即净。嗣后一直愆期，甚至三四月始有一次。妇检：幼稚型子宫，外阴发育不良；无阴毛、腋毛，第二性征极不明显。遍用雌激素类药物未见效果。中医则云女子以肝为先天，肝血不足，则月汛愆期而量少，求子之道，必先调经。广服四物汤加黄精、红枣、鸡血藤、首乌等不下百余剂，竟如石投大海。近日翁姑啧有烦言，已萌家庭之变矣。何氏告其夫，此女并无畸形器质之疾，劝其再待半载。处二仙胶合阳和汤加减一方授之：

鹿角胶 24g，龟甲胶 24g，吉林人参 15g，枸杞子 18g，生甘草 15g，炮姜 6g，肉桂 3g，熟地 30g，菟丝子 18g，巴戟天 18g，苁蓉 24g，砂仁 6g，白术 15g。

嘱其每日 1 剂，若经至之日，即来就诊。17 天后，妇来院告知，今晨汛至。

往昔逾三月始来，今仅一月半耳。持其脉如前，方中加入川芎 15g、当归 24g、川红花 6g，嘱服 3 剂。此次经量多，色较鲜，持续 3 日。经后继用原方，改为隔日 1 剂，每次经来仍加芎、归、红花如前。于是精神气色日好，第二性征亦渐显露，越五月即孕，顺产一男，逾三年，又诞一女。

（马凤彬. 何炎燊. 中国中医药出版社）

【诠解】肾阴不足，天癸失养，不能依时泌至，故初潮晚，本例患者自幼体弱，17 岁月经初潮；元阴虚少，精不化血，冲任空虚，不能按时满盈，则月事愆期，甚至三四月始有一次，且量少色淡；元阴亏虚，失于濡养，则形体消瘦。曾广服四物汤加黄精、红枣、鸡血藤、首乌等不下百余剂，效不佳，于是易填补精血、益气壮阳、温阳补血、散寒通滞之二仙胶合阳和汤加减，方中重用熟地大补营血；龟、鹿二胶调补肾之阴阳；肉桂、炮姜温经散寒；枸杞子、菟丝子、肉苁蓉、巴戟天补肝肾。每于经前加川芎、当归、川红花，养血活血。诸药合用，精充血旺，血脉宣通，则经水至。终治愈多年不孕。

三、肾虚肝郁

马龙伯医案
（肾气不实肝木郁，疏肝解郁扶素质）

纪某某，女，27 岁，北京人，已婚，病历号 56204。初诊日期，1961 年 7 月 5 日。初步诊断：原发性不孕症，经闭。

主诉：15 岁初潮后月经即不正常，每次必须借助于注射黄体酮方能得下。常是 50 天至 3 个月甚或半年一行，经前及经期皆有明显腰痛。现在又将近 7 个月未行，末次月经去年 12 月 10 日（经注射 5 支黄体酮而下），目前唯觉性急好怒，别无所苦，白带无多。很久以前曾一度出现尿频尿急，余沥不尽，小便有不自禁之感，现已治愈。素有慢性鼻窦炎，鼻塞不通，不闻香臭，经常头痛，已十数年之久。去年三月份经西医检查，据谓"子宫极小"，认为绝对不能怀孕。结婚已 7 年，不曾受孕。脉息弦而有力、左手兼涩。形气不衰，精神抑郁。

内诊检查：外阴、阴道：已婚型，发育正常；穹窿：空虚；宫颈：完好，圆形；宫体：幼小子宫，约大如枣，略偏右、前屈，硬度正常、活动佳；附件：左、右（－）。临床检查：子宫发育不全。处理意见：可暂服中药治疗。

病情分析，月经从初潮之后，即不能如期下行，必须凭借人工周期，这显然是月汛虽已初潮，而肾气实未真盛，天癸实未至充，以致任脉之通，太冲之盛，均不能持久，经前期均见腰痛，即此明证。冲为血海，任主胞胎，二脉具有主持和调节子宫之功用，因而子宫发育不全，故内诊检查子宫幼小，其大如枣，此素质也。更参之以脉，弦而有力，主肝郁而亢，左手兼涩，乃血有滞阻，必怀抱不畅，抑郁不伸，久则郁伤气血，肝木偏横，损及冲任，气滞血涩，此病因也。似此质因相并，经闭七月而未下，去岁检查认为已绝对无能怀孕。然中医对此则认为治之酎法，并非真临绝境，永无痊望之可能。今据只唯性急好怒，别无所苦，形气脉证，均无虚候，当究其病因与素质，同时兼顾而图之。

治疗方法：疏肝解郁。首要在于通经，兼扶素质，促使子宫发育。

处方：当归 9g，炒冬术 9g，茯苓 9g，柴胡 9g，酒白芍 9g，月季花 9g，炙草 6g。连服 15 剂。

通经甘露丸 5 袋（每袋 18g 装），1/3 袋，每早 1 次，随药吞服。

紫河车粉 30g，分为 15 包，每晚 1 包，随药吞服。

7 月 21 日二诊：进前药腹部觉痛，大便较稀，日二三行，其他无变化，经水犹未通，脉息无大改变。药效已显，力犹未逮，再依前方略事增减。

处方：照前方加鸡血藤胶 6g，分 2 次入煎，益母膏 60g，分 2 次和服。连服 15 剂。

通经甘露丸 4 袋（每袋 18g），1/4 袋，每早随药 1 次。

紫河车粉 30g，分成 15 包，每晚 1 次。

8 月 4 日三诊：7 月 27 日经水已通，初行色淡，半天后则正常，量较少。持续两天即无，经期无何不适。每晚服紫河车粉后，腹中肠鸣，咕噜作响，但一时即止。大便日一二行已正常。脉弦渐和，左仍兼涩，再依前方加以增损。

处方：当归 9g，炒白术 9g，茯苓 9g，白芍 9g，熟地 9g，鹿角霜 9g，制香附 9g，白薇 9g，川芎 6g，制延胡索 6g，益母草 12g，砂仁 4.5g，吴萸 4.5g，连服 10 剂。

紫河车粉 30g，分成 10 包，每晚 1 包。

8 月 16 日四诊：现一无所苦，变为丸剂，兼医不孕。

处方：女金丹 30 丸，每早 1 丸。紫河车粉 180g，分成 30 包，每晚 1 包。

丸药方：焦白术 9g，杜仲炭 12g，盔沉香 6g，紫豆蔻 9g，制川乌 9g，制草乌 9g，西宁军 9g，川厚朴 9g，北细辛 9g，白檀香 9g，秦当归 12g，甘草 9g，蜜作 30 丸，每晚 1 丸（与上药同时服用）。

10 月 20 日五诊：上药配齐，缺蜜未能作丸，遂服药面，药后无显著变化。7 月 20 日经水得通之后，过 40 天左右，觉有月经欲来之感，但仅来一点，色仍淡，迄今未行，除腰酸之外，别无所苦。患者顾虑是否能治愈，告知曰能，要坚定信心，并克服好生闷气。心情舒畅，则胸闷叹息自除。脉息弦细，左寸无力，舌苔薄白，仍宜丸剂。

处方：桑寄生 30g，川断 15g，焦白术 15g，沉香 6g，紫蔻仁 9g，制草乌 9g，细辛 9g，西宁军 9g，姜厚朴 9g，制川乌 9g，白檀香 9g，粉甘草 6g，饴作 30 丸，每晚 1 丸。

紫河车粉 60g，分成 20 包，每次 1 包，每日 2 次。

12 月 12 日六诊：进上药无明显变化，亦无所苦，唯月事仍不以时下，余证同上。脉息左滑细，右弦细，苔薄白。

处方：照上丸药方加人参 6g，改为蜜丸，服法如上。

紫河车粉 60g，分成 20 包，每次 1 包，每日 2 次。

1962 年 2 月 20 日七诊：去年 12 月 24 日经水来潮，今年 1 月 25 日经水按时而下，量不多，色正无块，持续两天即去，经前 1 日及经期腹酸，平时无感觉，食欲佳，睡眠良。脉息弦细左手兼滑，两尺重按皆无，苔白稍腻。

处方：照前 12 月 12 日方，再加辛夷花 9g，制服如前。

紫河车粉 60g，分成 20 包，服法如前。

平素鼻寒流黄稠涕，不闻香臭，呼吸滞碍，头痛，用辛夷花 1.5g，忍冬花 3g，大青叶 3g，10 剂，每日 1 剂，泡水当茶。

5 月 9 日八诊：近数月，经水每月俱至，已基本正常，仅后愆数日。末次月经 5 月 2 日，色正有少量血块，唯量甚少，一日即无。经前 1 日及带经日口渴欲饮冷，腰腹无不适，食欲睡眠俱如常。仍鼻流黄涕，呼吸不畅而头痛。脉息弦细略滑，尺部较前有力，舌苔薄白。

处方：照去年 10 月 20 日丸药方加紫河车粉 45g，制丸照服。

木笔花 1.5g，忍冬花 3g，大青叶 3g，玄参 3g，10 剂。每日 1 剂，冲水当茶。

12 月 19 日九诊：从 5 月份以后，月经已趋正常，平素白带不多，但现又两个半月，经水未行，两周以来不思食，恶心，晨起尤甚，嗜食水果类物，周身无力，末次月经为 10 月 1 日。近来睡眠不良，二便尚正。平素之鼻流浊涕，鼻塞不闻香臭，呼吸窒碍，经常头痛等慢性鼻窦炎宿疾已瘳。脉弦滑，近 86 次/分，舌苔白腻，有早孕可能。

青蛙实验：阳性。

内诊检查：外阴、阴道：发育正常；穹窿：空虚；宫颈：圆形，无明显着色及变软；宫体：偏右，超鹅卵大，较软，活动；附件：未触及异常。临床检查：早孕。处理意见：约3周后复查。

（马超英. 历代名家验案类编·中医妇儿科医案. 上海中医药大学出版社）

【诠解】此案为原发性不孕症，结合辅助检查，明确诊断为子宫发育不良。子宫发育不良，又称幼稚子宫，妊娠晚期或胎儿出生后到青春期以前的任何时期，子宫停止发育，可出现不同程度的幼稚子宫。幼稚子宫的宫颈较长，多呈锥形，而宫体比正常小，且常因前壁或后壁发育不全而呈过度前屈或后屈，宫颈与宫体的比例呈1:2或2:1，临床常伴发痛经、月经稀少、甚或原发性或继发性闭经、不孕等，是造成不孕的重要原因。该例患者表现为月经后期逐渐至闭经。万全《万氏妇人科》指出"女子无子，多因经候不调……此调经为女子种子紧要也"。张景岳《妇人归·子嗣类》提出"情怀不畅，则冲任不充，冲任不充则胎孕不受"。本案患者月经能自然初潮，月经稀发渐致闭经，属"经不调"，究其不调之因，乃"怀抱不畅，抑郁不伸，久则郁伤气血，肝木偏横，损及冲任，气滞血涩，此病因也"。故诊治需疏肝解郁，首要在于通经，兼扶素质，促使子宫发育。经9次诊治，共服汤药40剂，通经甘露丸9袋，女金丹30丸，自配丸药5料，紫河车粉405g，最终自然妊娠。本案特点紧扣病因，首去肝郁，同时不忘补肾益精，养血扶虚，促进子宫发育。紫河车味甘咸性温，是健康人胎盘经炮制加工而成，为血肉有情之品。可大补阴精阳气，以胞益胞。患者每次就诊均予以紫河车冲服。即因紫河车添精助气，益血扶虚，调补冲任，可促使子宫发育。现代药理研究表明，紫河车含有促性腺激素、雌二醇、孕酮等性激素能促进子宫发育。动物实验表明：胎盘注射液能显著促进动物子宫、阴道、乳腺、卵巢发育。子宫为正常孕育的物质基础，子宫逐渐发育正常，一年后自然受孕。

王子瑜医案

（肝郁肾虚胞宫寒，经前疏解经后温）

吴某，女，33岁，已婚。1982年3月12日初诊。

结婚6年未孕，经前乳房胀痛3年余。

初诊：结婚6年，夫妇同居，未避孕未孕。男方检查无异常。经前乳房胀痛 3 年余，查患 "乳腺增生"。经前小腹冷抽痛，腰酸痛，性欲淡漠。月经尚规律，现为经前。舌淡、苔薄，脉沉弦。经妇科检查：左乳房有结块。子宫偏小，位置后倾，诊为 "原发不孕"。辨证属肝郁肾虚，胞宫寒冷，治法疏肝解郁，温肾暖宫。处方：柴胡 10g，当归 10g，炒白芍 10g，香附 10g，乌药 10g，橘叶10g，橘核 10g，胡芦巴 15g，阳起石 15g。7 剂，水煎服。畅情志。

复诊（1982 年 3 月 19 日）：月经于 3 月 14 日来潮。经前小腹冷痛乳胀均减轻。舌脉同前。经后方用：菟丝子 20g，杜仲 10g，川断 10g，熟地黄 10g，紫河车 10g，紫石英 15g，艾叶 3g，逍遥丸（吞）6g。7 剂，水煎服。按经前、后二方适时服用，治疗半年病愈而孕。

（孙光荣，鲁兆麟，雷磊. 当代名老中医典型医案集·妇科分册. 人民卫生出版社）

【诠解】子宫发育不良的发生与先天肾气不足或后天营养缺乏或久病精血耗损致冲任空虚，子宫失于温煦和滋养而致发育欠佳有关。其病位在胞宫，临床证候上以肾虚尤以肾阳虚多见。西医学认为子宫发育不良多由下丘脑 – 垂体 – 卵巢性腺轴功能失调，雌、孕激素分泌不足，子宫发育受限或停止生长所致，导致子宫不同程度上发育不良。经前小腹冷抽痛，腰酸痛，性欲淡漠，婚后 6 年不孕，久不受孕，因病致郁，故表现见经前乳房胀痛 3 年余，辨证属肝郁肾虚，又兼胞宫寒冷不孕。治疗时分清经前期和经后，经前以疏肝解郁为主，逍遥散为主方，佐以胡芦巴、阳起石、乌药温阳散寒暖宫，行气止痛，经后侧重补肾温阳，用菟丝子、杜仲、续断补肾，紫河车补气养血，益精调冲，紫石英、艾叶散寒暖宫，并配合逍遥丸疏肝解郁。每个月经周期仅用药 14 剂，半年而孕。

柴浩然医案

（肾虚血虚兼肝郁，补肾疏肝调冲任）

刘某，女，26 岁，1975 年 5 月 25 日初诊。

初诊：婚后已 7 年，没有妊育，曾经妇科检查为：子宫发育不良，别无他疾。经中西医治疗多次，仍未达生育目的。夫妻殷切希望，正欲来院诊治，适今夏巡回医疗，以了凤愿。患者经净已半月，询之，平时经潮时间先后无定，但都不超过七天，稍有腹痛腰拘，舌红苔薄白，脉象弦弱，两尺沉涩。此属冲任不调，气郁血虚。

治法：通调冲任，舒气养血。

方药：逍遥、交感、毓麟三方化裁。

处方：鹿角霜 15g，菟丝子 30g，香附 12g，茯神 15g，当归 12g，炒白芍 12g，白术 9g，熟地 9g，佛手 9g，川芎 9g，炒杜仲 15g，党参 9g，川椒 6g，益母草 15g，炙甘草 6g。3 剂，水煎空心服。

10 月 7 日二诊：患者服上方 3 剂后即受孕，现已受孕 4 个月，于二十天前因怒责不慎，损伤胎气，阴道有少量出血，小腹拘急，有下坠感，经妇科检查为先兆流产，除用黄体酮外，配合中药，以止漏而固胎元。处方：炒山药 30g，党参 24g，白术 24g，炒杜仲 15g，桑寄生 15g，菟丝子 15g，吴茱萸 30g，阿胶珠 9g（烊化），当归 9g，熟地炭 15g，炒艾叶 5g，炙甘草 9g，炒糯米 60g（纱布包煎，最后食用）。4 剂，水煎空心服。

（柴浩然．柴浩然医论医案集．科学出版社）

【诠解】子宫发育不良，为肾虚表现；经期先后无定期伴腹痛腰拘，辨证为冲任不调、气郁血虚。治宜疏肝养气、通调冲任，方用逍遥、交感、毓麟三方化裁。逍遥散合交感汤养血和血、疏肝解郁；毓麟珠养血壮肾健脾。受孕后则出现阴道少量出血，仍为肾虚不能系胞，治疗予以补肾止漏固胎。

杨君柳医案

（阳虚血瘀兼肝郁，温肾活血疏肝郁）

朱某，女，29 岁，农民。1971 年 5 月 13 日初诊。

患者结婚 6 年未生育，经妇科检查诊断为子宫发育不良，在当地医院治疗无效，特地来县医院找杨老诊治。患者月经先后无定期，颜色紫黑量多，持续时间长达周余，小腹冷痛，脉沉弦，舌质淡白，有齿印，舌苔白润。证属肾阳虚寒，血虚挟瘀，肝气郁结。治宜温肾暖宫、养血活血、疏肝解郁。处方：党参 9g、川芎 9g、白芍 9g、当归 9g、吴茱萸 9g、法半夏 6g、丹皮 9g、阿胶 9g（另烊化冲服）、麦冬 9g、桂枝 6g、制香附 9g、炙甘草 3g、生姜 3 片。

效果：1972 年元月 11 日其爱人来泰和告知，患者每月服中药 12 剂，服至 2 个月后月经正常，现已妊娠 6 个月余。

（杨君柳，杨建新．杨君柳医案医话．中国中医药出版社）

【诠解】《医学正传·妇人科》云："况月经全借肾水施化，肾水既乏，则经血日以干涸，以致或先或后……"肾为先天之本，主封藏。肾阳不足则见子宫发育不良、小腹冷痛；肾气虚弱，封藏失司，冲任失调，血海蓄溢无常，以致月经先后无定期；瘀血内停，冲任阻滞，故经色紫黑。证属肾阳虚寒、血虚挟瘀、肝气郁结，故治以温肾暖宫、养血活血、疏肝解郁。共服药 36 剂，经水调而孕。

四、脾肾两虚

吴少怀医案

（冲任失养血海虚，补肾健脾益气血）

薛某，女，27 岁，职工。

初诊：1960 年 1 月 17 日，结婚 9 年未孕，月经不调，经常后期，有时 2~3 个月一次，经西医诊断为幼稚子宫。现闭经 5 个月，头昏目涩，胁痛，少食，太息，四肢无力，午后加重，面色淡黄，形体中等。舌苔薄白，脉两尺沉细弱，关细弦。证属脾肾两弱，肝郁血虚。治宜健脾和中，疏肝养血，佐以补肾。拟八味汤加减。

潞参 9g，茯苓 9g，法半夏 9g，橘皮 4.5g，当归 9g，川芎 4.5g，炒杭芍 9g，炒菟丝子 9g，制香附 9g，柴胡 1.5g，水煎服。

上方随症化裁，佐牛膝、益母草、红花活血化瘀，青皮、小茴香行气止痛，神曲、麦芽和中健脾。服药 30 剂，月经按期畅行，量多有块，色黑腹痛。舌苔薄白，脉沉弦有力，尺部已起。服药既效，前方加减，促其月经正常。

当归 9g，炒杭芍 9g，川芎 3g，制香附 9g，泽兰叶 9g，茯神 9g，炒菟丝子 9g，水煎服。

服药 3 剂，经净，停药。经追访。已产一女孩。

（黄瑛.妇科病证.上海科学技术出版社）

【诠解】本证诊断为"幼稚子宫"，说明先天肾气不足，"肾虚冲任失养，血海不充，故婚久不孕"；月经不调，经常后期，四肢无力，午后加重等症则为脾虚表现，脾为气血生化之源，血虚源于脾虚。方用补肾健脾和中，兼以活血化瘀，从肝、肾、脾三脏论治，故月事得以下，故而有子。

五、肾虚血瘀

王云铭医案

（肾虚血瘀夹湿热，益肾活血清湿热）

李某，女，26岁，毛纺厂工人。于1994年11月5日诊。

病史：23岁结婚，婚后夫妇同居未孕。男方精液检查正常。末次月经日期：1994年10月18日。月经13（4~6/25~30）天，量中等，经色紫暗，有条块，经期腹不痛，腰痛，白带多，经前乳房无胀痛，无鼻衄，平常小腹部有痛感。

妇科检查：外阴（-），阴道（-），子宫体小于正常，前位。附件：右侧（-），左侧附件组织增厚，压痛。宫颈光滑。子宫发育不良，附件炎。

检查：脉象细数，舌苔薄黄。

辨证：肾虚血瘀，湿热蕴结，胞络阻滞。

治法：益肾养血活血，清热利湿解毒，疏通胞络。

处方：①当归9g，川芎9g，白芍9g，熟地黄15g，桃仁15g，红花9g，三棱9g，莪术9g，吴茱萸3g，延胡索12g，路路通9g，炮山甲9g。水煎服。2剂。

②金银花30g，连翘9g，蒲公英30g，地丁15g，黄连3g，黄柏9g，大黄6g，炮山甲6g，路路通9g。水煎服。3剂。

③女金丹9g×20丸；六味地黄丸9g×30丸；五福化毒丸3g×20丸。

服法：先服六味地黄丸10丸，每次1丸，一天2次；待下次月经来潮时，服方①之汤药2剂，每日1剂，水煎，早晚各服1次；经净后先服方②之汤药3剂，每日1剂，水煎，早晚各服3次；服完3剂汤药后服女金丹20丸，每次1丸，一天2次，中午服五福化毒丸1丸；服完女金丹后，服六味地黄丸20丸，每日早晚各服1丸，中午服五福化毒丸1丸。

二诊：1994年12月14日。

末次月经日期：12月13日。今天是行经期第2天。这次月经57天来潮，量中等，经色紫暗，有块，腹痛，腰痛，经前白带较多，乳房胀痛，无鼻衄。脉象细数，舌苔薄黄。治宜益肾养血活血。

处方：①当归9g，川芎9g，白芍9g，熟地黄24g，桃仁15g，红花9g，三棱9g，莪术9g，吴茱萸3g，延胡索12g，路路通9g，炮山甲6g。水煎服。2剂。

②熟地黄30g，干山药9g，山茱萸15g，牡丹皮9g，茯苓9g，泽泻9g，当

归 6g，黄芪 30g，淫羊藿 15g，栀子 9g，砂仁 3g。水煎服。3 剂。

③得生丹 9g×20 丸；六味地黄丸 9g×30 丸。

服法：先服方①之汤药 2 剂，每日 1 剂，水煎，早晚各服 1 次；待经净后服方②之汤药 3 剂，每日 1 剂，水煎，早晚各服 1 次；服完 3 剂汤药后，服得生丹 20 丸，每次 1 丸，一天 2 次，中午服六味地黄丸 1 丸；服完得生丹后，服六味地黄丸 20 丸，每日早晚各服 1 丸。

三诊：1995 年 3 月 6 日。

末次月经日期：3 月 5 日。今天是行经期第 2 天。这次月经 17 天来潮（上次月经 2 月 17 日来潮），经量少，经色浅淡，小腹不痛，腰不痛，白带不多，经前乳房不胀。脉细数，舌苔薄黄。为肾脾两虚血瘀之证。治宜益肾补脾摄血。

处方：①当归 9g，川芎 9g，白芍 9g，熟地黄 24g，党参 30g，黄芪 30g，延胡索 12g，女贞子 15g，旱莲草 30g，艾叶 9g，阿胶 20g（烊化，分 2 次入）。水煎服。2 剂。

②人参归脾丸 9g×30 丸；云南白药 4g×3 瓶；六味地黄丸 9g×20 丸。

服法：先服方①之汤药 2 剂，每日 1 剂，水煎，早晚各服 1 次；服完，2 剂汤药后，服人参归脾丸 20 丸，每次 1 丸，一天 2 次，每次配服云南白药 0.3g；服完人参归脾丸后，服六味地黄丸 20 丸，每次 1 丸，一天 2 次，中午服人参归脾丸 1 丸，每次配服云南白药 0.3g。

四诊：1995 年 4 月 6 日。

末次月经日期：3 月 24 日。这次月经 20 天来潮，持续 10 天，量中等，经色浅淡，有块不多，小腹不痛，腰不痛，乳房不胀。输卵管通水提示：双侧输卵管通而不畅。脉象细数，舌苔薄黄。为肾脾两虚、血瘀有热之证。治宜益肾清热摄血，补益心脾。

处方：①当归 9g，川芎 6g，白芍 9g，熟地黄 24g，党参 30g，黄芪 30g，延胡索 12g，女贞子 15g，旱莲草 30g。水煎服。2 剂。

②人参归脾丸 9g×20 丸；三七粉 2g×20 包；六味地黄丸 9g×20 丸；栀子清火丸 60g×1 瓶。

服法：先服人参归脾丸 20 丸，每日早晚各服 1 丸，每次配服三七粉 2g，栀子清火丸 3g，中午服六味地黄丸 1 丸；服完人参归脾丸后，服六味地黄丸 10 丸，每日早晚各服 1 丸。待至下次月经来潮时，服方①之汤药 2 剂，每日 1 剂，水煎，早晚各服 1 次。

五诊：1995 年 4 月 25 日。

末次月经日期：4 月 18 日。今天是行经期第 8 天。这次月经 26 天来潮，量中等，经色紫暗，有块不多，小腹不痛，腰酸，经前白带不多，乳房不胀。脉象细数，舌苔薄黄。治宜益肾补脾摄血。

处方：①当归 9g，白芍 9g，熟地黄 15g，炒艾叶 9g，党参 30g，黄芪 30g，黄芩 9g，焦栀子 15g，地榆炭 30g，棕榈炭 30g，阿胶 20g（烊化，分 2 次入），白茅根 30g。水煎服。3 剂。

②乌鸡白凤丸 9g×20 丸；六味地黄丸 9g×10 丸。

服法：先服方①之汤药 3 剂，每日 1 剂，水煎，早晚各服 1 次；服完 3 剂汤药后，服乌鸡白凤丸 20 丸，每日早晚各服 1 丸；服完乌鸡白凤丸后服六味地黄丸，每日早晚各服 1 丸。

六诊：1995 年 5 月 12 日。

末次月经日期：5 月 6 日。今天是行经期第七天。这次月经 19 天来潮，经色紫暗有块，小腹痛，腰不痛，经前白带不多，乳房无胀痛。查见：脉象细数，舌苔薄黄。治宜益肾补脾，清热摄血。

处方：①当归 9g，白芍 9g，熟地黄 15g，炒艾叶 9g，党参 30g，黄芩 9g，焦栀子 9g，地榆炭 30g，棕榈炭 30g，阿胶 20g（烊化，分 2 次入），白茅根 30g。水煎服。3 剂。

②人参归脾丸 9g×10 丸；六味地黄丸 9g×20 丸；栀子清火丸 60g×1 瓶。

服法：先服方①之汤药 3 剂，每日 1 剂，水煎，早晚各服 1 次；服完 3 剂汤药后，服六味地黄丸 20 丸，每日早晚各服 1 丸，每次配服栀子清火丸 3g，中午服人参归脾丸 1 丸。

七诊：1995 年 5 月 30 日。

末次月经日期：5 月 6 日。这次月经 19 天来潮，持续 10 天，腰不痛，白带不多，乳房不胀。脉象细数，舌苔薄黄。治宜益肾补脾摄血。

处方：①当归 9g，白芍 9g，熟地黄 15g，炒艾叶 9g，党参 30g，黄芪 30g，黄芩 9g，焦栀子 15g，阿胶 20g（烊化，分 2 次入），砂仁 2g。水煎服。3 剂。

②人参归脾丸 9g×10 丸；三七粉 2g×10 包；六味地黄丸 9g×20 丸。

服法：先服人参归脾丸 10 丸，每次 1 丸，一天 2 次，每次配服三七粉 2g；服完人参归脾丸后，等下次月经来潮时服方①之汤药 3 剂，每日 1 剂，水煎，早晚各服 1 次。等经净后服六味地黄丸，每日早晚各服 1 丸。

八诊：1997 年 4 月 1 日。

中断治疗近 2 年，今天来诊。末次月经日期：3 月 25 日。今天是行经期第八天。这次月经来潮，经色正，有块不多，小腹不痛，腰不痛，白带不多，外阴不痒，乳房不胀。脉象细数，舌苔薄黄。治宜益肾补脾摄血。

处方：①当归 9g，白芍 9g，熟地黄 24g，党参 30g，黄芪 30g，黄芩 9g，焦栀子 15g，地榆炭 30g，棕榈炭 30g，仙鹤草 30g，阿胶 20g（烊化，分 2 次入），丹皮 9g。水煎服。3 剂。

②人参归脾丸 9g×10 丸；三七粉 2g×10 包；六味地黄丸 9g×20 丸；栀子清火丸 60g×1 瓶。

服法：先服方①之汤药 3 剂，每日 1 剂，水煎，早晚各服 1 次；服完 3 剂汤药后，服六味地黄丸 20 丸，每日早晚各服 1 丸，每丸配服栀子清火丸 3g，中午服人参归脾丸 1 丸及三七粉 2g。

九诊：1997 年 5 月 4 日。

末次月经日期：4 月 12 日。这次月经 19 天来潮，持续 7 天，量中等，经色正，有块不多，小腹不痛，腰不痛，经前白带一般，经前乳房胀。脉象细数，苔薄黄。治宜益肾补脾摄血。

处方：①当归 9g，白芍 9g，熟地黄 24g，黄芪 30g，党参 30g，黄芩 9g，焦栀子 15g，地榆炭 30g，棕榈炭 30g，仙鹤草 30g，阿胶 20g（烊化，分 2 次入），丹皮 9g。水煎服。3 剂。

②人参归脾丸 9g×20 丸；三七粉 2g×20 包；六味地黄丸 9g×40 丸；栀子清火丸 60g×1 瓶。

服法：先服六味地黄丸 20 丸，每次 1 丸，一天 2 次；待至下次月经来潮时，服方①之汤药 3 剂，每日 1 剂，水煎，早晚各服 1 次；服完 3 剂汤药后，服人参归脾丸 20 丸，每日早晚各服 1 丸，每丸配服三七粉 2g 及栀子清火丸 3g，中午服六味地黄丸 1 丸；服完人参归脾丸后，服六味地黄丸 10 丸，每日早晚各服 1 丸。

十诊：1997 年 6 月 5 日。

末次月经日期：5 月 10 日。这次月经 29 天来潮，持续 4 天，量中等，经色正，有块不多，小腹微痛，腰痛，经前白带多，乳房胀。脉象细数，舌苔薄黄。治宜益肾补脾，养血清热。

处方：①当归 9g，白芍 9g，熟地黄 24g，阿胶 20g（烊化，分 2 次入），党参 30g，黄芪 30g，黄芩 9g，女贞子 15g，旱莲草 30g，延胡索 9g。水煎服。2 剂。

②得生丹 9g×20 丸；六味地黄丸 9g×30 丸；栀子清火丸 60g×1 瓶。

服法：等下次月经来潮时服方①之汤药 2 剂，每日 1 剂，水煎，早晚各服

1 次；等经净后服得生丹 20 丸，每日早晚各服 1 丸，每次配服栀子清火丸 3g，中午服六味地黄丸 1 丸；服完得生丹后，服六味地黄丸 20 丸，每次 1 丸，一天 2 次。

十一诊：1997 年 7 月 2 日。

末次月经日期：6 月 27 日。这次月经 20 天来潮，持续 5 天，量中等，经色正，有块不多，小腹不痛，腰不痛。脉象细数，舌苔薄黄。B 超提示：子宫、附件形态正常，实质回声均匀，双侧附件未见异常。治宜益肾补脾摄血。

处方：①当归 9g，川芎 9g，赤芍 9g，熟地黄 15g，桃仁 9g，红花 9g，延胡索 9g，香附 9g。水煎服。2 剂。

②人参归脾丸 9g×20 丸；三七粉 2g×20 包；栀子清火丸 60g×1 瓶；六味地黄丸 9g×30 丸。

服法：先服人参归脾丸 20 丸，每次 1 丸，一天 2 次，每次配服三七粉 2g 及栀子清火丸 3g，中午服六味地黄丸 1 丸，服完人参归脾丸后服六味地黄丸 20 丸，每日早晚各服 1 丸。待至下次月经来潮时，服方①之汤药 2 剂，每日 1 剂，水煎，早晚各服 1 次。

十二诊：1997 年 7 月 29 日。

末次月经日期：7 月 15 日。这次月经 38 天来潮，持续 5 天，量少，经色浅淡，有块不多，小腹不痛，腰不痛。脉象细数，舌苔薄白。

B 超提示：子宫大小形态正常，实质回声均质，于右侧卵巢内可见大小为 0.8cm×0.7cm 的发育卵泡，左侧附件未见异常。

为肾脾两虚之证。治宜益肾补脾养血。

处方：①当归 9g，川芎 9g，赤芍 9g，白芍 9g，熟地黄 24g，党参 30g，黄芪 30g，女贞子 15g，旱莲草 30g，香附 9g，延胡索 9g。水煎服。2 剂。

②六味地黄丸 9g×20 丸；人参归脾丸 9g×10 丸。

服法：先服六味地黄丸 20 丸，每次 1 丸，一天 2 次，中午服人参归脾丸 1 丸；待至下次月经来潮时，服方①之汤药 2 剂，每日 1 剂，水煎，早晚各服 1 次。

十三诊：1997 年 8 月 16 日。

末次月经日期：7 月 30 日。这次月经 16 天来潮，持续 6 天，量中等，经色红，有块，小腹隐痛，腰不痛，白带不多，乳房无胀痛。自昨晚头痛，恶心呕吐，倦怠不思食。脉象濡数，舌苔薄黄。为肾脾两虚血瘀兼之暑令感寒伤湿之证。治宜先解表祛暑，化湿和中，继则补益肾脾，养血活血。

处方：①当归 9g，川芎 6g，白芍 9g，熟地黄 15g，党参 30g，黄芪 30g，延胡索 9g，女贞子 15g，旱莲草 30g，香附 9g。水煎服。2 剂。

②藿香正气丸 9g×10 丸；人参归脾丸 9g×20 丸；三七粉 2g×20 包；栀子清火丸 60g×1 瓶；六味地黄丸 9g×10 丸。

服法：先服藿香正气丸 10 丸，每次 1 丸，早、午、晚各服 1 丸，淡姜汤送下；服完藿香正气丸后，服人参归脾丸 20 丸，每次 1 丸，一天 2 次，每次配服三七粉 2g 及栀子清火丸 3g，中午服六味地黄丸 1 丸；待至下次月经来潮时，服方①之汤药 2 剂，每日 1 剂，水煎，早晚各服 1 次。

十四诊：1997 年 9 月 8 日。

末次月经日期：9 月 1 日。这次月经 34 天来潮，持续 5 天，量中等，经色正，有块，小腹坠痛，腰痛，白带多，乳房胀痛。脉象细数，舌苔薄黄。为肾虚血瘀，下焦湿热之证。治宜益肾养血，清热利湿，解毒通络。

处方：①当归 9g，川芎 6g，白芍 9g，熟地黄 24g，党参 30g，黄芪 30g，延胡索 9g，女贞子 15g，旱莲草 30g，香附 9g。水煎服。2 剂。

②金银花 30g，连翘 9g，栀子 15g，黄连 3g，乳香 6g，没药 6g，牡蛎 20g，海藻 15g，炮山甲 6g，路路通 12g。水煎服。3 剂。

③得生丹 9g×20 丸；六味地黄丸 9g×30 丸；栀子清火丸 60g×1 瓶。

服法：先服方②之汤药 3 剂，每日 1 剂，水煎，早晚各服 1 次；服完 3 剂汤药后得生丹 20 丸，每次 1 丸，一天 2 次，每次配服栀子清火丸 3g，中午服六味地黄丸 1 丸；服完得生丹③后，服六味地黄丸 20 丸，每日早晚各服 1 丸；待下次月经来潮时服方①之汤药 2 剂。

十五诊：1997 年 11 月 24 日。

末次月经日期：11 月 23 日。今天是行经期第二天。这次月经 42 天来潮，小腹坠痛，腰痛，经前白带较多，乳房胀痛。脉象细数，舌苔薄黄。治宜益肾补脾，养血疏郁。

处方：①当归 9g，川芎 6g，白芍 9g，熟地黄 24g，党参 30g，黄芪 30g，延胡索 9g，女贞子 15g，旱莲草 30g，香附 9g。水煎服。2 剂。

②熟地黄 24g，干山药 9g，山茱萸 15g，牡丹皮 9g，茯苓 9g，泽泻 9g，当归 6g，黄芪 30g，仙茅 9g，淫羊藿 9g，砂仁 3g。水煎服。3 剂。

③得生丹 9g×20 丸；六味地黄丸 9g×30 丸；逍遥丸 60g×2 瓶。

服法：经净后先服方②之汤药 3 剂，每日 1 剂，水煎，早晚各服 1 次；服完 3 剂汤药后服得生丹 20 丸，每次 1 丸，一天 2 次，每次配服六味地黄丸半丸，中午服逍遥丸 6g；服完得生丹后，服六味地黄丸 20 丸，每日早晚各服 1 丸，中午服逍遥丸 6g。待至下次月经来潮时，服方①之汤药 2 剂，每日 1 剂，水煎，早晚各服 1 次。

十六诊：1998 年 1 月 7 日。

末次月经日期：1997 年 11 月 29 日。这次月经 37 天来潮，持续 5 天，量中等，经色浅淡，有血块，腹痛，腰痛，经前白带多，乳房胀痛。7 天来头痛，面部有烘热感。脉象细数，舌苔薄黄。为肾虚火旺，兼夹风邪之证。治宜益肾活血，清上祛风。

处方：①当归 9g，川芎 6g，白芍 9g，熟地黄 24g，党参 30g，黄芪 30g，延胡索 9g，女贞子 15g，旱莲草 30g，香附 9g。水煎服。2 剂。

②杞果 30g，菊花 9g，龙胆草 9g，珍珠母 30g（先煎），蔓荆子 9g，藁本 9g，白芷 9g，羌活 9g，清夏 9g，白术 9g，天麻 9g，川芎 9g。水煎服。3 剂。

③杞菊地黄丸 9g×20 丸；黄连上清丸 6g×10 包；血府逐瘀丸 60g×2 瓶；防风通圣丸 60g×1 瓶。

服法：先服方②之汤药 3 剂，每日 1 剂，水煎，早晚各服 1 次；服完 3 剂汤药后，服杞菊地黄丸 20 丸，每次 1 丸，一天 2 次，每次配服黄连上清丸 3g，中午服血府逐瘀丸 6g 及防风通圣丸 3g；服完杞菊地黄丸后，服血府逐瘀丸 1 瓶，一次 6g，一天 2 次，每次配服防风通圣丸 3g。待下次月经来潮时，服方①之汤药 2 剂，每日 1 剂，水煎，早晚各服 1 次。

十七诊：1998 年 2 月 7 日。

末次月经日期：1 月 30 日。这次月经 33 天来潮，持续 5 天，量中等，经色浅红，有块不多，小腹痛，腰痛，白带不多，乳房不胀。脉象细数，苔薄白。治宜益肾活血。

处方：①当归 9g，川芎 6g，赤芍 9g，熟地黄 24g，党参 30g，黄芪 30g，延胡索 12g，女贞子 15g，旱莲草 30g，香附 9g。水煎服。2 剂。

②熟地黄 24g，干山药 9g，山茱萸 15g，牡丹皮 9g，茯苓 9g，泽泻 9g，当归 6g，黄芪 30g，仙茅 9g，淫羊藿 9g，砂仁 3g。水煎服。3 剂。

③得生丹 9g×20 丸；栀子清火丸 60g×1 瓶；六味地黄丸 9g×20 丸。

服法：先服方②之汤药 3 剂，每日 1 剂，水煎，早晚各服 1 次；服完 3 剂汤药后，服得生丹 20 丸，每次 1 丸，一天 2 次，每次配服栀子清火丸 3g，中午服六味地黄丸 1 丸；服完得生丹后，服六味地黄丸 10 丸，每日早晚各服 1 丸；待至下次月经来潮时，服方①之汤药 2 剂，每日 1 剂，水煎，早晚各服 1 次。

十八诊：1998年3月11日。

末次月经日期：2月23日。这次月经25天来潮，持续6天，量中等，经色红，有块不多，经期小腹微痛，腰痛，经前白带较多，乳房微胀。脉象细数，舌苔薄黄。腹平软，肝脾（−），未触及包块，小腹两侧轻度压痛。

辨证：肾虚兼下焦热郁。

治法：益肾活血，清热解毒通络。

处方：①当归9g，川芎6g，赤芍9g，熟地黄24g，党参30g，黄芪30g，桃仁9g，红花9g，延胡索9g。水煎服。2剂。

②金银花30g，连翘9g，栀子15g，黄连2g，乳香6g，没药6g，牡蛎20g，海藻12g，炮山甲6g，路路通9g。水煎服。3剂。

③得生丹9g×20丸；六味地黄丸9g×50丸；栀子清火丸60g×1瓶；逍遥丸60g×1瓶。

服法：先服六味地黄丸20丸，每次1丸，一天2次；待下次月经来潮时，服方①之汤药2剂，每日1剂，水煎，早晚各服1次；经净后，服方②之汤药3剂，每日1剂，水煎，早晚各服1次；服完3剂汤药后，服得生丹20丸，每日早晚各服1丸，每次配服栀子清火丸3g，中午服六味地黄丸1丸；服完得生丹后，服六味地黄丸20丸，每日早晚各服1丸，中午服逍遥丸6g。

十九诊：1998年5月19日。

末次月经日期：3月28日。现停经53天。腰不痛，白带较多，乳房胀，恶心，不思饮食，小腹不痛，睡眠梦多。

检查：脉象细数，舌苔薄黄。尿妊娠试验（＋）。

辨证：早孕——肾虚证。

治法：益肾安胎。

处方：①红参15g（另煎），白术9g，茯苓9g，甘草9g，寄生9g，炒杜仲15g，砂仁3g，黄芩9g，白芍15g，陈皮9g，竹茹9g。水煎服。3剂。

②六味地黄丸9g×10丸。

服法：先服方①之汤药3剂，每日1剂，水煎，早晚各服1次；服完3剂汤药后，服六味地黄丸，每早1丸。

随访：1999年1月15日足月分娩一男孩，母子健康。

（李贞莹，王海华．王云铭．中国中医药出版社）

【诠解】该例患者诊断为子宫发育不良，同时患有附件炎，为多因性不孕症。中医辨证属肾虚血瘀，湿热蕴结，胞络阻滞。治法予以益肾养血活血，清热利湿解毒，疏通胞络。待湿热清利后则以温肾养血活血为主，兼以健脾益气。该患者先后治疗时间近5年，久不受孕，因病致郁，故后期治疗加以疏肝之品。"肾主生殖""胞脉系于肾"，子宫发育不良的源头在于肾气匮乏，纵观整个治疗过程，补肾养血活血为其治疗大法，或辅以清热解毒，或辅以健脾摄血，或辅以疏肝解郁。子宫发育不良在临床上疑难病症，治疗上尤其难获良效，往往治疗时间较长，患者容易失去治疗信心，治疗上的心理疏通也尤为重要。

六、肝肾不足

梁剑波医案

（滋养肝肾和气血，调经助孕为要务）

李某，女，35岁，农民，1991年6月20日初诊。

患者结婚8年未孕，经某医院妇科检查，见子宫较小，略后倾，双侧附件轻度炎症。视其人，身体瘦长，面色萎黄，舌淡红，苔薄白，脉弦。月经参差不定，来潮2天即止，量甚少，色暗淡，平日头晕腰酸。病者说曾服中西药不少，均不见效。梁师乃告之此病可治，需耐心服药。治宜滋养肝肾、和调气血。

处方：熟地15g，当归10g，丹参15g，党参15g，白术10g，菟丝子12g，枸杞子12g，杜仲15g，香附10g，白芍15g，龟甲胶12g，鹿角胶12g，山茱萸15g，紫河车10g，炙甘草5g。

复诊：1991年7月18日，服上方28剂后，正值月经来潮，量较前期增多一半，色鲜红，头晕、腰酸减轻，余症同前。治守原法。

三诊：1991年8月20日，上方继服1个多月，好转，面色红润，头晕、腰酸继续减轻。嘱守方再服。

四诊：1991年9月18日，上方已连服两个多月。于1992年12月23日信访，患者来信称服药6个月后怀孕，于1992年8月19日顺产一男孩。

（梁宏正. 梁剑波. 中国中医药出版社）

【诠解】子宫偏小，身体瘦长，面黄，月经量少，色暗淡，头晕腰酸均为肝肾阴虚之象。肾精肝血不足，不能正常藏泄，月事不调，故不孕。治宜滋养肝肾、和调气血，并做好患者心理疏导工作，坚持服药，月事调则孕育成功。

宫腔粘连

何少山医案

（补肾活血循周期，开启胞宫种子嗣）

徐某，32岁，已婚。初诊日期：2002年8月7日。2年前曾孕45天流产经清宫术，恶露淋漓10余天。2年来未避孕一直未孕；平时常感下腹隐痛，带下量多色黄，腰酸乏力。上月在本院行子宫输卵管造影证实"两侧输卵管炎症梗阻，宫腔粘连。"末次月经7月13日。就诊时月经将来潮，下腹作痛，腰膝酸软，带多色黄，脉细舌红苔薄。证属瘀血阻滞，胞脉闭塞，肾气已不足。治法：先拟清热活血化瘀。

处方：生黄芪15g，红藤30g，败酱草30g，三棱10g，莪术10g，皂角刺10g，路路通15g，茯苓12g，赤芍10g，当归12g，桃仁6g，泽泻10g，穿山甲10g，鹿角片10g，薏苡仁30g，蚤休10g。7剂。

二诊：服药1剂后经转，量中等，6天净，腹痛已除，腰酸减轻。脉细舌红苔薄，治拟滋肾活血化瘀；配合中药妇外4号保留灌肠。

处方：熟地12g，黄精20g，玉竹20g，鹿角片10g，菟丝子30g，淫羊藿15g，川续断15g，生黄芪15g，红藤30g，败酱草30g，蚤休10g，皂角刺10g，穿山甲10g，赤芍10g。7剂。

三诊：经间期带下量中色转白，腹痛未作，略感腰酸，脉细舌红苔薄，再拟补肾活血调冲。

处方：河车粉6g，鹿角片10g，菟丝子30g，淫羊藿15g，巴戟天15g，丹参12g，赤芍10g，当归12g，红藤30g，败酱草30g，皂角刺10g，路路通15g，穿山甲10g，生黄芪15g，蚤休10g，生甘草5g，7剂。

四诊：服药后腹痛腰酸已除，带下量少色白，末次月经8月8日，脉细舌红苔薄，黄体期治拟温肾活血调冲。

处方：淫羊藿15g，菟丝子30g，鹿角片10g，巴戟天15g，甜苁蓉12g，石菖蒲9g，路路通15g，皂角刺9g，穿山甲10g，三棱10g，莪术10g，生黄芪15g，红藤30g，败酱草30g，牡丹皮10g，甘草5g。7剂。

如此调理 4 个月，末次月经 12 月 9 日，1 月 17 日查尿 B-hCG（＋），改为滋肾安胎中药口服观察，孕 2 个月时 B 超检查提示"宫内早孕"。

（章勤．何少山医论医案经验集．上海科学技术出版社）

【诠解】本例患者流产并清宫后，宫腔粘连，输卵管梗阻。西医认为患者自然怀孕的概率很少，大部分认为需要做试管婴儿。但是试管婴儿的成功率也很低，所以很多患者还是对中医抱有一定的希望。中医证属肾虚血瘀，胞络闭塞。根据月经的周期变化，治疗也有一定的周期，分为经期、经后期、经间期及经前期。经期盆腔充血，瘀血易于阻滞，故应清热化瘀之红藤、败酱草、生黄芪等活血化瘀，使胞络通畅；经后期应用滋肾填精调经药物，如黄精、续断、熟地等；经间期应用血肉有情之品，或当归等补冲任促排卵药物；经前期应加用菟丝子、淫羊藿等温阳药物温煦胞宫，为受孕做好准备。

张淑亭医案

（补肾填髓益气血，活血化瘀启胞门）

杨某，女，35 岁，河北省行唐县，农民。

2000 年 9 月 1 日初诊。已婚 13 年，1990 曾孕至 7 个月生产一无脑畸形儿，尔后未孕。2000 年 6 月 14 日妇科检查：已婚外阴，阴道通畅，宫颈光滑，宫口松，黏液清凉（>8 分），子宫后位，正常大小，后壁及两侧稍不平，明显压痛，附件未见异常。诊断：①继发不孕；②不良生育史；③建议做输卵管通液术。

7 月 8 日常规消毒下行通液，注射庆大霉素、生理盐水 30ml，无阻力、无外溢，病人感觉右下腹有轻微疼痛。术后诊断：双侧输卵管通畅。7 月 19 日曾做抗体检查：AsAb：IgG（＋），IgM（＋），IgA（－）；EMAb：IgG（－），IgM（＋）；AOCAb（－）。予以西医欣美罗（罗红霉素），口服。

月经周期 32~37 天，每次行经 3~5 天，量少，色暗，有血块。平素腰酸腹胀坠，经期加重，手足冷，经前 10 天左右开始乳房胀痛。舌正常，脉细。证属肾虚血瘀，胞脉凝滞。治宜补肾填髓，益气养血，活血化瘀，开启胞门。拟以鹿胎膏化裁治之。

续断 15g，肉桂 10g，山茱萸 15g，益母草 12g，当归 10g，熟地黄 12g，人参（另煎）10g，鹿胎粉（冲服）3g，醋香附 10g，乌药 10g，赤芍 10g，阿胶（烊化）10g，丹参 12g，川芎 10g，茯苓 10g，白术 10g，炙甘草 5g。

上述要先用温水浸泡 2 小时，水面距药面为 3cm，药液开锅后，文火煎 40

分钟，煎 2~3 次，兑在一起，分 2 次服完（温黄酒做药引子更佳），服后再诊。再用热药渣，装布袋内，热敷于小腹部（无烫伤皮肤为宜），每晚 1 次，经期不停。并测基础体温。

2000 年 9 月 19 日二诊。B 超（TVS）监测排卵（月经第 16 天）：子宫体后位，大小约 5.3cm×5.1cm×4.9cm，内膜回声可见，厚度 0.6cm，宫腔内探及 1.0cm 强回声区，后方伴声影，子宫后壁可见 0.2cm 点状强回声，左侧卵巢大小约 2.6cm×1.7cm，右侧卵巢大小约 2.8cm×2.2cm，右侧卵巢内可探及直径 1.6cm 优势卵泡。提示：子宫正常大小；宫内病变（可能为钙化斑）。

基础体温表现黄体不足温差在 0.2~0.25℃之间。腰酸腹坠好转，原方继服，服法同前。外用药渣热敷法改为浴足法。

即日起加针刺，隔日 1 次，连针 3 次。

2000 年 10 月 10 日三诊。两次月经均间隔 31 天。黄体已足，乳胀腰酸已愈，腹坠胀尚可。经查子宫前后壁间广泛粘连带，内膜大部呈白色纤维组织，分离粘连后见宫腔形状正常，可见双侧输卵管开口。术后诊断：

①继发不孕。

②宫腔粘连。嘱下次月经干净后复查。

血足经调，已备孕育之基。舍舌脉从证。拟内服汤剂、外用针刺，综合治疗，以求取效。内服鹿胎膏，每次口服 1 粒，每日服 2~3 次。继续补气养血，滋阴填精，调经散寒化瘀。外用通关汤加减。将药炒热，装 2 个布袋内，热敷于小腹中极穴及腰骶八髎穴。

针刺取穴：灸关元、命门、百会。针刺中极、地机、足三里、三阴交、八髎。轮流取穴 3~4 处，每日针 1 次，连针 5 次。

2000 年 11 月 14 日四诊。月经未行，体温升高已 15 天。脉细略滑。10 月 29、31 日曾同床 2 次。取尿化验，诊为妊娠。未防不测，嘱服参芪片、玉屏风颗粒，养血补气，健脾益肾，填精生髓，扶正固本，增强免疫功能。服至体温再度平稳 1 个月而止。

2001 年 2 月 5 日五诊。已孕 4 个月，并于 11 月 14 日、12 月 18 日、1 月 20 日可见阴道出血 1~2 天，量少、色鲜、无不适。随即 B 超检查：子宫增大，宫内可见胎儿，脊柱连续，头颈 2.2cm，股骨径 1.0cm，前壁胎盘，羊水适中，胎心、胎动好。提示：宫内孕，单活胎。

2001 年 7 月 10 日，足月顺产一女婴。

（张淑亭．张淑亭延嗣医案．河北科学技术出版社）

【诠解】该患者继发不孕 10 年，检查见子宫前后壁间广泛粘连带，内膜大部呈白色纤维组织，分离粘连后见宫腔形状正常，可见双侧输卵管开口。抗精子抗体及抗子宫内膜抗体均阳性，同时基础体温上升幅度低。存在黄体功能不足。结合患者月经周期延后，量少，色暗，有血块。平素腰酸腹胀坠，经期加重，手足冷，辨证属肾虚血瘀，胞脉凝滞。肾主生殖，肾虚则冲任失调，血海失司，月经不调，致不孕，经调乃受孕之前提，故欲孕先调经。其次，肾虚日久，或气虚，或阳虚。气虚无力推动血液正常运行，致血瘀，阳虚则气化不足，致血瘀，血瘀则精子难以通过，而不孕。治宜补肾填髓，益气养血，活血化瘀，开启胞门。拟以鹿胎膏化裁治之。同时需行宫腔粘连分解术。患者经中西结合、针药合治，调治 2 月即孕。

多囊卵巢综合征

一、肝肾两虚

马玉琦医案

（调补肝肾养气血，月事时下受孕易）

麻某，女，27 岁。

病史：1978 年 7 月 5 日就诊，主诉为月经稀发，结婚 2 年未孕。患者 15 岁初潮，于 16 岁到西藏高原工作，行经 12 年，月经一直稀发，或半年，或一年，或一年半方行经一次，持续 6~7 天，量中等，有血块，色暗红。1976 年结婚，两地分居。于 1977 年调回内地。同居已近 2 年，一直未孕，体重逐渐增加。1978 年先后在 301 医院、北京妇产医院检查，子宫大小正常，活动度好。子宫左侧触及 3.3cm×3.0cm×2.0cm，右侧触及 3.0cm×1.5cm×1.5cm 之韧性包块，表面不整，呈锯齿状，可活动。经观察基础体温偏低，且呈单向，激素水平高度影响，诊断为多囊卵巢综合征。因患者拒绝手术治疗而就诊于中医。

查体：毛发较同龄妇女浓密，胡须明显，体态较丰腴。苔白，舌质暗，脉弦细。辨其证为肝肾两亏，冲任气血失调。治以补肝肾，养气血，调冲任。

处方：丹参 15g，女贞子 15g，当归 10g，水红花子 30g，菟丝子 15g，白芍

10g，莪术 10g，枸杞子 15g，香附 15g，益母草 18g，巴戟 10g，炙甘草 5g，仙茅 10g，白术 10g，山药 18g。

另服胎盘片，每日 2 次，每次 4 片。

经治疗 3 个月后，月经周期正常，基础体温出现高峰。

1978 年 12 月 25 日来诊，谓恶心，畏寒。查尿妊娠反应（+）。遂停服中药。于 1979 年 8 月生一健康女婴。

（黄全华．杏林霜华．中国中医药出版社）

【诠解】本例证属肝肾两亏，冲任气血失调。且患者久居西藏高原寒湿之地，寒性收引，主凝滞，易使气血阻滞不通；湿邪重浊黏腻，郁滞下焦胞宫，阻遏生气，以致冲脉不能主血海，任脉不能妊养。肝肾精血不足致使月经稀发，有血块，色暗红。以补肝肾、调养冲任之法从根本调治，以培其化源，使肾气旺盛，阴精充足，冲任两脉协调，月事以时下，故而受孕。

二、肾虚痰湿

褚玉霞医案

（豁痰除湿启胞宫，补肾祛瘀孕乃成）

王某，女，28 岁。2007 年 10 月 15 日以"月经不调 4 年余，未避孕不孕 2 年"为主诉初诊。月经于 14 岁初潮，开始尚规律，近 4 年月经后期，甚至停闭（最长达 8 个月），用黄体酮治疗则经至，末次月经 2007 年 4 月 13 日，量少，色黯红，夹有少量血块，伴腹痛，喜暖喜按。白带量多，形体肥胖，面部痤疮明显，腰酸，纳眠可，大便干，小便正常。舌体胖大，质淡红，苔白腻，脉滑。B 超示：双侧卵巢内均可见 12 个以上大小不等的卵泡，最大直径 0.6cm。内分泌结果示：FSH：4.7mU/ml（3.85~8.78mU/ml）；LH：19.61mU/ml（1.5~7.0mU/ml）；T：1.2ng/ml（<0.1~0.75ng/ml）。诊为多囊卵巢综合征，用妈富隆（去氧孕烯炔雌醇片）及中药间断治疗年余效果欠佳，遂来就诊。诊为痰湿肾虚型闭经。治以豁痰除湿，佐以补肾祛瘀。

方药：苍术 10g，陈皮 15g，姜半夏 10g，天竺黄 12g，丹参 30g，香附 15g，茯苓 15g，冬瓜皮 60g，紫石英 30g，淫羊藿 15g，肉苁蓉 30g，炙甘草 5g。20 剂，水煎服，每日 1 剂。嘱忌食肥甘厚味，加强运动；经来复诊。

二诊（2007 年 11 月 9 日）：服药后月经于 11 月 8 日来潮，量少，色黯，伴小腹隐痛，喜暖，舌脉同前。治以活血化瘀，温经散寒，理气调经。

方药：当归 15g，川芎 10g，赤芍 15g，桃仁 6g，红花 15g，丹参 30g，泽兰 15g，乌药 12g，官桂 6g，香附 15g，川牛膝 15g。5 剂，水煎服，每日 1 剂。

诊治经过：经周期用药 3 个月后，患者月经基本规律，且体重较原来减轻 10kg，于 2008 年 1 月 25 日复查 B 超示：可见一发育优势卵泡（15mm×11mm），遂嘱病人排卵期同房。于 2008 年 2 月 27 日复诊，末次月经为 2008 年 1 月 14 日，B 超示宫内早孕，嘱其注意休息，定期检查，不适随诊。后随访，足月顺产一健康男婴。

（韩丽华，张文学. 豫鲁名老中医临证录. 人民军医出版社）

【诠解】《丹溪心法》指出："若肥盛妇人，禀受甚厚，恣于酒食之人，经水不调，不能成胎，谓之躯脂满溢，闭塞子宫，宜行湿燥痰。"白带量多，形体肥胖，面部痤疮明显，腰酸，西医诊为多囊卵巢综合征，中医证属痰湿肾虚型闭经，故治以豁痰除湿，佐以补肾祛瘀，并嘱忌食肥甘厚味，加强运动。二诊月经量少、色黯，小腹隐痛，喜暖，仍有胞宫虚寒之象，治以活血化瘀、温经散寒、理气调经。周期用药 3 个月后，周期规律，B 超示有优势卵泡，指导性生活。胞宫启，且氤氲之时，故孕。

孔昭遐医案

（补肾涤痰并化瘀，调经种子得孕育）

孙某，女，30 岁，2002 年 10 月 3 日初诊。

结婚 2 年未孕，月经不调，愆期而至，甚则闭经半年以上，8 月份未潮，Lmp：9 月 24 日~10 月 1 日；量较少，色暗，白带不多。经有关检查，确诊为多囊卵巢综合征。舌淡红，苔薄白，脉细。证属肾虚冲任失调，兼有痰瘀内结。治宜补肾调经，涤痰化瘀。

处方：生黄芪、紫丹参各 20g，潞党参、巴戟天各 12g，淫羊藿 30g，全当归、熟地黄、白芥子、皂角刺、夏枯草、京三棱、蓬莪术各 10g，仙茅 15g。水煎服，日 1 剂。

二诊：上方服 14 剂，B 超示卵泡渐趋成熟，拟作人工授精，偶觉少腹胀满，舌脉如前。治拟调经种子。

处方：生黄芪 20g、潞党参、巴戟天、淡黄芩、桑寄生各 12g，全当归、熟地黄、炒白术各 10g，仙茅、厚杜仲、菟丝子各 15g，淫羊藿 30g，炙甘草 6g。

14 剂，水煎服，日 1 剂。

三诊：患者于 10 月 11 日行人工授精，近日基础体温 37℃，继用上方 14 剂。

四诊：停经 42 天，B 超示子宫增大，内见孕囊，诊为早孕，纳食尚可，有轻微恶心，舌淡红，苔薄白，脉缓和。拟补脾肾，益气养血保胎之治。

处方：炙黄芪 30g，潞党参、杭白芍、淡黄芩、桑寄生各 12g，当归身 9g，熟地黄、炒白术各 15g，厚杜仲、菟丝子各 15g，川断肉 9g，炙甘草 6g。14 剂，水煎服，日 1 剂。

2003 年 1 月 16 日诊：妊娠 3 个月，B 超示胎儿发育正常，早孕反应轻微，纳食、二便自调，患者未来。停服中药。

2003 年 11 月 14 日诊：患者丈夫来告，其妻已于 7 月产下一男婴，身体健康，送来全家福照片 1 张。

（孙光荣，鲁兆麟，雷磊．当代名老中医典型医案集·妇科分册．人民卫生出版社）

【诠解】多囊卵巢综合征临床主要表现为肥胖、多毛、月经不调、不孕。其中月经异常表现为月经稀发、闭经，临床常见证型为：肾虚、痰湿阻滞、气滞血瘀、肝经湿热。结合患者全身表现及舌脉，中医辨证属肾虚冲任失调，兼有痰瘀内结。治疗首先予以补肾调经，涤痰化瘀。方中白芥子、皂角刺、夏枯草、紫丹参、三棱、莪术涤痰化瘀；仙茅、淫羊藿、巴戟天、黄芪、党参、当归、熟地黄等补肾调经之治。结合 B 超提示卵泡发育良好后，继以调经种子，受孕后即投以补脾肾，益气血保胎方药。该病案治疗典型特色为分阶段治疗，患者仅二诊即成功受孕，是临床治疗多囊卵巢综合征的成功案例。

三、痰瘀互结

丁启后医案

（苍附导痰化痰湿，行气活血调经水）

李某，女，29 岁。1985 年 6 月 15 日初诊。

初诊：述婚后 6 年未孕，配偶生殖功能正常，未避孕而未孕。月经自 17 岁初潮开始就极不规律，周期长，3~6 月甚至更长时间来潮 1 次，量少色暗红夹小血块，每次用卫生巾不足半包，3 天净。小腹胀痛，带下量多，自幼体胖。曾在某医院诊为"多囊卵巢综合征"，查睾酮（T）值偏高。西医用"促排卵药、人工周期"治疗，停药后月经仍稀少。后作"双侧卵巢楔形切除"。术后月经仍不规律，未怀孕。就诊时见其形体胖白，多毛，情绪忧郁，述胸闷乳胀，口内咸腻。舌胖暗，苔腻，脉细滑。诊其为不孕症（多囊卵巢综合征），证属痰阻血瘀。此为素体肥胖，躯脂满溢，脂膜壅滞冲任，有碍血海满溢，并遮隔子宫，不能摄精成孕，故见经少推后，不孕，肥白多毛，情绪忧郁，胸闷乳胀，口内咸腻等痰阻血瘀之证。治宜化痰除湿，行气活血，拟方苍附导痰汤加减。

处方：苍术 9g，香附 12g，胆南星 12g，茯苓 12g，陈皮 9g，川芎 9g，丹参 12g，乌药 9g，炒白术 12g，红花 12g，月季花 12g，益母草 15g。

水煎服，日 1 剂，连服 3 月。

二诊（1985 年 9 月 18 日）：服药后经来 1 次，色稍转红，胸闷减，余症如前。上方去红花，加仙茅 12g、淫羊藿 12g。日 1 剂，连服 3 月。

三诊（1985 年 12 月 30 日）：经来 1 次，量稍多，带下减少，舌脉如前。上方加巴戟天 12g，续服半年。

四诊（1986 年 6 月 28 日）：月经 2~3 月 1 次，经色转红，量增加，用纸大半包，乳胀减。嘱上方不变，续服。

五诊（1986 年 10 月 5 日）：来诊，已怀孕 2 月余。

（孙光荣，鲁兆麟，雷磊．当代名老中医典型医案集·妇科分册．人民卫生出版社）

【诠解】多囊卵巢综合征是一种生殖功能障碍与糖代谢异常并存的内分泌紊乱综合征。持续无排卵、雄激素过多和胰岛素抵抗是其重要特征，临床主要表现为肥胖、多毛、月经不调、不孕。该案患者自幼肥胖，《傅青主女科》云："妇人有身体肥胖，痰涎甚多不能受孕者，人以为气虚之故，谁知是湿盛之故乎……而肥胖之湿实非外邪，乃脾土之内病也，然脾土既病，不能分化水谷以养四肢……夫脾本湿土，又因痰多愈加其湿，脾不能受必浸润于胞胎，日积月累，则胞胎变为汪洋之水窟矣。且肥胖之妇，内肉必满，遮隔子宫，不能受精，此必然之势也……治法必然以泄水化痰为主。"故本医案方用苍附导痰丸加减，化痰除湿，行气活血。二诊去红花，加仙茅、淫羊藿补肾壮阳。三诊继用上方，再加补肾壮阳之品巴戟天。肾气足，精血充，则月经归于正常，经水调则易妊。

四、肾虚血瘀

黄仕沛医案

（金匮温经散寒瘀，经汛按期孕子嗣）

东莞李某，女，28岁，已婚。因月经不调1年，于2009年5月上旬前来就诊。患者1年来月经不调，以月经后期为主，结婚4年未能怀孕，在外院检查妇科B超示：多囊性卵巢综合征，西医予口服性激素建立人工周期后，月经周期较强规律，但停药又复如故，且形体渐趋发胖。患者自诉月经不调1年，以月经后期为主，末次月经4月25日，月经量少，下血色暗有块，少腹冷痛，腰腿酸软无力，手心发热，口唇干燥，面色白，舌淡嫩，苔白润，脉沉无力。

黄师方用温经汤加减，处方：麦冬60g，丹皮15g，吴茱萸10g，川芎9g，当归24g，桂枝15g，党参30g，大枣15g，法夏24g，炙甘草30g。水煎服，每日1剂，复渣再煎，日服2次。

2009年6月29日月经来潮，下血夹块、少腹冷痛，腰腿酸软无力、手心发热、口唇干燥等症减轻。继续服上方治疗，2009年7月、8月、9月、10月月经均按时而至，形体亦恢复如常。

2010年2月2日其夫告知，停经3个月，准备前来再求药。前天往东莞医院检查，发现已怀孕三月矣。

（何莉娜，潘林平，杨森荣．黄仕沛经方亦步亦趋录．中国中医药出版社）

【诠解】陈修园："温经汤一方，无论阴阳、虚实、闭塞、崩漏、老少善用之，无不应手取效。"温经汤体现了温经散寒、养血祛瘀的作用，临床主治冲任虚寒、瘀血阻滞证。冲为血海，任主胞胎，二经皆起于胞宫，循于少腹，与经、产关系密切。肾为冲任之本，肾阴不足则冲任虚寒，血凝气滞，故少腹冷痛，月经后期，甚或久不孕育；瘀血不去，新血不生，不能濡润，则口唇干燥；阴虚热生，则手心发热。本例患者瘀、寒、虚、热俱有，而以冲任虚寒、瘀血阻滞为主，故以温经汤加减，治宜温经散寒，养血祛瘀。服用上方后，患者7月、8月、9月、10月月经按时来潮，月经周期建立，则有孕，所谓"经调则有子"。

梁文珍医案

（益肾填精育卵泡，化瘀通络促排卵）

陈某，女，30岁，职员，已婚，本院就诊卡号635006，初诊日期2012年6月16日。

主诉：人工流产后12年未孕。

现病史：2000年第1次妊娠药物流产后至今12年未避孕而未孕。月经经常延后而至，周期5~7天/30~45天，量少，色暗红。Lmp：2012年5月30日~6月3日，前后量少不畅，中间量中，色暗红，质黏稠，经期前后小腹胀楚不适。平时带下量多，色黄，黏腻，无异味。少寐多梦，手足心热。曾一直就诊于某医院，拟诊：子宫肌瘤，多囊卵巢综合征，并多次B超监测排卵，均提示最大卵泡在11mm之内，无成熟卵泡。并于今年3次行人工授精助孕失败。现月经第18天。

生育史：0-0-1-0（2000年药物流产后一直未避孕）。

舌质淡红，苔薄白，脉弦滑。

中医诊断：断绪，月经后期，肾虚血瘀证。

西医诊断：继发不孕症，多囊卵巢综合征。

治法：益肾通络。

方药：养精通络汤化裁（枸杞子10g，菟丝子10g，山药10g，当归10g，生地10g，赤芍10g，丹参10g，莪术10g，透骨草10g，薏苡仁20g，茯神10g，制香附10g）7剂。

医嘱：自测BBT；注意饮食清淡，保证充分睡眠；避孕3个月。

二诊：6月23日，现月经第25天，乳房微胀，自测BBT持续单相波动在36.3℃上下，带下量、色趋于正常。舌脉同前，原方化裁（枸杞子10g，菟丝子10g，当归10g，生地10g，赤芍10g，丹参10g，莪术10g，透骨草10g，郁金10g，薏苡仁20g，茯神10g，延胡索10g）15剂。

调经汤（桃仁10g，红花10g，当归10g，赤芍10g，莪术10g，川牛膝10g，丹皮10g，香附10g，茺蔚子10g，川芎6g）5剂，经期服。

三诊：7月21日，Lmp：2012年7月11日~7月17日，量、色、质已趋正常，小腹隐痛，乳房胀满，BBT呈不典型双相。睡眠欠佳。现月经第11天，BBT：36.4℃。舌脉同前，上方去薏苡仁、加夜交藤10g，10剂。

四诊：8月4日，现月经第24天，基础体温持续36.3℃上下。

今日我院B超所见：子宫大小形态正常，肌层回声欠均匀，子宫内膜厚6.5mm；前壁肌层内探及7mm×6mm大小的低回声团；左侧卵巢38mm×22mm大小，右侧卵巢36mm×24mm大小，其内探及多个大小在8mm以内的小卵泡。舌脉同前，改拟化瘀通络，通络汤化裁（透骨草15g，王不留行12g，丹皮10g，路路通10g，桂枝6g，当归10g，赤芍10g，延胡索10g，川芎5g，薏苡仁10g，夜交藤10g），10剂。

五诊：9月1日，Lmp：2012年8月26日～9月1日，量、色、质已趋正常，腹痛、乳胀未减，8月9日～8月13日少量出血，色暗紫，伴带多黏腻、腰酸、腹胀（BBT提示经间期出血）。舌脉同前，上法佐以导痰，通络导痰汤化裁（透骨草15g，王不留行12g，丹皮10g，桂枝6g，当归10g，生地10g，石菖蒲10g，白芥子6g，郁金10g，薏苡仁20g）20剂。嘱停止避孕，指导性生活。

如上治疗2个月经周期后，末诊：12月8日，Lmp：2012年11月2日～11月8日，现停经36天，乳房胀满，纳食欠佳。12月5日（停经33天）某医院检测血人绒毛膜促性腺激素（hCG）4474.00mIU/ml，P：67.57nmol/L。舌尖偏红，苔薄白，脉滑微数，尺脉尤显。拟益肾固冲安胎，安胎汤（菟丝子10g，桑寄生10g，续断10g，杜仲10g，黄芪15g，党参10g，白术10g，当归10g，白芍10g，苎麻根10g）7剂。

嘱：注意局部孕期卫生，动态观察血hCG水平，门诊随访。

（梁文珍. 梁文珍妇科临证精华. 安徽科学技术出版社）

【诠解】本案人工流产后多年未孕，西医院拟诊：子宫肌瘤，多囊性卵巢综合征，监卵示无成熟卵泡，且3次人工授精助孕均失败。人工流产属于手术损伤胞宫，使肾虚血瘀而致经量过少、色黯质黏、月经后期。首诊时刚为月经第18天，属经前期，治拟益肾通络，方用养精通络汤化裁，药用益肾填精、和血行血、淡渗利湿，并嘱自测BBT以观察排卵，饮食、起居规律，养精助孕。二诊为月经第25天，BBT呈持续单相，乳房微胀，带下量、色趋于正常，舌脉同前，故原方化裁，去山药、香附，加郁金、延胡索以疏肝解郁、理气行滞；并嘱经期服用调经汤，和血调经。三诊月经第11天，BBT呈不典型双相，量、色、质已趋正常，小腹隐痛，乳房胀满，睡眠欠佳，舌脉同前，上方去薏苡仁，加夜交藤以养心安神。四诊B超检测小肌瘤、双侧卵巢内探及多个小卵泡，说明仍有瘀滞痰凝，遂改拟化瘀通络，选用通络汤化裁。五诊BBT提示经间期出血，带下量多，故通络佐以导痰，选用通络导痰汤化裁。并且指导性生活，坚持治疗 2 个月经周期后，而获妊娠。

五、肾虚肝郁

蔡小荪医案

（育肾化痰调冲任，理气通络得孕育）

兰某，28 岁，初诊：2010 年 11 月 17 日。

月经延期而行 5 年。既往多囊卵巢综合征病史 5 年，平素体胖，月经常逾期，量少，常 50~60 日一行，2007 年曾怀孕 1 次，孕 40 日时自然流产，后未避孕至今未孕。（2010 年 7 月 26 日）B 超：子宫大小 43mm×45mm×38mm，内膜 6mm；右侧卵巢大小 30mm×22mm×24mm，内见卵泡 10 个左右，最大卵泡约 6mm×6mm×5mm；左侧卵巢大小 30mm×21mm×23mm，内见卵泡 10 个左右，最大卵泡约 6mm×6mm×5mm，提示多囊表现。血性激素：T：2.76nmol/L，E：2179.3pmol/L，FSH：4.5IU/L，LH：15.2IU/L，P：1.4nmol/L，PRL：200.6mIU/L。Lmp：9 月 29 日，时逾中期，少腹两侧时有刺痛，经前乳胀，平素烦躁易怒，苔薄根稍厚，尖偏红，脉略沉细。证属肾虚肝郁，络道欠畅。治拟育肾理气化痰，处方如下。

云茯苓 12g，大生地 10g，仙茅 10g，淫羊藿 12g，巴戟肉 10g，肉苁蓉 10g，白芥子 12g，青皮、陈皮各 5g，海藻 10g，生山楂 15g，女贞子 10g，14 剂。

二诊：2010 年 12 月 8 日。Lmp：12 月 1 日~12 月 4 日。据云月经逾期，量不多，腹痛消失，苔腻略黄厚，边尖偏红，脉略沉。拟育肾通络，处方如下。

云茯苓 12g，大生地 10g，砂仁（后下）3g，怀牛膝 10g，路路通 10g，王不留行 10g，公丁香 2.5g，白芥子 5g，青皮、陈皮各 5g，生薏苡仁 12g，淫羊藿 12g，巴戟肉 10g，7 剂。

三诊：2010 年 12 月 15 日。Lmp：12 月 1 日。时届中期，基础体温未升，日来带下拉丝，脉平，舌中根苔稍厚。再拟育肾培元，处方如下。

云茯苓 12g，生地、熟地各 10g，砂仁（后下）3g，仙茅 10g，淫羊藿 12g，鹿角霜 10g，炙龟甲 10g，巴戟肉 10g，肉苁蓉 12g，青皮、陈皮各 5g，女贞子 10g，14 剂。

四诊：2011 年 1 月 5 日。Lmp：12 月 28 日，经期尚准，脉细苔薄厚腻。拟化脂通络,参育肾,多囊方加减。

云茯苓 12g,苍白术各 6g,大生地 10g,怀牛膝 10g,川芎 6g,路路通 10g 王不留行 10g,皂角刺 20g,降香片 3g,淫羊藿 12g,肉苁蓉 10g,青皮、陈皮各 5g,白芥子 6g,焦枳壳 5g,7 剂。

五诊:2011 年 1 月 13 日近感冒发热,2 日即退,时届中期,基础体温未升,脉略细,苔薄夹嫩红,有齿印。拟育肾调理,处方如下。

云茯苓 12g,大生地 10g,砂仁(后下)3g,淫羊藿 12g,仙茅 10g,巴戟肉 10g,石楠叶 10g,鹿角霜 10g,炙龟甲 10g,桔梗 4.5g,陈皮 5g,14 剂。

六诊:2011 年 2 月 9 日。Lmp:1 月 25 日。据云 3 个月来经行准期,基础体温双相尚欠典型,脉略数,苔薄边尖赤。拟育肾培元(经前乳胀时服),处方如下。

云茯苓 12g,大生地、熟地各 10g,仙茅 10g,淫羊藿 12g,炙龟甲 10g,鹿角霜 10g,巴戟肉 10g,肉苁蓉 10g,女贞子 10g,柴胡 4.5g,青皮、陈皮各 5g,金铃子 10g,河车粉(吞)6g,10 剂。

续以上述周期调治法调理 5 个月,患者于外院测尿 hCG 阳性,8 个月后随访,胎儿发育良好,待产中。

(付金荣.蔡小荪论治不孕症.上海科学技术出版社)

【诠解】本例不孕为肾虚肝郁,兼有痰湿,故治以补肾、逐瘀、化痰、疏肝。《傅青主女科》云:"妇人有身体肥胖,痰涎甚多不能受孕者,人以为气虚之故,谁知是湿盛之故乎……而肥胖之湿实非外邪,乃脾土之内病也,然脾土既病,不能分化水谷以养四肢……夫脾本湿土,又因痰多愈加其湿,脾不能受必浸润于胞胎,日积月累,则胞胎变为汪洋之水窟矣。且肥胖之妇,内肉必满,遮隔子宫,不能受精,此必然之势也……治法必然以泄水化痰为主。"故初诊给予育肾理气化痰,同时结合月经周期,经前期育肾通络,经间期及经后期育肾培元,以育肾为主,所谓"肾虚冲任失调,血海不充,故婚久不孕。宜温肾补气养血,调补冲任治之"。又因痰阻胞宫,壅滞气血,络道欠畅,导致排卵受阻,经行逾期,加入皂角刺、路路通、王不留行等通络之品,以活血通络促排卵,诸药合用,共奏育肾、理气、化瘀之效,使患者成功妊娠。

六、肾虚气滞

罗元恺医案

（补肾养血治根本，行气调经孕育成）

王某，女，32岁，医生。1976年4月5日初诊。

结婚4年多未孕。一向月经不调，周期35~50日不等，量或多或少，末次月经5月10日。经期少腹胀痛及腰酸。经北京、广州西医医院诊断为多囊性卵巢综合征，并使用克罗米芬治疗。经推荐，要求中医治疗。舌嫩红少苔，脉沉细。

检查：外阴发育正常，未产式，阴毛较粗而密，阴道可容二指。宫颈光滑，子宫大小正常，平位。左侧可扪及卵巢增大如荔枝样。左乳晕有一黑毛长约4cm，足毛较多。

诊断：①不孕症。②月经后期。

治则：补肾养血，行气调经。

处方：菟丝子30g，熟地20g，当归15g，川芎10g，党参15g，枳壳12g，怀牛膝15g，淫羊藿10g，肉苁蓉15g，枸杞子15g。嘱每次月经净后配服，2日1剂，留渣再煎，连服10剂。

以上方为基础，选用乌药、香附、首乌、川楝子、白芍等适当加减化裁。经过半年的治疗，月经周期已基本恢复正常，30~35日一周期，经量中等，持续5~6日。仍嘱继续服药调治，按上方以桑椹子、金樱子、黄精、女贞子等出入其间。

1977年2月怀孕，孕后2个月，曾因房事引起少量阴道流血的先兆流产症状，经治疗后胎元得以巩固，至年底安然产下一女婴，母女健康。

（罗颂平，张玉珍. 罗元恺妇科经验集. 上海科学技术出版社）

【诠解】本例确诊为多囊性卵巢综合征之不孕，采取中西医结合的药物治疗（未动手术），经过7个月左右的治疗，效果是满意的。有些病单独中医或单独西医疗效不够理想，改用中西医结合治疗，可以起到互相促进，增强疗效的作用，这不独本病为然。中医治疗以补肾养血，行气调经为原则，月经逐渐恢复正常，经调则易孕。

排卵障碍性不孕

一、脾肾气虚

哈荔田医案

（温补脾肾气血和，散寒通络顽疾愈）

于某，女，29岁，已婚。初诊：1972年4月10日。

主诉：婚后4年未孕，月经后期，量少色淡，间或有块。经前两乳作胀，腰酸小腹冷痛，素日食少便稀，小溲清长，四末不温，下肢畏寒，体倦乏力，白带量多、质稀，小腹隐痛，关节疼痛。

诊查：妇科检查，宫颈轻度糜烂，宫体前位，子宫发育略小，输卵管通畅。曾连续两个月测基础体温，均为单相型，经前刮宫检查为增殖期宫内膜，诊为"无排卵性月经""原发性不孕"。

辨证：证属脾肾阳虚，寒湿阻胞，肝郁血滞。

治法：拟温补脾肾，散寒通络为法。

处方：金狗脊（去毛）15g，桑寄生15g，炙黄芪15g，广仙茅15g，巴戟天15g，云茯苓12g，淫羊藿12g，炒白术9g，海桐皮12g，威灵仙9g，川茜草9g，香附米9g，油肉桂4.5g。5剂。

另配服加减暖宫丸，每日1剂。

二诊：4月18日。药后腰痛、关节痛均减，白带已少，食纳略增。唯仍少腹胀痛，大便不实，脘痛，偶或泛恶。仍守前法，兼予和胃，养血通经。

处方：淫羊藿12g，巴戟天12g，覆盆子12g，石楠叶12g，秦当归15g，大熟地12g，太子参15g，炒白术9g，清半夏9g，广仙茅9g，香附米9g，广陈皮6g，刘寄奴12g，净苏木6g。5剂。

另配服加减暖宫丸，每日1剂。

三诊：4月26日。今晨月事如期而至，量少色淡红，腰酸腹痛，大便稀薄，日一二行。此经血下趋，肝木失滋，乘侮脾土，再拟温补脾肾，养血调经为治。

处方：巴戟天15g，补骨脂15g，覆盆子15g，淫羊藿15g，菟丝子12g，怀山药12g，炒白术9g，桑寄生12g，金毛狗脊（去毛）12g，广仙茅9g，香附米

9g，泽兰叶 9g，粉甘草 6g。4 剂。

四诊：5 月 2 日。带经 6 天而止，量中等色可，仍有血块，腰酸腹痛诸症均较前为轻。按嗣续之事，非指日可待，拟用丸剂缓调，俾月事正常，则孕育可塑。予金匮肾气丸、得生丹各 20 剂每日各 1 剂，上、下午分服，白开水送下。

五诊：5 月 20 日。近日腰酸腹坠，少腹隐痛，两乳微胀，此经汛欲潮之征。脉弦滑，舌淡红，苔薄白，拟补肾养血，理气调经，稍佐益气，因势利导。

处方：桑寄生 15g，金毛狗脊（去毛）15g，川续断 12g，巴戟天 12g，秦当归 9g，杭白芍 9g，野党参 12g，香附米 9g，川芎片 6g，醋秦皮 4.5g，三棱 9g，莪术 9g，穿山甲 4.5g，制乳没各 4.5g。6 剂。

上方药服 4 剂，月事来潮，此次周期 28 天，色量均可，嘱经后仍服丸药同前，经期即服五诊方药 3~5 剂。调理数月，基础体温呈双相型，于 1973 年 2 月 13 日复诊时，月经已 5 旬未至，口淡无味，喜酸厌油，此乃孕育佳兆，嘱做妊娠试验，果为阳性，遂予益肾保胎、理气和胃之剂，调理月余停药。1973 年 10 月娩一婴儿，母子均安。

（董建华. 中国现代名中医医案精粹·第 1 集. 人民卫生出版社）

【诠解】本案例患者月经后期，量少色淡，腰酸腹痛，食少便稀，小溲清长，四末不温，下肢畏寒，体倦乏力，白带量多、质稀均属脾肾阳虚，兼有经前两乳作胀，小腹冷痛为肝郁血瘀之象，证属脾肾阳虚，寒湿阻胞，肝郁血滞，故治以温补脾肾，散寒通络。方用温肾散寒、补肾填精的狗脊、仙茅、淫羊藿、巴戟、覆盆子、肉桂等；用当归、白芍、熟地、石楠叶等滋补肝肾、养血调经；配以参、芪、术、苓、山药等健脾益气药。补血药配伍补气药即所谓"有形之血不能自生，生于无形之气"，使肾阳得温，精血得养，脾运健旺，气血调和。经期服汤药，药效显著，补脾肾、和气血，补而兼疏；平时服丸剂，药物缓和，温肾阳、调经血，生中有化。由此经调则不孕之症自愈。

杨宗孟医案

（健脾益气血海旺，补肾填精胎孕成）

方某，女，38 岁。2003 年 12 月 30 日初诊。

婚后 16 年，继发不孕 7 年，自然流产 3 次。

初诊：1998 年 12 月结婚，婚后分别自然流产加清宫 3 次。之后置环避孕半年，解除避孕 7 年未孕。曾在长飞医院行通液术：通畅；B 超：正常。曾在邮电医院诊为：不排卵。月经史：17（3~8）/（20~40）日，量中，色正常，有块，块多，伴腰酸痛。Lmp：12月26日，周期20天，量色同前，持续至今5天未净，伴小腹坠，腰酸痛，带下量多，色黄，味（−），痒（±）。察其舌质淡细嫩，苔少白薄，脉弦滑。诊其为不孕症（继发性不孕症），证属脾肾气虚，冲任不调。此为肾气虚，冲任失调，脾气虚，气血化源不足，血海蓄溢失常，故见月经周期不定，气血不足，不能凝精成孕而致不孕。治宜健脾益气，补肾填精，方拟补中益气汤加减。

处方：党参25g，白术15g，黄芪30g，升麻10g，柴胡10g，山药25g，当归15g，白芍25g，败酱草25g，薏苡仁25g，女贞子50g，旱莲草25g，甘草10g。4剂。水煎服，日1剂。

复诊：服用前方后，诸症明显好转，故在原方基础上，加补肾助阳，填精益髓之品，以达精血充足，冲任得养，胎孕乃成。

处方：党参25g，白术15g，黄芪30g，山药25g，茯苓25g，小茴香10g，炮姜10g，肉桂10g，杜仲15g，菟丝子20g，鹿角霜15g，当归15g，熟地黄15g，艾叶炭10g，紫石英50g，甘草10g。4剂。水煎服，日1剂。后怀孕生子。

（孙光荣，鲁兆麟，雷磊. 当代名老中医典型医案集·妇科分册. 人民卫生出版社）

【诠解】该例患者为排卵障碍性不孕，卵子属生殖之精的范畴，先天之精藏于肾，肾精滋长乃卵子发育成熟的基础，冲任经脉气血通畅是排卵的条件。肾精亏损、肝气郁结、瘀血痰浊壅滞冲任皆会导致排卵障碍，但归纳起来排卵障碍性不孕关键在于肾虚，以肾虚血瘀、肝郁肾虚、脾肾两虚、痰湿阻滞等证型多见。该例患者四诊合参辨证属脾肾气虚，冲任不调。脾虚则气血化源不足，肾虚则先天真阴不足，冲任不足，不能摄精成孕而发为不孕。故初诊治疗以健脾益肾为主，方用补中益气汤加减，方中黄芪甘温，补中益气；党参、白术、山药、甘草益气健脾，合黄芪益气补中；当归、白芍养血和营；升麻、柴胡助黄芪以升提下陷之阳气；二至丸滋补肾阴；败酱草、薏苡仁解毒清热，除湿止带。诸药合用，则化源足，任通冲盛，血海蓄溢如常，凝精成孕。复诊诸症明显缓解，故加补肾助阳，填精益髓之品，以达精血充足，冲任得养，胎孕乃成之效。

二、肾虚肝郁

韩百灵医案

（补肾疏肝气血和，冲任相资胞胎结）

王某，女，35 岁，已婚，1980 年夏来诊。

病史：婚后 13 年未孕。经各大医院检查，为排卵功能障碍，曾用中西药治疗无效。经友人介绍前来求治。月经赶前错后不定，量少，色暗，时有血块，经前乳房胀痛，烦躁，胸胁胀满。平素腰痛，倦怠乏力，时有头晕耳鸣，舌质暗淡，边有瘀斑，脉沉弦细。

辨证：此属肾虚肝郁，冲任失调。

治法：补肾疏肝，调经助孕。

方药：熟地 20g，山茱萸 15g，山药 15g，白芍 15g，川断 15g，桑寄生 15g，肉苁蓉 20g，菟丝子 15g，怀牛膝 15g，龟甲 20g，牡蛎 15g，川芎 15g，香附 20g，丹参 25g，王不留行 15g。

7 剂，水煎服，日 1 剂，早晚分服。

二诊：服药后腰痛大减，头晕耳鸣减轻，乳房微胀，舌质略暗，苔薄白，脉弦滑。仍守上方，再进 7 剂。

三诊：月经来潮 2 天，量较前多，未见血块，经前烦躁消失，腰痛未作，舌质正常苔薄白，脉缓。上方去丹参、王不留行，加巴戟天 20g。更进 7 剂。

1981 年该患者正常产下一男婴，合家欢喜。

（韩延华. 中国百年百名中医临床家丛书·韩百灵. 中国中医药出版社）

【诠解】妇女不孕的原因较多，但肾虚肝郁在临证中较为常见。"情志不畅，肝气郁结，疏泄失常，气血不和，冲任不能相资，以致不孕"，肝主升发，肝气郁结，疏泄失司，则血海蓄溢失常，经事不能如期，则无以摄精成孕。盖肾为先天之本，元气之根，关乎生殖，若先天不足，则易致肾虚。治宜补肾疏肝，则经调有子。

许润三医案

医案 1（补肾调肝冲任盛，血海充盈孕育成）

齐某，女，28 岁。2006 年 2 月 25 日初诊。

结婚 2 年未孕，未避孕亦未怀孕。

初诊：患者 2004 年初结婚，婚后夫妇同居，未避孕亦未怀孕。男方查精液无明显异常。患者未行输卵管通液检查，自测基础体位无明显双相，平时自觉腰酸，乏力。月经初潮 15 岁，平素月经前后不定。月经为 5~7/21~50 日，量不多，色暗红，偶有血块，痛经（±）。Lmp：2006 年 1 月 20 日。舌质淡白，苔白，脉沉细。诊其为不孕症（原发性不孕），证属肝肾不足，冲任虚衰。患者素体肾虚，冲任不足，肾虚，不能摄精成孕，则见婚久不孕，肝郁肾虚，血海蓄溢失常，故月经前后不定；腰为肾之府，肾虚则腰痛；舌脉亦为肾虚之象。治宜补肾调肝，方拟调冲加味。处方：仙茅 10g，淫羊藿 10g，菟丝子 30g，熟地黄 10g，当归 20g，川断 30g，柴胡 10g，紫河车 10g，鸡血藤 20g，白芍 10g。7 剂，水煎服，日 1 剂。

复诊：患者经本方治疗 2 个月后，腰痛缓解。基础体温双相。Lmp：2006 年 4 月 6 日，5 月 15 日查尿妊娠试验为阳性。

（孙光荣，鲁兆麟，雷磊．当代名老中医典型医案集·妇科分册．人民卫生出版社）

【诠解】"十妇不孕，九经不调"，月经不调往往提示有排卵功能障碍，该患者平时月经先后不定，素体肾虚，冲任不足，肾虚，不能摄精成孕，则见婚久不孕，肝郁肾虚，血海蓄溢失常，故月经前后不定；腰为肾之府，肾虚则腰痛；舌脉亦为肾虚之象。治宜补肾调肝，方拟调冲加味。方中仙茅、淫羊藿补肾温阳；川断补肝肾，行血脉；菟丝子补肾益阴；紫河车补肾精，益气血；当归、熟地黄、白芍养血调经；佐柴胡条达气机。上药合用补肾养血调肝，使冲任充盛，血海充盈，气机调和，故受孕。

医案 2（疏肝补肾精血足，任通冲盛胞胎成）
崔某，女，31 岁，已婚。初诊日期：1995 年 5 月 5 日。

主诉：结婚 7 年未孕。患者婚后夫妇同居，未避孕而未怀孕，男方精液检查正常。曾行子宫输卵管碘油造影，示双侧输卵管通畅。取子宫内膜，病理诊断为增殖期变化。近半年测基础体温均为单相。平素性情抑郁，腰部酸痛，经前乳房胀、小腹发胀。舌质正常，脉沉细。月经 15（4/28~34 日），量中，色正，痛经（-），Lmp（末次月经）：1995 年 4 月 20 日。妇科检查：正常盆腔。

证型：肾虚肝郁。

治法：补肾疏肝。

处方：紫河车 15g，巴戟肉 10g，柴胡 10g，当归 15g，生白芍 15g，制香附 10g，益母草 20g。7 剂。

嘱病人继续测基础体温。

二诊：1995 年 5 月 15 日。服上药后，心情舒畅，小腹胀痛减轻，仍感腰痛，月经周期第 26 天，基础体温单相。上方加淫羊藿 10g，鹿角霜 10g，服药 7 剂。

三诊：1995 年 5 月 26 日。月经于 5 月 19 来潮，经量较前增多，带经 5 天净。现腰酸减轻，继服 5 月 5 日方 14 剂。

四诊：1995 年 6 月 16 日。药后诸症缓解，基础体温于月经周期第 25 天上升，现为高温相第 5 天，轻度乳胀，继服上方 7 剂。

五诊：1995 年 6 月 26 日。月经于 6 月 18 日来潮，经量、经色均正常，现无不适，舌脉同前，继服上方 20 剂。

六诊：1995 年 7 月 24 日。末次月经 6 月 18 日，现月经未来潮，基础体温高温相已持续 17 天，患者感乳房胀痛、嗜睡，尿妊娠检查为阳性。诊为"早孕"，遂改用寿胎丸加味以补肾固冲安胎。

（王清，经燕．许润三．中国中医药出版社）

【诠解】患者子宫内膜病理诊断为增殖期变化，基础体温单相，说明无排卵。辨证为肾虚肝郁，治宜疏肝补肾。方中紫河车、巴戟肉补肾，当归、白芍养血柔肝，柴胡、香附疏解肝郁。二诊时正值经前期，此时阴盛阳生渐至重阳。根据月经周期中阴阳转化规律，加入淫羊藿、鹿角霜补肾助阳。月经来潮后续补肾疏肝，精充血足，任通冲盛，月事正常，胎孕乃成。

田淑霄医案

（逍遥桃红疏肝活血好，补肾中药促排助孕妙）

姜某，女，28 岁，已婚。2004 年 10 月 16 日初诊：结婚 2 年多，未避孕不孕，经检查，肾上腺有一肿瘤，雌性激素低，无排卵，诊为原发性不孕症。

月经先后不定期，经血量时多时少，色暗红，有血块，6 天净，经前乳房胀痛，经期小腹微痛。素有腰痛，性欲低下，阴道分泌物少而干涩。末次月经 10 月 13 日，现未净。舌暗，苔薄白，脉弦。

证为肾虚肝郁所致不孕。治以补肾、疏肝理气，方用逍遥散合桃红四物汤加减。

当归 15g，赤白芍各 10g，柴胡 8g，茯苓 10g，炒白术 10g，甘草 6g，川芎

10g，生地 10g，桃红 10g，女贞子 20g，五味子 10g，枸杞子 20g，山萸肉 20g，28 剂。

11 月 14 日二诊：11 月 2 日月经来潮，血量多，色暗红，无血块，5 天净。经前经期均无明显症状，腰酸痛，他症如前。舌正常，苔薄白，脉滑。

当归 15g，川芎 10g，生地 10g，赤白芍各 10g，山萸肉 20g，女贞子 20g，五味子 10g，菟丝子 12g，续断 18g，狗脊 20g。

12 月 16 日三诊：上方连服月余，12 月 10 日，妊娠试验阳性，确诊为早孕。予以保胎治疗，足月生一男婴。

（田淑霄．田淑霄中医妇科经五十六年求索录．中国中医药出版社）

【诠解】患者肝郁气滞，方用逍遥散合桃红四物汤疏肝解郁，养血活血调经以助孕。阴道分泌物少而干涩、性欲低下是肾虚的表现，王孟英曾说："带下女子即有，津津常润。本非病也……苟体强气旺之人，虽多亦不为害，为干燥则病甚，盖营津枯涸，即是虚劳。"因此方中加入补肾之品助孕。二诊时经前乳胀，经期腹痛均消失，余症同前。治疗则重在补肾益精助孕，服药 1 月余即成功受孕。

孙希圣医案

（逍遥散方先疏肝，郁解温肾促排卵）

马某，女，28 岁。初诊日期：1987 年 10 月 5 日。病史：初潮 15 岁，一向正常。1975 年 10 月 1 日结婚。婚后一直持续服避孕药，停服 3 年，至今未孕。妇科检查子宫大小、位置均正常，双侧附件无炎症。月经中期检查查看排卵情况，3 个月的结果均无羊水结晶，证明不排卵。经黄体酮等治疗半年无效。遂来就诊。末次月经已过，主症：经前腰部板滞不舒，腹有胀感，乳房胀痛，情绪易于激动，善怒。月经周期正常，经期一般持续 5 天，色较淡，质偏稀；患者面色正常，营养中等，舌淡苔白，边有齿痕，脉沉细而弦，右手寻按且微。辨证：肝气郁结，命火虚衰。治法本应予补肾扶阳，兴旺真火，但现有肝气偏郁，壅滞气机，故先予逍遥散调肝理脾，后加以温补肾阳。方药：当归 10g，焦白术 10g，柴胡 6g，茯苓 10g，薄荷 4.5g，制香附 10g，酒白芍 12g，甘草 6g，菟丝子 15g，覆盆子 12g，生姜 6g。每日 1 剂。治经四诊时，经期已临近，腰板腹胀未显，乳房亦未胀痛，足证辨证施治有验。唯基础体温犹未明显上升，加巴戟天、淫羊藿各 10g 温肾壮阳，兴强命火。五诊鉴于此次经行，腰腹无苦，遂增巴戟天、淫羊藿之量，并加桂枝、生姜温通经络，调和营卫。六诊，基础体温显著上升（36.8~37.1℃），尺中之脉已较畅，命火渐复，说明排卵功能已得到调整，故在 11 月 21 日末次月经之后而受孕。七诊，适值排卵期，脉沉细兼弦，右手略显滑动，基础体温应持续保持升高，反而下降到 36.6~36.8℃。12 月 21 日八诊，正是月经周期，但月经未至，基础体温又复升高 36.9~37.1℃（21、22 两日），嘱查妊娠试验。第 1、2 次查妊娠试验皆为阴性，第 3 次为（±），3 个月后第 4 次又查妊娠试验方为阳性。

（孙希圣．孙希圣临证心得实录．中国医药科技出版社）

【诠解】本例患者月经周期正常，西医属排卵障碍性不孕。肾阳不足，命门火衰，阳虚气弱，肾失温煦，不能触发氤氲乐育之气以摄精成孕，故不孕；腰膝酸软、脉沉细均为肾阳亏虚之证。肝失条达，气血失调，冲任不能相资，故婚久不孕；肝郁气滞，血行不畅，不通则痛，故经来腹痛；经前烦躁善怒、腹乳胀痛、脉弦均为肝气郁结之证。《傅青主女科》云："逍遥散最能解肝之郁与逆。"初诊时肝气偏郁，故先予逍遥散调肝理脾。四诊时，腰板腹胀未显，无乳胀，说明辨证施治有效。无排卵首当责之肾虚，温补肾阳是促进排卵的重要措施，故五诊时增加巴戟天、淫羊藿的剂量，并加桂枝、生姜。六诊时已有排卵，排卵功能已健全。故胎孕乃成。

郑惠芳医案

（排卵障碍首责肾，补肾填精疏肝郁）

卞某，女，27 岁，2009 年 3 月 7 日初诊。

未避孕未再孕 1 年余。

患者 2007 年 1 月、2007 年 11 月均为孕 50 余天，B 超示：无胎心、胎芽，行清宫术。术后至今一年余未避孕未再孕。2008 年曾查优生四项、抗体五项均无异常，曾查泌乳素偏高：35ng/ml，予溴隐亭治疗 2 个月后复查正常，多次查 B 超：无优势卵泡。既往月经 7 天 /30 天，量色可，无不适，清宫术后月经 2 日 /40 天，量少，色黯，伴经前乳胀、腹痛。Lmp：2 月 5 日服黄体酮来潮，量少，色黯，2 日净。纳可，失眠多梦，二便调。舌稍淡苔薄白，脉细略缓。诊其为继发不孕，证属肝郁肾虚。患者素体肾虚，肾藏精，主生殖，肾虚不能养胎致无胎心胎芽；肾虚无优势卵泡，故不能受精成孕。患者因孕而不成，后又久不受孕，继发肝气不舒，气机不畅，二者互为因果，肝气郁结益甚，以致冲任不能相资，不能摄精成孕。月经后拖，量少，色黯为肾虚、血虚；血虚不能养神，故失眠多梦。舌脉亦为肾虚肝郁血虚之证。治宜补肾疏肝，养血活血。自拟补肾疏肝汤加减。

处方：熟地 16g，茯苓 12g，川芎 9g，当归 12g，白芍 10g，柴胡 9g，白术 10g，香附 12g，淫羊藿 18g，菟丝子 20g，枸杞子 15g，紫石英 30g，丹参 15g，甘草 6g。

10 剂，水煎服，日 1 剂。嘱复查泌乳素。

二诊（2009 年 3 月 28 日）：Lmp：3 月 13 日，量少，色黯，伴经前乳胀，2 天净。现月经周期第 17 天，偶有小腹隐痛。纳可，失眠多梦。大便干，日 1 行，小便调。脉沉。血津不足，故大便干。治宜补肾养血润肠，上方加制首乌 15g。10 剂。水煎服，日 1 剂。

三诊（2009 年 4 月 18 日）：Lmp：4 月 12 日，量少，2 天净。现月经周期第 7 天。4 月 15 日复查泌乳素：13ng/ml，在正常范围内。前几日，因生气后出现小腹痛 2 天，自行好转。纳可，失眠多梦。二便调。脉缓。经后以养血为主，宜减活血之功。上方去丹参，改川芎 6g，柴胡为 6g。10 剂，水煎服，日 1 剂。

四诊（2009 年 6 月 24 日）：停药 2 个月，近 2 个月月经 35 天一行。Lmp：6 月 16 日，量少，1 日净，伴经前乳胀。现月经周期第 9 天。平素易乏力。纳可，失眠多梦。二便调。脉细缓，舌稍淡。精血不足之象更甚，故宜加大补肾养血之功，肝气郁滞乳胀，并用活血通经。上方加王不留行 10g、紫河车 4.5g。10 剂，水煎服，日 1 剂。

五诊（2009 年 11 月 21 日）（代述）：停经 60 天。Lmp：9 月 20 日，10 月中旬自测尿 hCG：阳性。11 月 13 日于某医院 B 超示：早孕（符合 7 孕周）胎心正常。

（叶青．郑惠芳妇科临证经验集．人民卫生出版社）

【诠解】无排卵首当责之肾虚，患者平素情志抑郁，经前乳腹胀，故证属肾虚肝郁，治以补肾疏肝。肾气盛、精血足为卵子成熟提供物质基础，肝气条达为卵子顺利排出创造有利条件。物质基础坚实、条件有利，为受精卵着床做了充分准备，则胎孕遂成。

三、肾虚血瘀

孙希圣医案

（补肾固冲壮元阳，温经活血散瘀滞）

薛某某，28 岁。初诊日期：1985 年 2 月 13 日。病史：初潮 14 岁，月经一直提前 4~7 天，色量俱正无块，每次持续 6~7 天，无腹痛，有时腰疼。25 岁结婚后第 2 个月经周期错后 10 天，迄今已 3 年未孕。经期常为 10 天左右。妇科检查结果：子宫后倾。经期取子宫内膜病检为增殖期。始发现不排卵。月经初行 1~4 天，色如酱，以后始转暗红而不鲜，有时有块，少腹冷，腰空痛，平时手足冷；患者面色无华，营养中等，舌质较淡无苔，脉沉细虚弦，右尺独显微涩。证属元阳不足，血寒瘀滞。治法：助肾补阳，温经活血，冀以激发排卵功能。方药：桑寄生 20g，川断 12g，茯苓 10g，干姜 6g，焦白术 10g，当归 15g，桂枝 6g，白芍 12g，丹皮 10g，金樱子、枸杞子、覆盆子各 15g，川芎 6g，炙甘草 6g，柴胡 6g，桃仁 10g。治疗 1 个月后，3 年之久的月经后期即恢复正常，排出棕色残渣。寒凝之滞已下，唯冲任之力犹亏，固摄不足，月经仍持续在 10 天以上，月经初行及将尽色仍褐，少腹冷，腰空痛，脉沉细，故加淫羊藿 15g、吴茱萸、小茴香、巴戟天、破故纸各 10g 以温肾壮阳，温中祛寒。至 4 月 1 日，月事准时以下，色已正常。检查子宫内膜为月经期内膜（即分泌期内膜），证明已有排卵。来诊 8 次，为时两月有零，服药 70 余剂而奏功。足证补肾壮阳，温经活血之法，既建立了月经周期，又起到温煦生化排卵功能的作用。

（孙希圣．孙希圣临证心得实录．中国医药科技出版社）

【诠解】证属元阳不足，血寒瘀滞。治以助肾补阳、温经活血，冀以激发排卵功能。治疗 1 个月后，3 年多的月经后期恢复正常。然而冲任仍亏，固摄不足，加用淫羊藿、吴茱萸、小茴香、巴戟天、破故纸温肾壮阳，温中祛寒，脏腑功能协调，气血和，则药到病除，月经周期规律，孕而有子。《女科经论·月经门》中指出："妇人以血用事，故病莫先于调经。而经之所以不调者，或本于合非其时，或属于阴阳相胜，或感于风冷外邪，或伤于忧思郁怒，皆足以致经候不调。"故妇科疾病的治疗首要在于调经，经调而有子。

四、肝肾亏虚

张淑亭医案

（遵循周期调阴阳，阴阳俱盛种子易）

陈某某，女，34 岁，干部。

1990 年 3 月 12 日初诊。已婚 4 年不孕，月经周期规律（25~27 天）。1989
年 3~9 月间，曾用克罗米芬治疗 6 个月，基础体温双相。男方化验检查正常，
但一直未孕。今年 1~3 月，又做 B 超监测卵泡 3 个周期，其中 2 个周期卵泡于
经后第 10 天出现，1 个周期于经后第 11 天出现，经后 13~14 天卵泡直径可达
2.1~2.2cm，并保持此状态至经后 22 天萎缩。诊断为黄体化未破裂卵泡综合征
（LUF 治疗观察号为 24）。

两年来，经前乳胀头痛，经行腹痛胀坠，量少色黯，有瘀血块。平素腰酸
腿软，劳则加重，饮食及二便正常。末次月经 2 月 19 日。舌上有瘀点少许，两
脉沉细。证属肝肾亏虚，瘀血阻滞胞脉。治宜滋补肝肾，活血化瘀，温经通脉。
经候有期，发作有时，分而治之。治宜滋补肝肾，疏理肝郁，调理冲任，服滋
水清肝饮加味治之。月经期，经水畅行，首为其要，服王清任少腹逐瘀汤 5 剂。
月经过后（排卵期间），滋阴补阳，益气养血，活血促排，服补肾活血汤 10 剂。
如此循环，避孕调理 3 个月，再商孕育之事。测基础体温，定时做 B 超，以便
观察卵泡动态变化。

月经期服少腹逐瘀汤化裁：小茴香 5g，干姜 3g，延胡索 5g，没药 8g，当归
10g，川芎 8g，肉桂 5g，蒲黄 10g，五灵脂（包煎）8g。每日 1 剂，连服 5 日。

排卵期间服补肾活血汤化裁：当归 15g，党参 15g，淫羊藿 15g，菟丝子
15g，狗脊 15g，杜仲 15g，枸杞子 15g，牛膝 10g，水蛭 10g，川芎 10g，白芍
10g。每日 1 剂，连服 10 日。

月经前期（黄体期）服滋水清肝饮化裁：熟地黄 15g，山茱萸 15g，茯苓
12g，当归 12g，山药 12g，牡丹皮 10g，泽泻 10g，白芍 10g，柴胡 10g，大枣
10g，杜仲 10g，续断 10g，女贞子 10g，枸杞子 10g。每日 1 剂，服至经至。连
服 90 日。

1990 年 6 月 14 日二诊。经 3 个月经周期的调理，周期 28~29 天，经期乳
胀头痛腹痛症状已愈，色量正常。腰腿有力。6 月 1 日 B 超监测提示排卵成功。

不 孕 症

脉滑缓。继用原方案治疗。于 6 月 25 日、27 日行针刺，促胞脉胞络通畅。待机孕育。

1990 年 8 月 3 日三诊。已孕 50 天，无不适，停药观察。

1991 年 3 月 20 日，足月顺产一健康男婴。

（张淑亭，张文钊，刘桂宁．张淑亭延嗣医案．河北科学技术出版社）

【诠解】此例不孕证属肝肾亏虚，瘀血阻滞胞脉，因而采用分期调治，依据月经周期的不同阶段，分期用药，客观调理。月经期子宫血海由满而溢，泻而不藏排出精血，呈现"重阳转阴"特征，故此时服少腹逐瘀汤，温经散寒、化瘀止痛，寒散血行，冲任、子宫血气调和流畅。经后期血海空虚渐复，子宫藏而不泻。排卵期即经间期，也称氤氲之时，是重阴转阳、阴盛阳动之际，服补肾活血汤加味，温补肾阳，滋补肾阴，益气活血，促使排卵。经前期（黄体期），此期阴盛阳生渐至重阳，此时阴阳俱盛，以备种子育胎，故服滋水清肝饮加味，滋阴养血，清热疏肝，调理冲任，促使经行有期，孕育坚实。

五、肾阳不足

许润三医案

（阳虚不固带如水，温补肾元胎孕成）

王某，女，31 岁。

初诊：1985 年 8 月 9 日。

主诉及病史：患者结婚 5 年，夫妇同居未避孕却一直未怀孕。爱人精液检查正常。曾做输卵管通液检查，输卵管通畅。测基础体温约 1 年，均为单相。取子宫内膜活体组织检查，其结果为"增殖期子宫内膜，未见排卵后分泌变化"。曾在外院用克罗米芬（枸橼酸氯米芬胶囊）促排卵，治疗 1 年无效。同时伴有带下量多，色白，质稀有时如水，下腹部发凉。月经拖后，约四五十天一行，带经七日，量中等，色暗红，无血块。

诊查：妇科检查，外阴已婚型，阴道通畅，分泌物稍多、色白，宫颈轻度糜烂，子宫后位，大小、质地正常，活动度尚可，双侧附件区未触及异常。阴道分泌物检查，清洁度 I 度，滴虫（−），霉菌（−）。盆腔 B 超检查报告：子宫和附件未见异常。舌质胖有齿痕，脉沉细无力。

诊断：①不孕症；②白带病；③经行后期。

辨证：肝肾不足。

治法：先拟补肾止带。

处方：鹿角霜 10g，女贞子 20g，沙苑子 15g，党参 15g，当归 10g，白芍 10g，黄柏 10g，泽泻 10g，煅龙牡各 15g。水煎服，日 1 剂。

二诊：服上方药 20 剂后，带下量明显减少，但仍觉小腹部发凉，腰酸痛，基础体温仍为单相。舌脉同前，拟上方损益。

处方：鹿角霜 10g，菟丝子 30g，紫河车 10g，女贞子 25g，山萸肉 10g，当归 10g，白芍 10g，熟地黄 10g，丹参 30g，10 剂。

三诊：患者停经 40 天后，月经 9 月 13 日来潮，仍感小腹凉，腰酸痛。继以上方加减，服药 20 剂后，基础体温转为双相。

四诊：患者于 11 月 10 日来诊，谓已停经 57 天，基础体温上升 30 天，并伴有恶心、纳差。查尿妊娠免疫实验为阳性，B 超检查可见宫腔内有妊娠囊及胎心搏动，诊为早孕。

（董建华. 中国现代名中医医案精粹·第 4 集. 人民卫生出版社）

【诠解】本病西医诊断为排卵障碍性不孕。肝肾不足，见腰痛；肝肾不能正常藏泄精血，则卵巢功能不良；肝肾内寄相火，久病则下元火衰，故小腹发凉；肾阳虚，命门火衰，气化失常，水湿下注，任带失约，则带下量多。故初诊补肾止带、温补肾元。二诊在带下减少的基础上补肾阳药与补肾阴药合用，体现"阴中求阳""阳中求阴"，使得"阳得阴助而生化无穷""阴得阳升而泉源不竭"。肾主生殖，肝主生发，肝肾精血充盈，冲任二脉通盛，胞宫得以温煦，则能摄精成孕。

六、气血不足

许润三医案

（益气养血调冲任，温肾助孕治断绪）

李某，女，32 岁。1998 年 6 月 8 日初诊。引产、上环，流产后，近 8 年未避孕而未怀孕。

初诊：流产后，近 8 年未避孕而未怀孕。爱人未查精液常规。1997 年 8 月在我院中医妇科行输卵管通液检查示输卵管通畅。今年 3、4 月查 BBT 无典型双相，温差小。月经 14 岁初潮，3/27 天，量少，色暗红，无腹痛。Lmp：5 月 22

日。感乏力，腰酸。舌淡红，苔白，脉细弱。诊其为断绪（继发性不孕症），证属气血不足，冲任虚衰。治宜益气养血，补肾调冲。

处方：党参 15g，生黄芪 15g，当归 10g，熟地黄 10g，枸杞子 20g，首乌 20g，紫河车 10g，丹参 30g。7 剂，水煎服，日 1 剂。

复诊：服中药后，患者无不适，观其基础体温高温相不平稳，呈锯齿状，考虑肾阳不足，上方加淫羊藿 10g，巴戟天 10g 继服。治疗以益气养血，补肾调冲法加减治疗 2 个月。于 10 月 11 日查尿妊娠试验（＋）。

（孙光荣，鲁兆麟，雷磊. 当代名老中医典型医案集·妇科分册. 人民卫生出版社）

【诠解】排卵障碍性不孕包括无排卵和黄体功能不全。常见的病种如先天性卵巢发育不良、席汉综合征、无排卵性功能失调性子宫出血、多囊性卵巢综合征、高催乳素血症、未破裂卵泡黄素化综合征、卵巢早衰等。排卵障碍性不孕，一般以补益肾气，平衡肾阴阳，调整肾—天癸—冲任—胞宫生殖轴以促排卵。该患者 BBT 无典型双相，温差小，考虑为黄体功能不足，结合屡经引产、流产、上环，致冲任虚衰，气血不足之征。故治疗在补肾基础上，加益气养血之品。月经前半周期以补肾养血为主，后半期加强温肾作用。治疗 4 个月即受孕。

子宫出血

高辉远医案

（涤痰通络固冲任，益气养血孕育成）

杨某，女，28 岁。婚后 7 年未孕，经北京某妇产医院专家确诊为不孕症、子宫功能性出血。患者月经素来不规则，婚前月经 2~3 个月一行或半年一行；婚后月经半年或一年一行。1971 年月经曾经持续 3 个月不止，后即闭经，1974 年 1 月又开始流血不停，至 5 月初每日早晨仍有零星出血，先后经多家医院中西医治疗均未获效。

1974 年 5 月 8 日请高老会诊，观其形体丰腴，体重 67.5kg，饮食、睡眠均佳，素来月经周期不正常，或经行不止，或经闭不潮，无腹痛，腰部不舒，足跟痛，疲乏倦怠，平素白带多，有时色黄，有时色赤，有时色绿，舌质红，舌苔少，脉沉微数。

病人长期月经不调，白带又多，脉证互参，证属痰湿阻胞，冲任失调之证，治宜先涤痰湿，通胞络，兼固冲任，加味苍术导痰汤主之。

苍术 10g，香附 6g，茯苓 10g，法夏 10g，姜南星 10g，陈皮 6g，竹茹 6g，续断 10g，杜仲炭 10g，地骨皮 10g，生地炭 10g，茜草炭 10g。

水煎服，每日 1 剂，共 14 剂。

1974 年 5 月 22 日复诊：服上方第 2 剂，经量稍多，11 日起，经量又增加，且有大血块，以后逐渐减少，测体温已数月，无双相型表现（无排卵），自觉下肢发软，足跟仍痛，腰部不适，舌质红，舌苔薄白，脉沉细数。根据月经量多夹有血块，说明痰湿已除，胞络已通，拟以和气血、调冲任为法。

黄芪 10g，党参 10g，生地 10g，当归 10g，白芍 10g，川芎 10g，续断 10g，桑寄生 10g，地骨皮 10g，阿胶珠 6g，藕节 15g。

水煎服，每日 1 剂，共 14 剂。

病人每日服上方 1 剂，根据病人的月经、白带、腹痛、腰背酸痛、乳房胀痛等症状，在上方的基础上加减运用，如白带多加山药、五倍子，腹胀加醋香附、青皮，乳房胀痛加丝瓜络、橘核，腰背酸痛加杜仲、枸杞子。

至 1974 年 11 月 27 日，某妇产医院检查：子宫前位，增大约孕 6~8 周大小，全腹软，右下腹无压痛，妊娠试验阳性，脉象滑微数，舌苔薄白，有轻度咳嗽、恶心，至此已受孕 2 个月。治宜止咳、和胃、安胎。

苏叶 10g，杏仁 6g，桔梗 6g，竹茹 6g，白术 10g，续断 10g，黄芩 4.5g，砂仁 3g。

水煎服，每日 1 剂，共 6 剂。

此后即停药，定期检查，一般情况良好，宫底达脐上三横指，胎儿发育较快，胎心音正常，直至足月顺产一男婴。

（吴登山．高辉远医话医案珍集．中国中医药出版社）

【诠解】本例患者体态丰腴，白带素多，色兼黄赤绿，则为痰湿阻滞胞宫，证属痰湿阻胞，冲任失调之证，加味苍术导痰汤主之。但其又有功能失调性子宫出血，故本着"急则治其标，缓则治其本"的原则，治宜先涤痰湿，通胞络，兼固冲任。二诊痰湿已除，胞络已通，拟以益气养血，固护冲任。待其痰湿退尽，胞宫启，冲任固，而孕育得成。

卵巢囊肿

张六通医案

（祛瘀化癥逐贼邪，补中益气复气血）

　　吴某，女，婚后 3 年未得子，经医院检查，患"左侧卵巢囊肿"并施行切除术。1 年后，患者月经仍不调。经某医院检查为"右侧卵巢囊肿"，大如乒乓球，因尚未生育，患者及家属执意不再手术，遂邀余诊治。

　　初诊，患者面色㿠白少华，声低言微，自述月经四十余天一次，经色暗黑如屋漏之水，有时夹乌黑血块，经量较多，质清稀，由于疾病缠身，饮食渐少，现每餐 50~100g，即便美餐也纳食不香，自觉精神疲乏，四肢无力，且较常人畏寒，按其双手欠温，唇舌淡白，苔薄白滑，脉象沉弱。询其病由经期浸冷受寒而起，显系寒湿凝聚之癥积，然邪恋已久，正气渐耗，中阳虚弱，气血之化源衰少，是以有全虚竭之候。治当先逐留恋之贼邪，若见其虚而妄补之，则难免有关门留寇之患，乃仍仲景温经散寒，祛瘀化癥之法，用温经汤与桂枝茯苓丸化裁治疗，日服 1 剂。历 2 个月余，患者经色转为淡红，经期腹痛诸症亦明显好转，唯白带与诸症候仍在，是为邪已渐退，遂兼补中益气，以复气血之化源。药后，患者食纳渐增，精神好转，神色气息逐渐复常，白带明显减少。又经 3 个月，患者忽感恶心呕吐，畏食，询其月经未行，切脉稍有脉象，乃告其有喜，改作妊娠调理。于其产前检查发现为双胞胎，足月产下两男婴，产后复查右侧卵巢囊肿竟已消失，夫妻皆大欢喜。

　　（詹文涛. 当代中医名家医话·妇科卷. 北京科学技术出版社）

　　【诠解】 患者行左侧输卵管切除术后，理应月经按时来潮，不前不后。而患者初诊时自诉检查"右侧卵巢囊肿"，得知其为不孕的真正原因。望其面色㿠白，听其声弱，一派气虚之象，月经的质、量、色完全不正常，属血瘀范畴。久病耗气伤阴，故患者纳差，疲劳乏力，综合其舌脉，辨证为寒湿凝聚之癥瘕，阻滞胞宫，使脉络不通，治以桂枝茯苓丸活血通络，化瘀消癥。详问病史后，方知患者经期浸冷受寒，寒克胞宫，宗仲景温经散寒，活血化瘀之法，方用温经汤。治病是一个循序渐进的过程，不能急于求成，要有耐心，方可达到治疗的目的。

卵巢早衰

褚玉霞医案

（补肾滋肾调气血，周期序贯孕育成）

胡某，女，28岁，2006年9月25日以"停经3个月余，有孕育要求"为主诉初诊。结婚3年余，孕1产0，既往月经规律，13岁月经初潮，周期为28~31天，每次行经4~6天。自诉于2004年行药物流产后即出现月经后错，渐至闭经。末次月经为2006年1月（具体日期不详）。白带量少，阴道干涩。近来自觉心烦易怒，烘热汗出，腰酸痛。纳可，眠差，二便正常。舌质红，苔薄白而燥，脉沉细无力，两尺尤甚。查尿hCG：阴性。内分泌结果示：FSH：42.56mIU/ml（3.85~8.78mIU/ml）；LH：28.78mIU/ml（2.12~10.89mIU/ml）；E_2：29.97pg/ml（40~100pg/ml）。

西医诊断：①卵巢早衰；②继发性不孕。

中医诊断：①继发性闭经（肾虚型）；②继发性不孕。

因患者有乳腺癌家族史，拒绝用激素替代治疗，遂治以补肾滋肾，调理气血，兼以养阴清热。

处方：紫石英30g，紫河车粉2g（另服），炙百合30g，生地黄、熟地黄各20g，淫羊藿15g，桂枝10g，白芍20g，枸杞子20g，香附15g，丹参30g，砂仁6g，川牛膝15g，生姜、大枣引。30剂，水煎服，每日1剂。

二诊（2006年10月30日）：自诉月经于10月29日来潮，量极少，色黯，喜暖喜按，按腰酸，白带较前稍增多，余无异常。舌红苔薄白，脉弦细。治以活血化瘀，温经散寒，理气调经。

处方：当归15g，川芎10g，赤芍15g，桃仁6g，红花15g，香附15g，丹参30g，泽兰15g，鸡血藤30g，官桂6g，乌药12g，川牛膝15g。5剂，水煎服，每日1剂。嘱经净后继服首次方，至月经来潮复诊。

三诊（2006年11月28日）：月经于11月27日来潮，本次经量较上次增多，色黯，伴腹痛，腰酸困，白带量可，阴道干涩症状消失，余无异常。舌脉如前。守上次经期方加延胡索15g，5剂，水煎服，每日1剂。嘱经净后继服首次方，如此序贯用药3个周期，月经均如期而至。

四诊（2007年4月15日）：诉末次月经2007年2月20日，至今未潮，现自觉乳房胀痛，稍有恶心，查尿hCG：阳性。B超示：宫内早孕，胚胎存活。嘱其注意休息，定期检查，不适随诊。于同年11月26日顺产一男婴，体健。

（韩丽华，张文学. 豫鲁名老中医临证录. 人民军医出版社）

【诠解】该患者源于药物流产出现月经错后。《素问·上古天真论》提出："女子……七七，任脉虚，太冲脉衰少，天癸竭，地道不通，故形坏而无子也。"然而本例患者因药物流产导致冲任损伤，致四七年龄，肾气虚，三阳脉衰，任虚冲衰，天癸竭，出现月经闭止、心烦易怒、烘热汗出等类似绝经期证候。辨证属肾阴阳俱虚，以肾阴虚为主，褚玉霞教授自拟二紫赞育方合百合地黄汤、桂枝汤加减，方中紫河车、紫石英、淫羊藿助肾阳、调冲任，熟地黄、枸杞子填精益髓；百合色白入肺，而清气中之热，地黄色黑入肾，而除血中之热，二药合用养阴清热；香附、丹参活血理气调经，桂枝汤调和营卫，砂仁防补药碍胃，川牛膝引血下行。综观全方，共奏补肾滋肾，调理气血，兼以养阴清热之效。经期给予自拟潮舒煎剂以活血化瘀、温经散寒、理气调经，平时治以补肾滋精，如此周期序贯调理，则经调以受孕。

黄体功能不足不孕

一、脾肾阳虚

王光辉医案

（温肾健脾促排卵，促黄体汤助孕育）

张某，女，27岁。2009年2月21日初诊。主诉：夫妇性生活正常，未避孕，未孕1年余。

初诊：月经14（4~5）/30日，量一般，色红，无痛经，Lmp：2009年2月8日。患者结婚1年余，夫妇性生活正常未避孕而未孕。曾在外院行输卵管通液术及B超检查：无异常。男方精液化验正常。生殖抗体均为阴性。患者基础体温呈双相，但高温相8~9天。近半年，患者月经周期缩短，22~23天一潮，经量偏少，色淡，腰酸痛，手足不温，舌淡胖，苔薄白，脉沉细。妇科检查：外阴正常，阴道正常，宫颈光滑，宫体前位，正常大，活动，无压痛，双侧附件未触及包块，无压痛。B超检查示：左侧卵泡20mm×16.4mm；右侧卵泡8.4mm×5.5mm。诊断为不孕症，证属脾肾阳虚。治以温肾健脾，养血活血。

处方促排卵汤（自拟方）：鹿角胶10g，菟丝子30g，杜仲12g，枸杞15g，巴戟天15g，紫石英30g，花椒6g，大黄9g，山茱萸15g，黑蚂蚁15g，人参10g，红花10g，桑椹子15g，黄芪15g，当归15g，川芎12g，淫羊藿30g，水蛭2条。

3剂，水煎服，每日1剂。

嘱其服汤药期间夫妻同房，以利于排卵后及时受精。同时口服叶酸片每日0.4mg。

二诊：2009年2月26日。服上药后腰酸痛症状明显减轻，舌脉同前。B超检查示：子宫内膜9mm，左侧卵巢无明显大卵泡，子宫直肠陷窝少量积液。TCT示：轻度炎症。

处方促黄体汤（自拟方）：桑寄生15g，菟丝子30g，续断15g，杜仲12g，炙黄芪15g，阿胶10g，白芍10g，陈皮10g，黄精15g，白术10g，防风10g，炙甘草6g，香附15g。

10剂，水煎服，每日1剂。

嘱药后随诊。继服叶酸片。

三诊：2009年3月9日，服上药后腰酸痛、手足不温等症减轻，月经未来潮。效不更方，继服上方5剂。

四诊：2009年3月26日，停经46天，感恶心，有时呕吐，能进饮食，舌淡，苔薄白，脉滑。尿hCG阳性，尿常规正常。B超示宫内妊娠。嘱其继服叶酸片至停经3个月，定期到产科门诊行产前检查。

（韩丽华，张文学．豫鲁名老中医临证录．人民军医出版社）

【诠解】此例为黄体功能不足。若高温相≤11天，或双相温度差<0.3℃，或者曲线上升缓慢，或高温相波动≥0.2℃都是黄体功能不足。患者基础体温呈双相提示有排卵，但高温相8~9天，则提示黄体功能不足。初诊时左侧优卵20mm×16.4mm，遂给予温肾健脾、养血活血的促排卵汤，利于卵泡排出，并指导同房，同时服用叶酸片，为孕前做准备。二诊B超监测优卵已排，给予促黄体汤，帮助受精卵着床、发育。此例患者前后共诊治3次，历时1个月，最终获孕。

二、脾肾气虚，瘀阻冲任

杨宗孟医案

（补益脾肾助黄体，活血化瘀通胞络）

孙某，女，27岁。1999年5月24日初诊。

结婚2年余，继发不孕1年余。

初诊：1996年10月结婚后同居，1997年7月孕90天行人工流产术1次，1998年4月孕90天自然流产后至今未孕已1年余。Lmp：4月18日，伴腰腹痛，持续3天净，现过期6天未行。既往月经：16岁初潮，2~30/4月~11月。诊刮宫术后病理：子宫内膜分泌反应欠佳。察其舌质淡略黯边有隐瘀，苔薄白，舌下络脉粗大青紫，脉弦滑较细而缓。诊其为不孕症（继发性不孕症），证属脾肾气虚，瘀阻冲任。此为素体肾虚，冲任虚弱，不能摄精成孕；脾虚冲任胞宫失养，不能凝精成孕而致不孕。治宜补益脾肾，活血化瘀通络，方拟理冲汤加减。

处方：党参25g，白术15g，黄芪30g，山药25g，三棱15g，莪术15g，败酱草15g，薏苡仁25g，川牛膝15g，车前子15g，桂枝15g，茯苓25g，蜈蚣2条，土鳖虫10g。水煎服，日1剂。

复诊：用药后3个月，症状好转，B超检查：宫内可探及一胎囊26mm×9mm，胎芽（+），提示：早孕。脾虚，气血生化乏源，胎失所养，易致胎动不安，肾气不足，胎元失于固摄也可致胎动不安。治宜补肾养血安胎，以寿胎丸加减。

处方：当归15g，白芍25g，白术15g，黄芩15g，山药25g，菟丝子20g，桑寄生25g，川断15g，覆盆子25g，艾叶炭10g，甘草10g，寸麦冬25g，五味子10g，沙参25g。4剂，水煎服，日1剂。后怀孕生子。

（孙光荣，鲁兆麟，雷磊. 当代名老中医典型医案集·妇科分册. 人民卫生出版社）

【诠解】本案为继发性不孕症，黄体功能不足的病例。黄体功能不足是指卵巢排卵后没有完全形成黄体，以致孕激素分泌不足，使子宫内膜未能及时转换，而不利于受精卵的着床。因此往往导致不孕或习惯性流产。黄体功能不足的病人平时无不适症状。若出现临床表现，主要为月经周期缩短、月经频发、不孕或流产，而流产主要发生在孕早期。该病例根据临床表现及舌脉辨证为脾肾气虚，瘀阻冲任证。素体肾虚，冲任虚弱，不能摄精成孕；脾虚冲任胞宫失养，不能凝精成孕而致不孕。脾肾气血，气虚血行迟滞，阻于冲任胞宫，影响胞宫摄精成孕以致不孕；瘀阻冲任胞宫，故见腰腹痛；血海不能按时满溢，故见月经延后。治以补益脾肾，活血化瘀通络，理冲汤加减，方中党参、白术、黄芪、山药、茯苓、川牛膝补益脾肾；三棱、莪术破血逐瘀；败酱草、薏苡仁、车前子清热解毒，利湿散结；桂枝温通胞络；蜈蚣、土鳖虫消癥散结。全方共奏补益脾肾，活血化瘀通络之功。用药3个月即怀孕，孕后以寿胎丸加减，方中当归、白芍、白术、山药补气养血以安胎；黄芩坚阴清热；菟丝子、桑寄生、川断、覆盆子补肾益精，固摄冲任；艾叶炭、甘草暖宫安胎；寸麦冬、五味子滋肾润燥。全方共奏补肾养血安胎之效。

子宫内膜异位症

一、宿瘀内结

蔡小荪医案

（经前温宫化瘀调经，经后育肾培元助孕）

蒋某，女，28岁。2005年8月9日初诊。结婚2年，未避孕而未孕。

初诊：14岁初潮，3~4/28。2003年12月双侧卵巢巧克力囊肿行腹腔镜剥离术。2005年3月5日复查B超示：右侧小囊肿31mm×31mm×22mm，每经行腹痛，需服止痛片。昨日经行，腰酸。脉略软，舌苔薄质偏红。诊其为不孕症（原发不孕症、右侧小囊肿），证属宿瘀内结。卵巢巧克力囊肿往往与盆腔及内生殖器各种炎症掺杂互见，致使周围组织发生局部脓肿，粘连，以致输卵管阻塞而致不孕；寒凝血瘀，气滞不畅，故经行腹痛。治宜经期将届，姑先温宫化瘀调经。

处方：炒当归10g，生地黄10g，炒怀牛膝10g，川芎10g，白芍10g，制香附10g，延胡索12g，制乳没（各）6g，生蒲黄10g，五灵脂10g，艾叶5g。4剂。水煎服，日1剂。

复诊：经行3天净，情况有所好转，时无所苦，拟化瘀通络。

处方：云茯苓 12g，桂枝 3g，桃仁 9g，炒怀牛膝 10g，路路通 9g，山甲片 9g，麦冬 12g，淫羊藿 12g，巴戟天 10g，肉苁蓉 9g。7 剂，水煎服，日 1 剂。

三诊：中期将届，大便易溏，苔腻，质嫩红，脉略软，再拟兼顾脾肾。

处方：炒潞党参 12g，炒白术 10g，云茯苓 12g，大熟地黄 10g，砂仁 3g，焦薏苡仁 12g，鹿角霜 10g，灸龟甲 12g，仙茅 10g，淫羊藿 12g，大腹皮 10g。12 剂，水煎服，日 1 剂。

按上法调治 6 个月，至 2006 年 2 月 28 日第 18 诊：Lmp：1 月 21 日，月事逾期未行，BBT 上升而未降，目前测尿 hCG 呈弱阳性，早孕。

（孙光荣，鲁兆麟，雷磊．当代名老中医典型医案集·妇科分册．人民卫生出版社）

【诠解】子宫内膜异位症的病理实质是血瘀，明代张景岳在《景岳全书·妇人归·癥瘕类》中曾对此作了简要的概括："瘀血留滞作癥，唯妇人有之。其证或由经期或由产后，凡内伤生冷或外受风寒；或恚怒伤肝，气逆而血留；或忧思伤脾，气虚而血滞；或积劳积弱，气弱而不行，总由血动之时，余血未净，而一有所逆，则留滞日积而渐成癥矣……妇人久癥宿痞，脾肾必亏，邪正相搏，牢固不动，气联子脏则不孕"，"气滞阴寒则为痛为痹"。本案证属虚中夹实，辨证求因，法当从实论治，非活血化瘀，确难收效。因此经期温宫化瘀调经，用四物汤加失笑散，祛瘀化癥止痛，加艾叶温宫驱寒止痛；经净后，通络散结为主，治宗桂枝茯苓丸法，以桂枝之温经通络，通阳化瘀，辅茯苓以利水，赤芍、丹皮清热消炎，散瘀活血，桃仁破瘀化癥，路路通、山甲片以增通络软坚之力，同时可略增调养，如淫羊藿、巴戟天、肉苁蓉、炒怀牛膝等育肾；中期则重在育肾培元，如云茯苓、大熟地黄、鹿角霜、灸龟甲、仙茅、淫羊藿等温肾阳，以助孕。子宫内膜异位症中表现为肝郁气滞，瘀血阻络证者占较大比例，正如《血证论》中指出："瘀之为病，总是气与血胶结而成，须破血行气以推除之。"因此对子宫内膜异位症性质、病机转归、症状特点进行辨证施治。对体虚邪实者，如气虚阴亏者，可以攻补兼施，扶正散结，加用滋阴和补气之剂，以宗前人"养正积自除"之法；寒凝血瘀者，临床特征常表现为剧烈腹痛，用经痛方加重温经散寒之剂，痛势多能缓解。温经化瘀之剂可能具有对抗前列腺素影响子宫肌的作用，从而解除子宫肌的痉挛。按"大积大聚，衰其大半而止"旨，扶正祛邪，冀收全功。

二、肾虚血瘀

王子瑜医案

（血府逐瘀急治标，寿胎促孕疗效佳）

张某，女，31岁，已婚。初诊日期：1992年2月11日。患者经行腹痛9年，结婚3年未孕，配偶检查无异常。每次经潮时小腹刺痛剧烈且胀，甚时伴恶心呕吐、肢冷汗出，曾发昏厥。始服止痛片可缓解，近3年逐渐加重，再服止痛片无效，疼痛持续至经后数天才能缓解，经量多，夹血块，块下痛减。1年前腹腔镜检查诊为"子宫直肠陷窝结节性子宫内膜异位症"。现正值月经第1天，小腹剧痛难忍，面色青白，舌淡黯，边有痕点，苔薄，脉弦而涩，治法：活血化瘀止痛。方药：血府逐瘀汤加减：当归、桃仁、赤芍、川芎、制乳没、延胡索、香附、莪术、肉桂、血竭粉、蜈蚣、炙甘草。7剂，活血祛瘀通络，水煎服，每日1剂。二诊：服药后腹痛减轻，现近排卵期，治以补肾、活血化瘀并用，以促其排卵。方用桑寄生、菟丝子、川断、巴戟天、熟地、山药、当归、赤芍、川芎、桃仁、红花，水煎服，每日1剂。嘱患者每逢经前、经期服一诊方7~10剂，经后到排卵期服二诊方7~10剂。经上治疗，患者行经2次，均感腹痛轻微，即停药。1992年6月5日再诊时，已停经53天。查尿妊娠试验阳性，3个月后B超示胎儿发育良好。

［贺稚平．王子瑜教授治疗不孕症经验拾零．北京中医药大学，1999，18（1）］

【诠解】患者以痛经来就诊，并患有子宫内膜异位症以及不孕症。正值经期，小腹疼痛难忍，本着"急则治其表，缓则治其本"的原则，治疗以止痛为主，遂选方用血府逐瘀汤，活血行气，调经止痛。二诊时，正值排卵期，患者腹痛明显减轻，故用寿胎丸加减，以温阳补肾，促进排卵。治疗2个月经周期，自觉诸症轻微，无不适，遂停药，恰到好处，岂有不受孕之理。

陈沛嘉医案

（化瘀行气诸症轻，补肾调冲胎孕成）

刘某，女，30岁，工人。1982年7月13日初诊。患者婚后5年未孕，妇科检查有子宫内膜异位，每届经前即少腹疼痛难忍，经来不畅，色紫夹瘀块，经医治无效。自感神疲肢倦，腰脊酸楚。舌黯，苔薄，脉沉细，调补冲任方主之，兼予化瘀行气。处方：大熟地 10g、全当归 10g、白芍 9g、桑椹子 15g、桑寄生 15g、女贞子 15g、淫羊藿 10g、阳起石 10g、蛇床子 3g、穿山甲 10g、皂角刺 10g、香附 10g、逍遥丸 10g（包煎）。20 剂，隔日 1 剂，经来停服。

1982 年 8 月 31 日复诊：腹痛好转，经来畅行，拟原方续服 14 剂。

1982 年 10 月 12 日来诊，月经已 2 月未行，尿妊娠试验（+），伴恶心呕吐，舌淡，脉滑，予和胃安胎方 7 剂而安。十月后顺产一儿，母子均健。

[戚广崇，马利杰，陈晓平. 陈沛嘉治疗不孕症的经验. 北京中医杂志，1984（3）：4-5.]

【诠解】子宫内膜异位症是异位的子宫内膜随卵巢激素变化而发生周期性出血，导致周围纤维组织增生和囊肿、粘连形成，在病区出现紫褐色斑点或小泡，最终发展为大小不等的紫褐色实质性结节和包块。此为内膜异位于输卵管，导致输卵管不通而不孕。此外，患者神疲乏力，腰脊酸楚，属于肾虚，故治宜补肾以调冲任，兼化瘀行气。20 剂后，诸症悉解，再进十余剂而成功受孕，孕后予以和胃安胎之剂。

傅萍医案

（清湿调冲治其标，补肾疏肝促胎孕）

女，34 岁，2010 年 5 月 10 日初诊。主诉继发不孕近 3 年。月经史：14 岁初潮，经期 5~6 日，周期 28 日，末次月经 2010 年 4 月 25 日。婚育史：结婚 10 年，流产 3 次，均为孕 40 余天胚胎停止发育，末次流产时间为 2007 年 8 月。2005 年查双方染色体无殊。2006 年 9 月曾在某省级妇保医院宫腹腔镜下行卵巢系膜囊肿摘除术，示内膜异位症 II 期。2009 年因内膜异位症行 IVF-ET 术，取卵 3 枚，配成 1 枚，移植后未受孕。2010 年 4 月 27 日该院测血性激素示：黄体生成素 5.97IU/L，促卵泡激素 8.03IU/L，睾酮 1.0ng/L，雌二醇 122.8nmol/L，孕酮 0.473μmol/L，催乳素 14.4μg/L。现患者月经色黯、量不多，月经中期阴道分泌物多，色浅绿，外阴瘙痒。平素腰酸乏力，时有下腹胀痛，纳便可，舌黯红苔薄黄，脉细。中医诊断：①断绪（即继发性不孕，肾虚血瘀证）；②癥瘕（肾虚血瘀证）。西医诊断：①继发不孕；②子宫内膜异位症。治以清湿调冲为先。处方：绵茵陈 24g，栀子 9g，茯苓 15g，制大黄 9g，地肤子 12g，白鲜皮 12g，薏苡仁 24g，瞿麦 10g，黄柏 9g，忍冬藤 15g，败酱草 15g，当归 12g，川芎 10g，赤芍、白芍各 10g，白花蛇舌草 20g。7 剂，水煎早晚 2 次分服。并嘱妇科检查，阴道分泌物微生物学检查，测基础体温，丈夫精液分析，封闭抗体检查。

2011 年 1 月 28 日二诊，诉初诊后在别处中药调理半年，未效。丈夫精液分析，封闭抗体检查均正常。末次月经 2011 年 1 月 4 日，量少，色黯淡，基础体温已升 8 日。平素乏力，时有下腹胀痛，纳可，便干，舌淡红苔薄，脉细弦，治以扶正解郁。处方：党参 15g，生黄芪 12g，当归 12g，川芎 9g，红藤 24g，蒲公英 24g，败酱草 15g，赤芍、白芍各 10g，生甘草 5g，椿根白皮 12g，半枝莲 10g，丹参 12g，牛膝 15g，泽兰 15g，橘核、荔核 9g。7 剂，水煎早晚 2 次分服。

三诊诉乏力、下腹胀痛等症状仍有，治以扶正解郁续进。

4 月 1 日来诊，患者诉小腹胀痛较前明显减轻，末次月经 2011 年 3 月 24 日，月经量增多，色转鲜，乏力腰酸稍有，舌淡红苔薄，脉细，治以益肾养血、疏理调冲。处方：熟地黄 12g，枸杞子 12g，肉苁蓉 12g，菟丝子 24g，覆盆子 24g，当归 12g，川芎 9g，赤芍、白芍各 10g，丹参 9g，党参 15g，生黄芪 12g，红藤 24g，蒲公英 24g，败酱草 15g。7 剂，水煎早晚 2 次分服。益肾养血续进 3 月余。

7 月 15 日就诊，诉末次月经 2011 年 6 月 15 日，时有腰酸，尿早孕试验阳性，遂予益肾安胎。8 月 21 日随访，停经 68 日，无殊，当日闻及胎心每分钟 154 次。

[徐峻苗．傅萍论治不孕症经验．山东中医杂志，2012，31（4）]

【诠解】患者曾有不良生育史，遂审查时要谨慎，诊察到细微之处，经 B 超检查示：子宫内膜异位症，不孕的概率很大，欲行试管婴儿前，男女双方各项相关检查均正常。患者诉经间期阴道分泌物增多，色浅绿，外阴瘙痒，应为湿热下注，遂予以清热利湿，以缓减阴痒。治病贵在坚持，患者后在别处治疗，未效，经扶正解郁，缓减下腹胀痛，后为受孕，益肾养血、疏肝理气，调冲任治疗 3 个月，以维持疗效。同时嘱患者要注意调畅情志，勿劳累。

三、肝郁血瘀

周鸣岐医案

（疏肝理气清湿热，化瘀散结胎孕成）

赵某，女，30岁，干部。1986年11月2日初诊。

患者已婚3年未孕，经多次B超检查提示：子宫右后见肿物不规则，壁毛糙，可见59mm×49mm×40mm肿块。妇检：外阴阴道正常，已婚未产型，少许分泌物，宫颈光，子宫后位，可触及一包块，与子宫关系密切，大小如鸡卵黄。诊断为：子宫内膜异位症；右后囊性肿物；原发性不孕症。曾用乙酸孕酮等西药治疗3个月，未见好转，妇科建议手术治疗，患者拒绝，前来就诊。该患于15岁月经初潮即有痛经史，经来色黑有血块，近几年痛经逐步加重，经前乳房胀痛，烦躁易怒，带下量多，色黄有味，舌黯淡隐青，苔薄白，脉沉弦略涩。证属肝郁血气失和，痰瘀互结化热，胞宫脉络闭阻，发为经痛不孕之症。治宜疏肝理气，活血化瘀，软坚散结，兼清湿热。方药用胞络化瘀汤加减。

山甲片10g（研末服），王不留行15g，路路通10g，僵蚕10g，当归15g，丹参10g，鸡血藤20g，皂刺10g，橘核10g，莪术10g，牛膝15g，炒黄柏15g，车前子10g，水蛭5g（研末冲服）。

二诊：前方服2个月余，痛经减轻，经色转红，量中等，已无明显血块，余症亦见好转，唯觉乏力腹痛，前方去车前子，加昆布10g、生黄芪30g、山药20g，以增软坚益气之功。

三诊：继服前方40余剂，患者临床诸症悉除，1987年1月28日B超复查提示：肿物已明显缩小，可见28mm×24mm×20mm肿块。嘱患者服人参归脾丸以调补气血，配服五子衍宗丸以增加受孕之机。

四诊：1987年2月20日因经逾15天未至，检查为早孕。

同年12月追访，足月分娩一女婴。

（史宇广，单书健. 当代名医临证精华不孕专辑. 中医古籍出版社）

【诠解】子宫内膜异位症，是指具有活性的子宫内膜组织出现在子宫内膜以外的部位，简称内异症。本病的主要临床表现是持续加重的盆腔粘连、疼痛、不孕。患者具有痛经史，子宫内膜异位症加重患者的疼痛，中医属于气滞血瘀的范畴。肝主疏泄，抑郁或忧思致肝失调达，患者烦躁易怒，阻滞气机，气机不畅，阻碍气血，发生痛经，不孕等症。治宜疏肝理气，活血化瘀，软坚散结，兼清湿热。方药用胞络化瘀汤加减，最终获孕。

四、脾肾阳虚

何少山医案

（素多痰湿碍血运，扶正化瘀调冲任）

施某，40岁，已婚，教师。1996年11月20日初诊。主诉：婚后6年未孕。现病史：1990年婚，婚后未避孕，夫妇同居一直未孕，男方检查正常。1994年B超检查右侧卵巢囊肿5.2cm×4.8cm×4.3cm，巧克力囊肿可能。月经来潮量多，腹痛。1994年8月起中药治疗5个月，腹痛稍轻，右侧巧克力囊肿亦明显缩小。于1995年3月行开放式腹腔镜，术中见子宫略大，外形规整，子宫后壁峡部膜样粘连，右输卵管通常与卵巢疏松粘连，在阔韧带静脉曲张、右骶骨韧带表面火焰状斑，共0.3cm，左输卵管未见美蓝充盈，术后予促黄体生成素释放激素类似物皮下注射治疗3个月，停药后近1年仍未孕，经来量多，10余天方净，小腹痛，腰酸，末次月经11月12日，淋漓尚未净。形体肥胖，舌暗苔薄白，脉细涩。辨证分析：素体肥胖多痰多湿，痰瘀互阻，胞脉闭塞，故难以摄精受孕，久病及肾。中医诊断：不孕（痰瘀互阻）。西医诊断：①原发不孕；②盆腔子宫内膜异位症。治拟：扶正消癥，引血归经。

处方：清炙芪15g，制乳没各5g，生地12g，制大黄9g，鹿角霜15g，血竭3g，仙鹤草30g，鹿衔草30g，焦冬术10g，广木香5g，海藻12g，昆布10g。

二诊1996年11月27日：经已净，小腹偶有隐痛，大便溏薄，舌暗苔薄脉细涩，脾虚水湿不化，治拟健脾益肾，消癥解痛。

处方：清炙芪20g，焦冬术10g，茯苓10g，血竭10g，制乳没各3g，苦参6g，鹿角霜15g，巴戟肉12g，红藤30g，败酱草30g，生甘草5g。

三诊1996年12月18日：末次月经2月11日，周期尚准，经来腹痛轻，7天净，脉舌同前，再宗前意，扶正消癥，如此调治3个月。

四诊1997年3月16日：末次月经3月3日，腹痛轻，腰酸，体丰便溏，喉间有痰，舌质淡苔薄脉细，脾虚湿盛，改拟健脾利水，补肾调冲。服7剂。

处方：清炙芪15g，防己15g，焦冬术10g，桑白皮10g，茯苓皮12g，葫芦壳10g，地骨皮10g，车前草10g，生姜皮9g，当归10g，鹿角霜15g，川续断

10g，焦山楂 10g，炒杜仲 12g，大腹皮 10g。

五诊 1997 年 3 月 23 日：药后便溏好转，大便渐成形，偶有小腹痛，脉舌同前，前方去葫芦壳、地骷髅，加红藤 30g，败酱草 30g，以清热化湿。

六诊 1997 年 4 月 6 日：末次月经 3 月 3 日，月经愆期未转，舌质淡苔薄，脉细微滑，嘱查尿 hCG，结果大于 25U/L，遂以健脾滋肾，养血安胎。

（章勤．何少山医论医案经验集．上海科学技术出版社）

【诠解】何老在治疗不孕症时，也非常强调周期用药，主张经期养血和血，理气祛瘀，因势利导；经后期补气养血，温补填精；经间期着重疏肝理气和血；经前期宜化阳摄精，肾阳温煦有利于黄体生长。以上案例就是遵循这一治则。何老认为，医者在临证时，应机动灵活。临床病症繁多，治法也很多，要灵活用药，保证药到病除。以上案例中，患者形体偏胖，是为脾虚失健运，痰湿内停，肾藏生殖之精，肾虚则冲任不盛，难以摄精成孕，故见月经稀发，或前或后，此为脾肾不足，兼加痰湿。拟以温经化痰，以苍附导痰丸加减。因痰湿为表，脾肾阳虚为本，调整用药，温肾助阳，健脾化湿，考虑阳虚日久，必用桂附方可奏效。故选用肉桂、附片温补肾阳，暖宫去寒，配菟丝子、淫羊藿等温肾助阳。

五、湿热瘀结

王子瑜医案

（清热活血散瘀结，行气通络胞胎结）

吴某，女，31 岁，工人。

初诊：1992 年 2 月 20 日。结婚 4 年，夫妻同居 3 年，未避孕而未孕。患者患子宫内膜异位症，卵巢巧克力囊肿（双侧），治疗通过腹腔镜行囊肿剥离术，术中发现一侧输卵管呈条索状增粗。后作通液试验，输卵管阻塞不通，至今 3 年未孕。月经周期后错，量少色紫暗有血块，下腹疼痛剧烈，腰骶痛，肛门作坠。平时带多色黄，气秽。末次月经 1 月 19 日。配偶检查均正常。舌质红有紫点，脉象弦数。

诊断：全不产。

证属湿热瘀滞，胞脉瘀阻，治法：清热活血化瘀，通经散结。

柴胡 10g，枳实 15g，赤芍 10g，三棱 10g，莪术 10g，石见穿 15g，丹皮

10g, 路路通 15g, 炮山甲 10g, 皂刺 10g, 延胡索 10g, 当归 10g, 荔枝核 15g, 制乳没各 10g。

7 剂, 水煎服。

嘱: 忌辛辣。

二诊: 1993 年 2 月 27 日。月经于 2 月 23 日来潮, 此次经量增多, 小腹疼痛, 腰痛、肛坠较前明显减轻。舌黯, 苔薄, 脉虚弦。效不更方。四逆散加味。

柴胡 10g, 枳实 15g, 当归 10g, 赤白芍各 10g, 石见穿 15g, 丹参 15g, 川断 15g, 菟丝子 20g, 巴戟天 10g, 路路通 15g, 炮山甲 10g, 延胡索 10g, 鱼腥草 15g, 白花蛇舌草 15g。

7 剂, 水煎服。

嘱: 忌辛辣。

经治半年, 月经正常后怀孕。

（王阿丽, 陈艳. 王子瑜妇科临证经验集. 人民卫生出版社）

【诠解】子宫内膜异位在细狭的输卵管内, 引起输卵管内结节状增厚, 而致输卵管不通。或卵巢巧克力囊肿粘连, 导致输卵管机械性阻塞。患者行巧克力囊肿剥离术后, 仍不通。月经后期, 色紫黯, 有血块, 量少, 下腹疼痛剧烈, 腰骶痛, 肛门作坠。平时带多色黄, 气秽, 从病史、症状来看, 有瘀有热, 治以清热活血化瘀, 通经散结。方中赤芍、三棱 10g、莪术、丹皮清热活血, 路路通、石见穿、炮山甲、皂刺通络散结, 配以延胡索、荔枝行气。

六、湿毒蕴结

柴松岩医案

（解毒祛湿去邪毒; 益肾养血胎乃成）

张某, 女, 40 岁, 2004 年 2 月 13 日初诊。主诉: 继发不孕 8 年。

现病史: 患者已婚 14 年, 1996 年患宫外孕保守治疗, 此后未避孕始终未能再孕。2003 年 10 月行腹腔镜手术, 确诊为子宫内膜异位症、盆腔粘连、双侧输卵管通畅。既往月经 3~4 天 /25 天, 量中等, 痛经 (+), Lmp: 2 月 8 日, 平素带下量多色黄, 大便不爽。舌红绛, 苔腻, 脉弦细滑。

方药: 野菊花 20g, 土茯苓 20g, 马齿苋 15g, 茜草炭 10g, 生牡蛎 20g, 川贝 10g, 寄生 20g, 杜仲 10g, 阿胶珠 12g, 川芎 5g, 川楝子 6g, 香附 10g。另:

三七面 3g×3 瓶 /1.5g 冲服，日 2 次，月经期服用。

2004 年 3 月 12 日二诊：患者 Lmp：3 月 5 日，行经 4 天，腹痛未作，经前 BBT 不典型双相基线偏高，饮食可，二便调，带下正常。舌红绛，苔白，脉细滑。

方药：野菊花 20g，通草 6g，车前子 10g，茜草炭 10g，生牡蛎 20g，川贝 10g，寄生 20g，杜仲 10g，阿胶珠 12g，川芎 5g，川楝子 6g，香附 10g。

2004 年 4 月 11 日三诊：患者 Lmp：4 月 1 日，行经 4 天，腹痛未作，经前 BBT 近典型双相基线恢复正常，饮食可，二便调，带下正常。舌红绛，苔白，脉细滑。

方药：寄生 20g，杜仲 10g，枸杞子 15g，川断 15g，阿胶珠 12g，川芎 5g，白芍 12g，丹参 12g，北沙参 20g，茜草炭 10g，金银花 12g，香附 10g。每于月经干净后服 20 剂。

2004 年 6 月 1 日四诊：患者 Lmp：4 月 27 日，现停经 35 天，BBT 已上升 19 天，查尿 hCG（＋），饮食可，二便调。舌暗红，苔薄白，脉细滑。

方药：菟丝子 20g，覆盆子 10g，椿皮 15g，黄芩 15g，北沙参 20g，藕节 15g，白芍 12g，百合 12g，旱莲草 15g，金银花 12g。

（丛春雨 . 近现代 25 位中医名家妇科经验 . 中国中医药出版社）

【诠解】此患者子宫内膜异位症、盆腔粘连，证属湿热毒邪蕴结，故先针对炎症解毒祛湿、散结化瘀；然后予以益肾养血，化瘀通络，以促排助孕。最终邪毒去，胎乃成。

七、气滞血瘀

朱南孙医案

（活血化瘀通气机，调补肝肾助孕育）

徐某某，35 岁，已婚。初诊日期：1983 年 6 月 19 日。

主诉：婚后 6 年未孕。

现病史：月经向调，量中，有痛经史。29 岁结婚，至今 6 年未孕。经外院腹腔镜检查诊断为"子宫内膜异位症"（左卵巢两粒黄豆大小结节）。平时腰酸乏力，泛恶口干，便结，末次月经 5 月 27 日。

查体：舌质暗，苔黄腻少津，脉细数。

诊断：不孕症。

辨证：瘀阻气滞，肝脾不和。

治则：活血化瘀，疏肝健脾。

方药：生蒲黄（包）15g，赤芍15g，青皮6g，山楂肉9g，三棱12g，莪术12g，刘寄奴12g，瓜蒌仁、桃仁（各）9g，血竭粉（包吞）2g。7剂。

二诊（6月26日）：行经后20天，肛门下坠感，性交疼痛，腰酸肢软。舌质暗，苔干腻，脉细弦。仍属癥瘕聚胞脉，气机不畅，治宗前法。

上方加入炙乳香、没药（各）3g。7剂。

按上法调治四诊。

七诊（8月12日）：7月15日行经，腹痛较前大减，性交痛已除2个月，唯感经后乏力。舌质暗，苔薄腻少津，脉沉细弦。证属瘀阻气滞，肝肾不足，治宜调补肝肾，化瘀疏络。

当归9g，生地黄、熟地黄（各）9g，赤芍、白芍（各）9g，川芎4.5g，枸杞子12g，菟丝子12g，瓜蒌仁12g，柏子仁12g，川楝子9g。7剂。

八诊（8月29日）：经水过期未转，经随访已妊娠。

（朱南孙．朱南孙妇科临床经验．中国医药科技出版社）

【诠解】此例为子宫内膜异位症导致的不孕，证属瘀阻气滞，肝脾不和。治宜活血化瘀，疏肝健脾，以加味没竭汤加减治疗，调治4次后腹痛大减，性交痛消失，唯感经后乏力，属肝肾不足，瘀阻气滞，加入枸杞子、菟丝子补肝肾、助孕育。故第八诊时受孕。

何少山医案

（荡涤胞宫通胞脉，祛瘀生新摄精孕）

章某，女，35岁，浙江奉化人。

患者1982年结婚，曾于次年怀孕2个月时，因难免流产行人流清宫术，术后停止治疗，然恶露延约二旬余始断，8个月后，月经来潮量多少不定，色紫黯有块，少腹右侧掣痛难忍，持续到月经净后，同时感到腰酸，后阴坠胀，服止痛片疗效不显。此后每月经来腹痛，进行性加重，困苦不堪。至某妇女保健院检查，诊断为子宫内膜异位症，经中西医治疗已2年余。患者病势时轻时重，迄今4年未孕，察其舌色黯红苔根薄腻，按其脉细弦而涩，基础体温呈不规则双相。证属胞宫病累及厥阴少阳，瘀滞经络，胞脉闭塞，治宜荡涤胞宫，疏通胞脉，祛瘀生新，促其摄精成孕。先以血竭化瘀汤加味主之。

处方：血竭 5g，制乳没各 5g，炒川楝子 5g，炒枳壳 5g，广木香 5g，红藤 30g，山茶花 6g，越鞠丸 10g，生甘草 5g。

服 10 剂后适值经转，诸症明显减轻，患者信心大增。续拟原法不更，方药随证加减，经汛期配以和血疏肝之品，调理冲任。于同年 8 月来函报捷，妊娠 50 余天。寄方嘱服安胎药，于 1987 年 4 月顺产一婴。

（史宇广，单书健. 当代名医临证精华不孕专辑. 中医古籍出版社）

【诠解】有文献报道：在不孕症患者中，约有 10% 左右患有子宫内膜异位症；子宫内膜异位症的患者中，不孕症的发生率为 20%~66%。本例患者为子宫内膜异位症引起的不孕。证属瘀滞经络，胞脉闭塞，治宜荡涤胞宫，疏通胞脉，祛瘀生新，促其摄精成孕。故首诊给予血竭化瘀汤，服药 10 剂后，诸症明显减轻。于是随证加减，经期配以活血疏肝之品，调理冲任，采用中药序贯疗法取得较好效果。

王子瑜医案

（行气活血治顽疾，化瘀消癥功效奇）

王某，女，43 岁，已婚。1994 年 6 月 14 日。

经行腹痛 10 年，结婚 3 年未孕。

初诊：10 年前无明显诱因经行腹痛拒按，持续 2~7 天。月经初潮 12 岁，3/26~27 天，量中，色红，夹血块。平时亦觉左小腹坠痛，性交痛。1991 年 B 超提示：子宫内膜异位症。结婚 3 年，夫妇同居，未避孕而未受孕，未系统治疗。Lmp：1994 年 6 月 6 日，寝食二便调。平素性情内向抑郁。自认为年过六七，受孕无望，但求治病。内诊：外阴（-），阴道后穹窿不平、触痛。宫颈光滑，外形不平。宫体增大如孕 8 周大小，质硬，活动欠佳。右附件可触及囊性包块约 7cm×6cm×6cm 大小，不活动，左附件增厚，结节感。B 超提示：①腺肌症；②左巧克力囊肿 9.5cm×8.5cm×6.6cm。舌质暗，苔薄白，脉弦。诊其为①痛经；②癥瘕；③无子。证属气滞血瘀，治以行气活血，化瘀消癥。

处方：延胡索 10g，香附 10g，丹参 10g，桃仁 10g，制乳没（各）10g，水蛭 10g，苏木 10g，莪术 10g，三棱 10g，皂刺 10g，海藻 15g，血竭粉（分冲）3g。水煎连服 2 周。

二诊（1994 年 6 月 27 日）：药后少腹坠痛好转，精神转佳。舌脉同前，治法不变，因已值经前，前方去苏木、三棱、海藻破瘀消癥之品，加荔枝核 15g，益母草 15g，行气活血止痛。6 剂。

三诊（1994 年 7 月 5 日）：药后觉舒，性交痛和少腹痛已瘥，以往月经周期为 26~27 天，今为周期第 29 天，经尚未转，舌脉同前，治宗前法。

处方：丹参 10g，桃仁 10g，赤白芍（各）10g，乌药 10g，生蒲黄 10g，五灵脂 10g，石见穿 15g，当归 10g，香附 10g，益母草 15g。再进 6 剂。

四诊（1994 年 7 月 12 日）：已停经 35 天，无不舒，舌暗红，苔薄白，脉弦。查尿妊娠试验阳性。诊断早孕。3 个月后随访，B 超示中孕活胎。

（孙光荣，鲁兆麟，雷磊. 当代名老中医典型医案集·妇科分册. 人民卫生出版社）

【诠解】该患者经行腹痛 10 年，结婚 3 年未孕为主诉，结合妇科检查及辅助检查，明确诊断为子宫内膜异位症。结合患者舌脉，辨证为气滞血瘀。瘀血阻于冲任、胞宫，气血运行不畅，"不通则痛"，故经行腹痛 10 余年；正如《张氏医通》云："经行之际……若郁怒则气逆，气逆则血滞于腰腿心腹背胁之间，遇经行时则痛而重。"胞宫、胞脉阻滞，难以摄精成孕，故而不孕；瘀积日久而成癥瘕，B 超见巧克力囊肿及腺肌症。中医认为"瘀血阻滞胞宫、冲任"是子宫内膜异位症病机实质，治疗以行气活血，化瘀消癥为法。投以大量活血化瘀之品，二诊时症状即明显缓解，正值经前，故加荔枝核，益母草行气活血止痛。三诊时，月经过期未潮，不能排除妊娠可能，仍投以大量活血化瘀之品，取"有故无殒，亦无殒也"之意。活血化瘀药在妊娠期历来为医家所禁止使用，被列入妊娠禁忌药物，临床观察本类药物的适当应用可以提高临床疗效。应用活血化瘀法及活血化瘀药物应注意：①要辨证准确，如证见出血量少、色暗红或夹血块，腹部刺痛或固定不移；②要根据病情轻重，灵活选用活血化瘀药物，并注意用量变化；③要掌握"衰其大半而止"的原则，切勿过度以免伤正殒胎。

八、寒凝血瘀

丁启后医案

（寒凝胞脉冲任阻，温经散寒治不孕）

胡某，女，31 岁，职员，贵阳北京路 46 号。2004 年 5 月 5 日初诊。

痛经 5 年，婚后 2 年余未孕。

初诊：患者述婚后 2 年多不孕，配偶查生殖功能正常，有正常夫妻生活。月经 14 岁初潮，27~30 天一至，4~5 天净。约 5 年前开始渐感经前几天小腹及肛门坠胀明显，服"索米痛片"可好转，因能忍耐而未求医。近 2 年上述症状渐加重，常在经前 2~3 天及经来 1~2 天小腹胀刺痛，甚或绞痛，肛门坠胀明显，经来当日疼痛难忍，可伴恶心呕吐，嗳气频作，手足逆冷，用"索米痛片""布洛芬"等不能缓解。去医院多次用"哌替啶"止痛。近 2 年月经时推后 3~5 天，经色暗紫有血块，块下痛减。到几家医院求治均考虑"子宫内膜异位症"，建议"假绝经疗法"（给达那唑）6 个月，因顾虑未生育不接受此方法，寻求中医药治疗。就诊时值经前约 10 天，无明显不适。舌暗有瘀斑，苔白，脉沉涩。诊其为不孕症（子宫内膜异位症），证属寒凝血瘀证。患者经来小腹刺痛、绞痛、恶心呕吐、手足逆冷为寒邪凝滞胞宫"不通则痛"，胞宫寒冷不能摄精成孕的寒凝血瘀证。治宜温经散寒，祛瘀止痛，方拟温经汤和少腹逐瘀汤加减。

处方：党参 15g，当归 15g，川芎 15g，肉桂 10g，干姜 10g，乳香 15g，没药 15g，白芍 30g，炙甘草 10g，延胡索 15g，生蒲黄（另包）15g，五灵脂 15g。日 1 剂，水煎服，服至经来当日。

二诊（2004 年 6 月 5 日）：月经干净 4 天，经来疼痛症状，未用其他止痛药。上方加山甲珠 15g，服 3 月。服药期间严格用避孕套避孕。

三诊（2004 年 9 月 8 日）：月经周期正常 2 月（30 天左右），经来量较前稍增，经色转红，血块减少，经期小腹疼痛明显好转，上方去生蒲黄、五灵脂，加淫羊藿 15g，枸杞子 15g。嘱其再服 2 个月，服药期间避孕。经净后作输卵管通液术，如输卵管通畅良好可停药试孕。

四诊（2004 年 12 月 15 日）：在经净后连续 2 个月作输卵管通畅术均通畅良好，告知可停药试孕。2006 年 5 月 18 日来述 4 月前已顺产一男孩。

（孙光荣，鲁兆麟，雷磊. 当代名老中医典型医案集·妇科分册. 人民卫生出版社）

【诠解】子宫内膜异位症是指子宫内膜组织（腺体和间质）出现在子宫体以外部位。常见症状是下腹痛、痛经、性交不适、不孕等，约有 40% 子宫内膜异位症患者不孕。其发病机制不清。中医学中无"子宫内膜异位症"病名记载，根据其临床表现，归属于"痛经""癥瘕""月经不调""不孕"。中医认为"瘀血阻滞胞宫、冲任"是其病机关键，瘀血形成，与脏腑功能、气血失调以及感受外邪等因素有关。该患者主要表现为痛经和不孕。其痛经时见明显手足逆冷，结合患者舌脉，辨证为寒邪凝滞胞脉，冲任阻滞而致。正如《景岳全书·妇人规》

所曰："经行腹痛，证有虚实。实者或因寒滞，或因血滞……然实痛者多痛于未行之前，经通而痛自减。"本案有两个特点：其一痛经明显时以温经散寒、通络止痛为主；其二痛经缓解后加用补肾温阳助孕之品获孕。初诊方为少腹逐瘀汤加减，方中肉桂、干姜温经散寒；当归、川芎、乳香、没药、延胡索、生蒲黄、五灵脂祛瘀止痛；党参益气行血；白芍、炙甘草缓急止痛。全方共奏温经散寒、祛瘀止痛之效。三诊由初诊时小腹刺痛、绞痛，经色暗紫有血块，块下痛减，转变为经色红，血块减少，经期小腹疼痛明显好转，说明瘀象减轻，首诊方去失笑散，加淫羊藿、枸杞子补肾温阳助孕。服药 2 个月后成功受孕。

九、肝肾耗损，邪伤冲任，湿热内蕴

朱南孙医案

（清热疏化为先机，补肾疏冲后助孕）

王某，女，38 岁，已婚。初诊 2006 年 2 月 25 日。

结婚 8 年，未避孕而未怀孕。

患者 30 岁结婚，婚后夫妇同居，未避孕而未怀孕至今，经来尚准，量较多，夹小血块，色红，无痛经。2003 年 8 月腹腔镜卵巢囊肿剥离术，子宫内膜异位症电灼术，双侧输卵管通液通畅。2005 年试管婴儿失败，之后常感小腹疼痛，行经时腰膝酸软。Lmp：2 月 23 日，未净。基础体位双相，黄体期稍短。舌质淡暗，边尖暗红，苔黄厚腻，脉细软。经汛尚准，月经初潮 14 岁，7/27~28 天，量偏多，无痛经。专科检查：外阴（-），阴道畅；宫颈糜烂；宫体中位，饱满；二侧尚软。近期 B 超提示：子宫腺肌病。内分泌检查正常。男方 2005 年 5 月 20 日卵磷脂小体(+++)，精子活动率30%(<70%)。诊其为不孕症(原发性不孕)，证属肝肾不足，湿热蕴积。冲任气滞，患者有子宫内膜异位症病史，并手术治疗，术后小腹隐痛，为肝肾耗损，邪伤冲任，湿热内蕴，冲任气滞所致，热瘀胶结，故见舌质淡暗，边尖暗红，苔黄厚腻，治宜疏肝养血，清热疏化。

处方：全当归15g，丹参20g，赤芍12g，延胡索9g，川楝子12g，红藤12g，刘寄奴12g，制香附12g，川断12g，桑寄生12g，丝瓜络12g，石菖蒲9g。7 剂，水煎服，日 1 剂。

复诊：2006 年 4 月 8 日。Lmp：3 月 25 日，6 天净，推迟 3 天，今基础体温未升，小腹胀时作。舌尖边尖红，苔黄腻，脉弦细数。考虑自试管婴儿术后邪侵冲任，气机不利。仍拟清热疏化，通利冲任。

处方：蒲公英 20g，红藤 20g，紫花地丁 15g，败酱草 15g，柴胡 6g，延胡索 6g，川楝子 12g，制香附 12g，王不留行 15g，刘寄奴 15g，路路通 15。桑寄生 12g，丝瓜络 12g。12 剂，水煎服，日 1 剂。

五诊：上方调治后，Lmp：4 月 20 日，量较前略减少，经血不畅，经前双侧下腹疼痛，时有灼热感，腰酸好转。BBT 改善，典型双向，高温相 1 天。舌偏红，苔根黄腻，脉细软。拟月中求嗣，治拟疏冲促孕。

处方：党丹参（各）20g，当归 15g，川芎 6g，丹皮 12g，巴戟天 12g，淫羊藿 12g，石菖蒲 9g，石南叶 9g，蛇床子 9g，柴胡 6g，路路通 12g，娑罗子 12g，王不留行 15g，川楝子 12g。10 剂，水煎服，日 1 剂。嘱月经第 14、15 天同房。

（孙光荣，鲁兆麟，雷磊. 当代名老中医典型医案集·妇科分册. 人民卫生出版社）

【诠解】患者有子宫内膜异位症病史，并手术治疗，中医认为"瘀血阻滞胞宫、冲任"是子宫内膜异位症的病机关键，而手术又伤及机体正气，致肝肾亏损，故见小腹疼痛，腰膝酸软。苔黄厚腻又为湿热之象，四诊合参，为肝肾耗损，湿热内蕴，热瘀胶结，治疗分两个阶段，先予滋补肝肾，清热疏化；待冲任得润，胞宫冲盛，基础体温转为典型双向后，进入第二个阶段，以补肾疏冲助孕为法。根据病情，分阶段治疗是本病案的一个典型特点。

第二章 月经病性不孕

闭经不孕

一、肾阳不足

吴佩衡医案

（温补下元暖胞宫，月经通调应时潮）

宋某，女，27岁。患者禀赋素弱，婚后多年不孕，初始月经参差不调，需用药调治方能应期而潮。但每次行经量少而黑，少腹坠胀冷痛，如是2~3年后，经血渐少以至闭经，至今又经6年之久。现症见：面色萎黄不泽，神情倦怠，少气懒言，毛发稀疏而焦黄，自月经闭止以来，常感头昏耳鸣，心中烦闷，日间困倦思睡，入夜又不能安眠，口淡无味，不思饮食，腰脊酸痛，腿膝酸软无力，手足厥逆，少腹亦感冰冷不适，舌质淡嫩，色黯夹瘀，苔薄白而润，脉象沉涩。证属元阳不足，冲任俱虚，血寒气滞，胞宫寒冷所致。治当温扶下元，温经活血，散寒暖宫，方用自拟益元暖宫汤治之。

处方：附子100g（开水久煎），当归15g，丹参15g，桂枝12g，吴茱萸9g，炙香附12g，细辛6g，赤芍9g，炒艾叶12g，干姜15g，甘草9g。

用法：水煎服，每天1剂。3剂。

二诊：服上药后，腹部疼痛减去七八，少腹冰冷感觉减轻，尚有坠胀感。食思增进，手足四肢回温，心中已不烦闷，夜已能熟寐，舌质淡，瘀黯稍减，苔薄白，脉仍沉涩。继以上方加红花5g以助温经活血之功，并嘱服药时滴酒少许为引，以促其温行血脉之效。

三诊：上方连服8剂，果如所言，原方中去赤芍加川芎9g，阿胶15g，连服5剂。

四诊：服药后，经水即潮，先行者为黑色血块，继则渐红，次日，腰腹疼痛随之缓解，行经5日而净，继以八珍汤加香附、益母草、炒艾叶等调补气血，连服10余剂后，面色毛发润泽，精神纳寐转佳。

随访：其后月经通调，应时而潮，1年后顺产一子。

（傅文录. 火神派学习与临证实践. 学苑出版社）

【诠解】吴老得学于郑钦安火神派思想，多注重扶人之阳气，擅用附子。本患者禀赋薄弱，肾气不足，冲任未充，精亏血少，血海不能按时盈溢而致月经错后甚至停闭。寒凝冲任，故经色量少而黑。《景岳全书·妇人规》说："妇人因情欲房室以致经脉不调者，其病皆在肾经。"本例证属元阳不足，冲任俱虚，血寒气滞，胞宫寒冷所致。治以温扶下元，温经活血，散寒暖宫，方用自拟益元暖宫汤治之。吴老在严格辨证的基础上予以附子100g，二诊时患者手足四肢回温，脉仍沉涩，故加以红花助温经活血之功，服药时少许黄酒为引，以促其温行血脉之效。三诊去赤芍加川芎、阿胶补血活血。四诊以八珍汤益气补血，加香附、益母草、炒艾叶，诸药配合，共收气血双补之功。月经通调故受妊。

范中林医案

（温阳行水真武方，补气生血当归汤）

黄某某，女，34岁，四川某机关干部。

病史：已婚7年未孕，男女双方经检查生理正常。1959年冬开始，自觉头昏、乏力，早晨脸肿，下午脚肿，月事不调。1965年春，病情发展严重。同年7月20日来诊。

初诊：闭经半年，白带多。全身轻度浮肿，下肢较重。周身疼痛，畏寒，多梦，纳差，血压有时偏高。小便不利，大便先结后溏。舌质淡，体胖嫩，边有齿痕，苔白滑，中间厚腻，脉沉。此为邪入少阴，火衰水旺，肾阳虚寒，经水不调之不孕症。首以真武汤加减，温阳化气行水为治。

处方：制附片120g（久煎），茯苓30g，生姜30g，桂枝15g，炮姜30g，炙甘草15g。4剂。

二诊：服上方，全身浮肿显著消退，食欲增加。原方再服4剂。

三诊：神疲、恶寒等证虽有好转，但仍血枯经闭。原方并当归补血汤加减主之。

处方：制附片60g（久煎），茯苓20g，白术15g，生姜30g，桂枝10g，黄芪 30g，当归 10g，炙甘草 10g，炮姜 30g。

四诊：上方服至 8 剂时，月经来潮。色淡量少，有瘀块。小腹发凉隐痛。仍有宫寒凝滞之象，以温经汤加减主之。

处方：吴茱萸 6g，当归 10g，川芎 6g，白芍 10g，血余炭 20g，炮姜 20g，炙甘草 10g。2 剂。

五诊：小腹冷痛消失，瘀血显著减少，诸症明显好转。嘱其忌生冷，戒房事半年。并书一方，回家缓服调养。

处方：制附片 60g（久煎），上肉桂 10g（冲服），炮姜 30g，血余炭 20g，菟丝子 20g，肉苁蓉 10g，黄芪 30g，当归 10g，泡参 15g，炙甘草 15g，枸杞子 20g，巴戟 12g。

1979 年 7 月 26 日追访：患者说，前后共服药百余剂，并遵范老所嘱调养，1967 年怀孕，现已有两个孩子。

（范开礼，徐长卿．范中林六经辨证医案选．学苑出版社）

【诠解】范老多年来潜心于《伤寒论》的研究，善用经方，尤以舌诊见长，深受火神派郑钦安思想影响，在掌握六经辨证规律治疗若干外感和内伤杂病方面积累了不少经验，特别是对于许多虚寒证、疑难病的疗效尤为显著。由于脾阳虚则湿难运化，肾阳虚则水不化气而致水湿内停。肾中阳气虚衰，寒水内停，则小便不利；水湿泛溢于四肢，则全身轻度浮肿，下肢尤甚，周身疼痛。此证因于阳虚水泛，故治疗当以温阳利水为基本治法。制附片辛甘性热，用之温肾助阳，以化气行水，兼暖脾土，以温运水湿；茯苓利水渗湿，使湿邪从小便去；生姜温散，既助制附片温阳散寒，又合茯苓宣散水湿；桂枝既可温扶脾阳以助运水，又可温肾阳、逐寒邪以助膀胱气化；炮姜守而不走，燥脾胃之寒湿；炙甘草调和诸药。二诊疗效显著继服。三诊时仍血枯经闭，易当归补血汤加减，意在补气以裕生血之源，养血和营，使阳生阴长，气旺血调。四诊辨证为胞宫寒凝，予以温经汤加减，以温经散寒、养血祛瘀。前后共服药百余剂，最终得以孕育。

二、肝郁气滞

蔡小荪医案

（心气不达经闭止，解郁宁神调冲任）

于某，女，40 岁。

初诊：1976 年 3 月 8 日。

主诉及病史：曾育三胎，二孩于 5 年前因建筑物塌下压死，另一孩压成瘫痪。2 年前怀孕 4 个月，因每日负抱瘫痪孩而致流产。此后经常闭止，每需注射黄体酮始行。兹又闭阻 10 个月，头晕健忘，目花且干，心悸烦躁，胸闷痛，腰楚，带下有周期。

诊查：脉细软，苔薄略腻，边红微紫。

辨证：郁怒伤肝，气滞欠畅，心阴不足，胞脉闭塞。

治法：解郁宁神，调理冲任。

处方：炒当归 9g，川芎 4.5g，白芍 9g，广郁金 9g，朱远志 4.5g，合欢皮 9g，淮小麦 30g，甘杞子 12g，川续断肉 12g，金毛脊 12g，枕中丹 9g。4 剂。

二诊：3 月 12 日。药后情绪见舒畅，原喜冷饮冷浴，近渐喜暖，余症如前。脉细苔薄白，质红边微紫。证势有所好转，仍宗前法出入。

处方：炒当归 9g，川芎 4.5g，白芍 9g，丹参 9g，大生地黄 9g，广郁金 9g，朱远志 4.5g，炒白术 9g，合欢皮 9g，淮小麦 30g，川续断肉 12g，金毛脊 12g，甘杞子 12g，枕中丹 9g。4 剂。

三诊：3 月 17 日。诸症均见轻减。日前经事已通，今带下间赤。脉细，苔薄边暗。再拟理肝肾、调冲任。

处方：炒当归 9g，大生地黄 9g，川芎 4.5g，白芍 9g，广郁金 9g，川续断肉 12g，金毛脊 12g，甘杞子 12g，丹参 9g，熟女贞 9g，枕中丹 9g。3 剂。

四诊：3 月 22 日。此次行经量较以往略多，5 天净，右少腹时痛。妇科检查右侧附件增厚，带下不多，余症均瘥。脉濡，苔薄边紫黑。证势虽减，犹未痊愈，再拟清热活血理气通络。

处方：炒当归 9g，丹参 9g，大生地黄 9g，赤芍 9g，丹皮 9g，败酱草 15g，路路通 9g，炙甲片 9g，广郁金 9g，制香附 9g，生甘草 2.4g。10 剂。

另枕中丹 300g，分 20 日服。另预先处方于下次月经将临时煎服。

处方：炒当归 9g，丹参 9g，赤芍 9g，大生地黄 9g，川芎 6g，怀牛膝 9g，制香附 9g，乌药 9g，延胡索 9g，茺蔚子 9g。5 剂。

五诊：5 月 3 日。药后右腹及腰骶痛显减，二便如常；过去里急感必须立便之症已消。唯月事未行，基础体温欠佳，曲线较平。脉濡苔薄边微紫。拟调冲任为主，参理气通络。

处方：炒当归 9g，丹参 9g，大生地黄 9g，赤芍 9g，丹皮 9g，广郁金 9g，路路通 9g，制香附 9g，乌药 9g，甘杞子 12g，炙甲片 9g，生甘草 2.4g。15 剂。

另枕中丹 300g，每日 9g，常服。消郁丸 150g，经前每日服 9g。

六诊：6 月 10 日。据云经事已转，色紫量中等。近来两乳先后起块硬痛，左侧仍有囊性压痛；头晕乏力，目花且干；右腹背胀疼，咳则遗尿，带下红白；大便时阴道前后壁组织突出，会阴部肌肉收缩力差，松弛现象较重；唯心胸部较舒畅，来函要求转方。拟健固脾肾兼疏肝消郁。

处方：炒潞党 9g，炒白术 9g，炒当归 9g，柴胡 4.5g，甘杞子 12g，广郁金 9g，炙甲片 9g，皂角刺 12g，橘叶核各 9g，夏枯草 15g，川续断肉 12g，金毛脊 12g，覆盆子 9g，赤白芍各 9g。10 剂。

另缩泉丸 90g，鹿角粉 21g，沉香末 9g，经净后各分 10 天吞服。

七诊：9 月 10 日。经停 5 旬许，妊娠反应 2 次均阳性。微恶心，腰酸偏右，且冷。脉细右滑，苔薄腻，边略有紫点。恶阻之象姑予安和。

处方：炒潞党 9g，炒白术 9g，炒杜仲 9g，川续断肉 12g，金毛脊 12g，桑寄生 9g，苏梗 9g，姜竹茹 4.5g，云茯苓 9g，陈皮 4.5g，苎麻根 9g。10 剂。

另杜仲 9g，川续断肉 9g，桑寄生 9g，南瓜蒂 3 个，大枣 9g，10 剂，平时服。

（董建华．中国现代名中医医案精粹·第 3 集．人民卫生出版社）

【诠解】患者因家庭变故，郁怒伤肝，又因过度劳累导致流产，精神体质严重损耗，肝气郁结，心气不得下通，胞脉受阻，因此，月经稀发甚或闭止不行，并伴随诸症。证属郁怒伤肝，气滞欠畅，心阴不足，胞脉闭塞。故初诊治以解郁宁神，调理冲任。二诊时情绪见舒畅，原喜冷饮冷浴，近渐喜暖。三诊诸症均见轻减，且月事已行，原方增丹参、生地以活血调经养阴生津。四诊妇科检查示右侧附件有炎症，以清热活血、理气通络为法，方中败酱草清热解毒、破血行瘀，路路通、甲片舒经络、通经脉。并于经前予以活血化瘀之品。五诊月事未行，基础体温欠佳，拟调冲任为主，参理气通络。六诊随证施治，拟健固脾肾兼疏肝消郁。散剂与汤剂并用，疗效确切，七诊已怀孕 5 旬许。

三、痰湿内蕴

朱良春医案

（调理月经不离痰，欲实脾土燥脾湿）

张姓少妇闭经不孕，症见体肥多脂，闭经 2 年，四肢不温，纳差便溏，白带量多，舌胖大，苔白腻，脉濡缓。婚后 3 年未孕，多方求治未效，治宜温化痰湿，方用《丹溪心法》"中和丸"合"治肥人痰湿方"加减。

处方：苍术 15g，白术 15g，茯苓 10g，生半夏 10g，制香附 10g，制南星 10g，黄芩 6g，陈皮 6g，甘草 6g，当贝苦参丸 6g（治急性肝炎常备内部制药，当归、贝母、苦参 3 药等量蜜丸）。

此方稍于出入，共服 30 剂后，经水来潮，但基础体温无双相，遂加服"河车大造丸"，每日 9g。2 个月后，基础体温呈双相。1 年后追访喜得一子。

（吴大真，杨建宇 . 国医大师治疗妇科病经典医案 . 中原农民出版社）

【诠解】朱丹溪善治杂病，而对妇科又有深究，朱教授赞赏朱丹溪以痰湿论治妇科杂病的特色至今瞩目于世。朱丹溪认为，江南地势较低，雨湿颇具（今言海洋性气候），患湿病较多，湿病日久不愈多成痰病。又因妇人情绪易于波动，气郁者多，故在《局方发挥》中，提出"气积成痰"，若久而失治痰症发作，易成妇科疾病，朱教授推崇丹溪"调经不离痰，调经先调气"之说，盖痰症迁延，易占居血海，而成月经诸病，今中青年妇女肥胖者或嗜食肥腻者，尤为多见。因痰湿、体肥多脂者屡见不鲜。朱教授继承朱丹溪从医学、地理学、体质学说的角度，以痰湿论治妇科经带病，并有所发挥和创新。盛赞朱丹溪创"顺气为先，分导次之"及"善治痰者，不治痰而治气，气顺则一身之津液，亦随气而顺矣"的观点。朱丹溪的"实脾土燥脾湿"的治痰特点和方药特色，不仅丰富了中医妇科学说的内容，其观点和方法，迄今在妇科临床中仍有较为深刻的影响和实用价值。

四、肝肾阴虚

胡玉荃医案

（经前活血调经期，经后补肾养精血）

李某，女，38 岁，外籍华裔，于 2004 年 5 月 14 日首诊。

主诉：婚后 12 年未孕，停经 2 年。

患者结婚 12 年，婚后为忙事业，避孕至 32 岁后始有生育要求，但未能受孕。后月经渐少，2 年前末次行经后停经至今。经在国内外多家医院求治，内分泌检查：雌孕激素均低于正常值。曾经西药人工周期治疗 2 个月，停药后月经不潮。本月又开始服激素药。患者辗转求医，希望得到中医治疗，经胡玉荃教授检查为肝肾阴虚，冲任失养之闭经及不孕症，拟方如下。

当归 10g，川芎 15g，生地黄 30g，熟地黄 30g，丹参 20g，女贞子 15g，山茱萸 12g，鸡血藤 30g，香附 15g，菟丝子 30g，狗脊 15g，黄精 15g，龟甲 12g，杜仲 12g，刘寄奴 12g，肉桂 3g，甘草 6g。

每日 1 剂，水煎服。

经期去女贞子、山茱萸，加红花 10g，桃仁 12g，每日 1 剂，水煎服，连服 5 天。

嘱患者坚持服药 4~5 个月，并从第 2 个月开始将激素药逐月减少 1/3 量，配合服用。治疗 4 个月时激素药已全停用，患者已能 30 余天行经一次，继续服中药 2 个月，治疗半年后患者停药 1 个月，之后能如期正常行经，查雌孕激素值已正常。后为巩固疗效断续服药 2 个月后方停药。

2005 年 5 月 27 日，患者回国探亲，6 月 7 日电话中告知：末次月经 4 月 28 日，已停经 40 天，伴腹痛，恐月经再度不潮。胡玉荃教授嘱其去医院检查，在北京某医院检查诊为早孕。1 周后 B 超检查提示双胎早孕。因为腹痛，被诊为胎动不安（先兆流产）。拟保胎验方治疗，患者服药至孕 5 个月，无虑后回国。孕至 8 个月余时患者突然阴道出现水样分泌物，经检查排除羊膜早破后，故又令其服中草药保胎 1 周，直至 2006 年 2 月孕足月分娩一对龙凤胎。现儿女均健康可爱。

（翟凤霞，刘蔚霞．胡玉荃妇科临证精粹．人民军医出版社）

【诠解】本例患者经辨证为肝肾阴虚，冲任失养。西医属内分泌失调导致的不孕。肾阴亏虚，精血不足，冲任血海匮乏，月经量渐少甚或停闭不行，故经后给予补肾养血调经之剂。肝藏血，体阴而用阳，若肝阴不足，冲任亏虚，血海不盈，可至闭经、不孕，故经前给予活血调经药，并配合西医检查与治疗，最终获效。

痛经不孕

一、气滞血瘀

周子骥医案

（肝气调和故有子，疏解肝郁逍遥散）

徐某，女，28 岁，已婚，初诊号 31132。1962 年 8 月 31 日初诊。

结婚4年未生育。平素精神抑郁，性急易怒，胸闷，喜出长气。每次行经推迟40余天，量中等，色紫黑夹有血块，行经不畅，经期腹痛剧烈，拒按。经前小腹胀满连及胸胁，乳房胀痛，甚者不能触衣，伴随月经周期而发作，经后逐渐消失。四肢不温，舌质紫黯，苔薄白，脉沉弦而涩。

辨证为肝气郁结，气机不畅，冲任失调所致不孕症。治宜疏肝理气，活血调经。方用逍遥散加味。

处方：柴胡9g，当归9g，杭芍9g，白术9g，茯苓9g，香附12g，延胡索9g，木香4.5g，桂枝6g，桃仁6g，益母草9g，甘草6g，生姜6g，薄荷4.5g。

给药3剂，每日1剂。水煎2次冲合，分2次温服。

9月27日二诊：上次经期服药后，月经日期正常，行经畅通，血块消失，经前胸胁、乳房及小腹胀痛等症大减。效不更方，继服原方3剂。

10月25日三诊：经服上药3剂，于10月24日行经，经期、量、色正常，诸症已愈。嘱用逍遥丸，每次1丸，日服3次，建议常服，以巩固疗效。

1963年6月初，患者因妊娠恶阻初诊，告知已妊娠3月。

（周子娲．周子娲妇科．中国中医药出版社）

【诠解】情志不遂，肝气郁滞，气机失调，气血失和，冲任失调，以致婚后多年不孕，经行后期；肝气郁滞，疏泄失常，经血运行不畅，故经色紫黑夹有血块；气血郁滞，经血不利，不通则痛，故经期腹痛剧烈拒按；肝郁气滞，经脉不利，故乳胀胸闷。舌质紫黯，脉沉弦而涩均属气滞血瘀之征。"情志不舒，则肝失条达，气血失调，冲任不能相资，故多年不孕。宜舒肝解郁，养血理脾治之。"故以逍遥散加味，疏肝解郁，养血健脾。平日继服逍遥丸，肝气调和，则有子。

言庚孚医案

（气滞血瘀阻胞宫，散瘀见喜效神通）

管某，女，29岁，工人，已婚。初诊日期：1958年1月2日。

患者14岁初潮，每于经前、经期少腹胀痛，偶有针刺样痛，其痛常向腰背部、外阴、肛门等处放射。经期尚准，经量较少（每次30~40ml），色暗红有块，行而不畅，延至婚后，诸症不减。同居八载，未能受孕，并言经前、经期有头昏乏力，心烦欲吐等症，经后渐以缓解。曾经某人民医院妇科检查，诊断为原发性痛经、不孕症。屡投镇痛药及雌激素、睾酮等西药治疗，效果不理想。

诊视面容憔悴，性情抑郁不乐，不喜言笑，脉象弦缓带涩，舌质淡红有紫点，苔薄白。脉症合参，多年月经失调，肝气郁结，气滞血瘀，闭阻胞宫，是以痛经、不孕也。治拟行气活血，化瘀通经。方用散瘀见喜汤（验方）主之。

制香附 10g，五灵脂 10g，延胡索 10g，春砂仁 6g，晨童便 1 盅（兑服）。

二诊：遵照医嘱，连进上方 30 余剂，后行经时，色正无块，经量中等，诸症悉愈，经后受孕。

1958 年 10 月随访，患者于当年年底足月顺产一女婴，继又于 1962 年、1964 年、1968 年各生育一子，月事正常，诸症未发。

（言庚孚原著，吴银根重订. 重订言庚孚医疗经验集. 人民军医出版社）

【诠解】患者面容憔悴，性情抑郁不乐，不喜言笑，脉象弦缓带涩，舌质淡红有紫点，苔薄白。脉症合参，辨证属肝气郁结，气滞血瘀，闭阻胞宫，治宜行气活血，化瘀通经，方用散瘀见喜汤主之。连续服用 30 余剂，经血正常，诸症悉愈，经后受孕。

门成福医案

（理气活血止疼痛，化瘀通络促孕育）

崔某，女，32 岁，2007 年 2 月 16 日初诊。产后 3 年之久未孕，平素下腹胀痛，腰痛，月经量少，色黯有块，挟有烂肉样物排出，经期腹痛甚，平素心烦易怒，白带多。妇检：子宫体后位，活动差，压痛，双侧附件增厚，压痛（＋），舌黯边有瘀点，脉弦细。方药以加味德生丹（自拟方）。香附 15g，益母草 30g，当归 25g，柴胡 15g，红花 10g，茯苓 10g，广木香 10g，泽兰 12g，牛膝 9g，延胡索 15g，鸡血藤 25g，丹参 30g。上方连服 6 剂，腹痛减轻，照上方的药服 15 剂。5 月 20 日就诊腹痛、腹胀已愈，月经来潮，经量增多，无血块。妇检：子宫体附件压痛已消失。嘱鱼腥草注射液 2 支，胎盘组织液 2 支，连用 10 天以善其后。2008 年 10 月 20 日随诊告知产一女婴已 3 个月。

［孙自学，陈朋飞，门波，等. 门成福运用中医药治疗不孕症经验. 辽宁中医杂志，2010，37（3）］

【诠解】患者有孕产史。产后未避孕而未孕。听其描述，平素心烦易怒，怒则气逆，阴血不得下聚胞宫，胞络空虚，胞宫失去濡润，俗话说："荒凉之地，草木不生"，更何况是有血有肉的婴孩。门老用自拟加味德生丹，理气活血，化瘀通络调经，服药后，诸症消失。为巩固疗效，肌注鱼腥草注射液清热解毒，散结消痈，胎盘组织液濡润子宫，使其适合种子。

二、肝郁脾虚

闫云科医案

（舒肝和胃化湿瘀，填补冲任收奇功）

刘某，26 岁。结婚三年不孕。行经日准，唯经期腹痛，量少色淡，质稀无块，带下素多，色白不秽。腰重腹胀，纳谷不香，恶心呕吐，胸胁苦满，大便稀溏，口干不欲饮。舌苔白腻，脉象沉缓。

冲为血海，任主胞胎。经来色淡，量少质稀，即示冲脉虚衰；带下如注，当系任脉之病；胁胀呕恶，纳呆便溏，为肝木犯胃；腰重腹痛，属湿瘀为患。由是观之，此乃肝郁脾伤，痰湿内生，凝注下焦，瘀阻胞脉，任不通，冲不盛，故难成孕。治宜先舒肝和胃，化湿消瘀；填补冲任，为不急之务，日后再议。拟当归芍药散加味。

当归 15g，川芎 10g，白术 15g，泽泻 15g，茯苓 15g，赤芍 15g，柴胡 12g，香附 10g。3 剂。

二诊：此次经汛未见腹痛，经量增多，呕恶止，胃口开，大便正常。今经后第 3 日，宜将调补冲任合于上法。

原方加熟地 15g，党参 15g，鹿角霜 15g。

上方共服 6 剂。2 月后喜告经停，后足月生一女婴。

（闫云科 . 临证实验录 . 中国中医药出版社）

【诠解】冲为血海，任主胞胎。经来色淡，量少质稀，即示冲脉虚衰；带下如注，当系任脉之病；胁胀呕恶，纳呆便溏，为肝木犯胃；腰重腹痛，属湿瘀为患。由是观之，此乃肝郁脾伤，痰湿内生，凝注下焦，瘀阻胞脉，任不通，冲不盛，故难成孕。辨证属肝郁脾虚，治宜先舒肝和胃，化湿消瘀，以当归芍药散加减养血调肝、健脾利湿。二诊诸症减，则加以调补冲任。依法施治，疗效确切。

三、肾阳不足

许芝泉医案

（温补肾元疼痛消，养血暖宫孕育成）

王某，女，29岁，休宁人。

初诊：1975年2月21日。

月经初潮甚迟（20岁），婚后5年未孕。每次月经来潮，小腹冷痛，腰酸，经量极少，色紫暗。脉细，舌淡苔白。治拟温经养血。

淫羊藿9g，仙茅9g，巴戟天9g，肉苁蓉6g，紫石英9g，炒小茴香4.5g，淡吴茱萸1.5g，肉桂2.5g，当归9g，丹参9g，川芎4.5g，制香附9g。15剂。

二诊：3月2日。

经期将临，再从调和气血治。

当归9g，炒赤芍9g，川芎4.5g，桃仁4.5g，红花4.5g，丹参12g，益母草12g，制香附9g，延胡索9g，淡吴茱萸1.5g，上肉桂2.5g，乌药6g，炒小茴香3g。5剂。

三诊：3月16日。

此次月经来潮，腹痛少减，经量仍少。再以益肾养血，以调冲任。

熟地黄12g，巴戟天9g，淫羊藿9g，肉苁蓉9g，当归9g，川芎4.5g，紫石英9g，淡吴茱萸1.5g，党参9g，补骨脂9g，肉桂1.5g，制香附9g。20剂。

四诊：4月6日。

此次月经提前来潮，量仍甚少，少腹仍感冷痛，腰酸。再以温养冲任。

淫羊藿9g，巴戟天9g，肉苁蓉9g，菟丝子9g，淡吴茱萸1.5g，肉桂2.5g，当归9g，川芎6g，丹参12g，茺蔚子9g。10剂。

五诊：4月21日。

近时以来不感腰酸腹痛，再以调理冲任。

当归9g，炒赤芍9g，川芎6g，丹参12g，益母草12g，桃仁6g，红花4.5g，鸡血藤12g，川楝子6g，延胡索9g，制香附9g，乌药9g，橘核9g，小茴香4.5g，淡吴茱萸2.5g。10剂。

患者经治疗后，月经逐渐正常，后得一子。

（许从真，王海波．许芝泉五十年临证医案精粹．人民军医出版社）

【诠解】《素问·上古天真论》说："女子七岁，肾气盛，齿更发长；二七而天癸至，任脉通，太冲脉盛，月事以时下，故有子。"如18岁月经仍未来潮者，称为原发性闭经。而患者20岁月经初潮，中医认为胞宫发育不良是肾元虚弱所致。故治以温补肾元、养血暖宫之剂，调治2个月余，则月事以时下，摄精成孕。

闫勉利医案

（补益肾气温冲任，温通补养四逆散）

刘某，女，27岁。婚后2年未孕，月经初潮16岁，周期正常，量少色紫暗，腰膝酸困，每次月经来潮时小腹冷痛。妇检无异常。爱人体健，精液检查正常。症见：面色少华，舌质淡，苔薄白，脉沉细涩。

辨证：肾气不足，冲任亏虚，寒阻胞宫，气血不调。

治则：补益肾气，温养冲任，暖宫调经。

方药：当归四逆汤加味。

益母草30g，当归30g，细辛3g，桂枝9g，地龙9g，白芍9g，通草6g，大枣10g，菟丝子10g，续断10g。15剂，日1剂，水煎服。

二诊：连服15剂，面色红润，精神转佳，小腹冷痛消失，经量色质正常。3月后怀孕，足月顺产一女婴。

（莫婷婷，王发渭，杨建宇，等.扶阳名家医案评析.学苑出版社）

【诠解】《医宗金鉴·妇科心法要诀》云："女子不孕之故，由伤其冲任也……或因胞寒、胞热不能摄精成孕。"命门火衰，胞宫失于温养，气血生化失期，则多年不孕；阳气不足，不能温煦于血，故经色紫暗；阳虚生内寒，寒邪客于胞宫胞脉，血为寒凝，运行不畅，则小腹冷痛。故治以补益肾气，温养冲任，暖宫调经，方用当归四逆散加减，此方由桂枝汤倍用大枣去生姜，另加当归、细辛、通草化裁而成，并加益母草、地龙通经活血，菟丝子、续断补益肝肾，诸药合用，以温通与补养并用，以温为主，既祛经脉之寒凝，又补已虚之营血。精神好转，月经正常，自可孕育。

四、肾虚血瘀

刘云鹏医案

（肾阳不足又感寒，少腹逐瘀散寒瘀）

胡某，女，26岁，务农，门诊病历号1647。初诊：1991年11月5日。

既往月经正常，于婚后第一年孕2个月余自然流产，未清宫，此后自觉小腹疼痛不适。加之一次外地劳作，突遇暴风雨，即出现月经失调，每推迟40天，或两月一至，经行腹痛甚，经量明显减少，色暗红，2年来感小腹冷痛，精神不振，畏寒肢冷，2年余未再孕。妇查：宫颈Ⅰ度糜烂，宫体后位，欠活动，无明显压痛，双侧附件轻压痛，无明显增厚。舌暗红，苔灰，脉沉软（72次/分）。

诊断：①痛经；②月经后期；③经量过少；④继发不孕。

治则：温经散寒，活血祛瘀通经。

方药：少腹逐瘀汤加减。

干姜6g，川芎9g，当归9g，益母草15g，延胡索12g，没药15g，小茴香9g，蒲黄9g，赤芍9g，肉桂6g，制附片6g，香附12g，五灵脂12g。

二诊：1991年11月10日。

服药5剂，精神振作，畏寒冷好转，小腹时见冷痛，舌脉如上，守上方10剂。

三诊：1991年11月20日。

上症缓减，月经3~5天来潮，经量增多，继守上方化裁，后间断服药2月，少腹痛消失，月经通畅，应期而至。于1992年3月6日停经45天查尿hCG（＋）。

（刘云鹏. 中国百年百名中医临床家丛书·刘云鹏. 中国中医药出版社）

【诠解】患者有不良生育史，治疗时应审证求因，辨证论治。查找患者自然流产的原因，治疗时应兼顾，否则虽有身孕，但不知能保否。平素劳累，不注意劳逸结合，以致肾气虚衰，阳气不能温煦胞宫，致使月经来潮时，小腹疼痛甚。后外感寒湿邪，病情更加严重，出现一派寒象。寒为阴邪，易伤阳位，寒性收引，寒凝血滞，胞脉不通，胞宫受寒失养，不能孕育。针对病因，投以温经散寒，活血化瘀之剂，服药2个月，诸症悉解，经调而孕。

武泰医案

（瘀血阻滞难成孕，活血化瘀兼补肾）

临证偶治一不孕妇女，月经长期量少，经来二三天即止，经行腹痛难忍，腰痛如折，色紫暗有块，块下则痛减，舌暗红有瘀斑，脉弦紧，反复思忖，证属血瘀，遂遵"有故无殒，亦无殒也"之训，毅然进当归15g，桃仁15g，红花15g，川芎15g，川牛膝15g，赤芍15g，三棱15g，莪术15g，小茴香15g，肉桂9g。3剂，意在活血化瘀，调经止痛，反复嘱病家血多即停药，若下血逾月经之量即来就诊，以免延误病情，不意患者药后来告，用药后此次经行并未大下，然伴随症状荡然无存。其后连续3个月每逢经期投上方3剂，经血量、色、质渐次正常，3个月后告已孕。

（詹文涛．当代中医名家医话·妇科卷．北京科学技术出版社）

【诠解】患者病情单一，治疗起来比较容易，综合病史、症状、体征及各项检查，可知为瘀血阻滞胞宫，新血不生，子宫失养，难以摄精成孕，只需活血祛瘀，稍加补肾之品，治疗3个月，效果显著。

五、肾虚肝郁

胡访梅医案

（少腹逐瘀种子神，养精种玉摄精易）

陈某，女，28岁。

初诊：1988年3月1日。

主诉及病史：结婚5年未孕。15岁月经初潮，周期5~6/30日，量少，色深暗，有血块；少腹痛，腰酸，纳差，伴有恶心怕冷。

诊查：形瘦，舌质红，脉沉细弦。

辨证：肝郁阻络，寒客胞宫。

治则：疏肝养血，温经散寒。

处方：炒当归10g，炒柴胡6g，炒白术10g，益母草10g，金铃子12g，炒川芎6g，炒香附10g，茯苓10g，胡芦巴12g，焦延胡索10g，炒白芍6g，川续断肉12g，桑寄生15g，7剂。

二诊：药后少腹痛阵作，月经将来潮，腰酸。再以温经散寒之剂，用少腹逐瘀汤加焦白术、菟丝子。

处方：全当归10g，炒川芎6g，赤芍6g，焦延胡索6g，川官桂3g，失笑散12g（包），没药6g，炒白术6g，菟丝子12g，川续断肉12g，茯苓10g，炒香附10g，7剂。

三诊：服药第3天月经来潮，量多，有小血块；腹痛已除。为巩固疗效，嘱患者继续服药，方用傅青主养精种玉汤加味。

处方：炒熟地黄20g，当归12g，炒白芍10g，山萸肉6g，川续断肉12g，菟丝子15g，炒杜仲12g，炒白术6g，茯苓10g，炙甘草5g，巴戟肉10g，砂仁2g，14剂。

前后治疗将近3个月而受孕。

（董建华.中国现代名中医医案精粹·第3集.人民卫生出版社）

【诠解】本例经行腹痛、腰酸、纳差伴有恶心怕冷，证属肝郁脾虚、肾虚宫寒。治以活血祛瘀、温经止痛，方用少腹逐瘀汤加补肾、健脾、调经之品。《医林改错》云："更出奇者，此方（少腹逐瘀汤）种子入神，每经初见之日吃起，一连吃五付，不过四月必成胎。"痛经减轻后，用养精种玉汤加味，养精种玉汤原方治身瘦水亏火旺不孕，傅氏认为其不特补血而纯于填精，精满则子宫易于摄精，血足则子宫易于容物，继而有子。

六、脾肾两虚

王子瑜医案

（健脾益肾充血海，精血旺盛易摄精）

韩某，女，26岁。2005年12月5日初诊。

经期腹痛2年，结婚2年未孕。

初诊：2004年起经行腹痛，尚可忍，经期便溏，平时大便亦不成形。Lmp：11月30日~12月4日，量不多，色初暗，伴恶心，欠寐。2004年1月1日结婚，同居未避孕而未孕。察舌暗红，苔黄腻，脉弦滑。诊其为：脾肾两虚痛经、无子（原发性不孕症）。此为脾肾两虚，胞宫胞脉失养，不荣则痛，则见经期腹痛但不重；脾肾两虚，胞宫胞脉失养，不能摄精成孕，则见不孕；脾肾两虚，运化失常，则见大便溏，不成形。治宜健脾益肾。因正值经后血海空虚，佐以补气养血。

自拟处方：党参 20g，当归 10g，白芍 15g，山药 15g，茯苓 15g，山茱萸 10g，枸杞子 15g，炒酸枣仁 15g，仙鹤草 15g，阿胶 10g，砂仁 6g，制香附 10g，益母草 15g，柴胡 10g，合欢皮 10g。水煎服，日 1 剂。

复诊：述原有盆腔炎史，时有低热，带下色黄，腰痛。辨证与辨病相结合，治以健脾益肾，佐以清热活血。上方加鱼腥草、赤芍、丹皮等，再进 7 剂。

三诊时已停经 47 天，查尿 hCG 阳性，诊为妊娠。

（孙光荣，杨龙会，马静. 当代名老中医典型医案集·妇科分册. 人民卫生出版社）

【诠解】该患者脾肾两虚，胞宫胞脉失养，不荣则痛，则见经期腹痛但不重；脾肾两虚，胞宫胞脉失养，不能摄精成孕，则见不孕；脾肾两虚，运化失常，则见大便溏，不成形。治宜健脾益肾。首诊时正值经后血海空虚，佐以补气养血。治以健脾益肾，佐以清热活血。此病案病证相结合，亦根据月经周期节律施治，益肾健脾、补血养血、清热活血，诊治 2 次获得奇效。

月经过多不孕

蒲辅周医案

（分清出血与平时，止血补气有侧重）

蔡某某，25 岁，干部。于 1956 年 6 月 28 日诊。

患者月经过多约 1 年，经某医院用黄体酮等治疗无效。最近七八个月来经期尚准，唯经量逐渐增多，每次经行 7~8 日，夹有血块，经期有腰及腹痛。旧有胃病未愈，午时食纳欠佳，睡眠不好，梦多，大便时干时溏，小便黄热。并有头晕，面不华，久站或头向下垂之过久，有恶心呕吐现象。右下腹有压痛。妇科内诊：外阴正常，子宫体后位，质软、圆滑、能动，约有小广柑大小，无压痛，穹窿阴性，宫颈下唇有少许糜烂。脉象软弱，舌淡无苔。此属冲任不固，气血失调，流血过多，五脏失营，治宜固冲任，调气血，并应增加营养及适当休息，节欲戒怒。

处方：红人参 6g，茯神 9g，白术 9g，炙甘草 6g，龙眼肉 15g，炒枣仁 15g，炒远志 6g，绵黄芪 30g，巴戟天 15g，杜仲 15g，破故纸 9g，牛膝 6g，龟甲

60g，鹿角霜 30g。服 5 剂。

7月3日复诊：于6月30日月经来潮，与上次无异，量多，色紫，有血块，并夹有白色黏膜样物，精神欠佳，身乏无力，脉数虚，仍宜原方加减。

处方：黄芪 30g，当归 6g，川芎 4.5g，生地 9g，白芍 9g，潞党参 9g，生杜仲 15g，续断 6g，侧柏叶 6g，蒲黄炭 6g，炮姜炭 3g，地榆炭 6g，艾叶炭 3g，阿胶 9g（烊化），龙眼肉 15g。3 剂。

7月7日三诊：药后血量减少，肉夹黏膜及血块均消失，睡眠转佳，唯腿软无力，经期 6 天即净。脉弦虚，宜气血两补。

十全大补丸 240g，每日早晚各服 9g，并以龙眼肉 240g，每日用 15g，煎汤送丸药。

依上法经过 4 个月的治疗，经量及血块逐渐减少，而至恢复正常，并获得妊娠，足月顺产。

（彭慕斌．彭景星讲析名医医案．中国医药科技出版社）

【诠解】月经过多的主要病机是冲任不固，经血失于制约。患者素有胃痰，脾胃虚弱，气血乏源，不固冲任，气不摄血则月经量多，气血虚弱，上不荣头目、内不养心神，则头晕、面不华、眠差、多梦，气虚血滞，瘀血凝结则经血有块，瘀阻冲任，不通则痛，故经行腹痛。治宜固冲任，调气血。二诊正值经期以原方加减，加以止血祛瘀。经后则气血双补。经过 4 个月的治疗，经量恢复，血得以归经，气血足，获得妊娠。

月经过少不孕

一、脾肾两虚

田淑霄医案

（通补脾胃益肾精，气血旺盛能受孕）

范某，女，29 岁，已婚。

2006年5月25日初诊：结婚 5 年，2004 年曾自然流产 2 次，此后未避孕而未孕。月经周期正常，经血量少，色暗红，无血块，6 天净。素有浅表性胃炎已 5 年，经常脘腹胀痛，纳呆，大便溏，日 2 次。舌胖大，有齿痕，苔薄白，脉无力，尺尤甚。

证为脾肾双虚所致不孕。治以健脾益肾，方用四君子汤合补肾毓麟汤加减：

女贞子 30g，覆盆子 12g，五味子 10g，枸杞子 20g，山萸肉 20g，巴戟天 10g，紫河车 10g，鹿角片 20g（先煎），菟丝子 12g，黄芪 15g，党参 15g，茯苓 10g，炒白术 10g，甘草 6g，砂仁 8g。30 剂。

8 月 9 日二诊：上药连服 2 个多月，脘腹正常，体力增进，月经 40 多天未来潮，经检查诊为早孕，纳呆，大便溏日 2~3 次。舌胖苔白，脉滑，尺无力。

治以保胎，方用寿胎丸加减。

黄芪 15g，党参 15g，升麻 6g，葛根 12g，山萸肉 20g，桂圆肉 20g，桑寄生 10g，杜仲炭 12g，续断 10g，菟丝子 12g，阿胶 15g（烊化），砂仁 8g。30 剂。

2007 年患者告知足月生一健康女婴。

（田淑霄. 田淑霄中医妇科经五十六年求索录. 中国中医药出版社）

【诠解】肾藏精，精化气，肾精所化之气为肾气，肾中精气的盛衰主宰人体的生长、发育与生殖。患者自然流产 2 次，损伤肾气，肾气虚，则冲任虚衰不能摄精成孕。患者素有浅表性胃炎已 5 年，经常脘腹胀痛，纳呆，大便溏，则为脾虚，脾虚不能运化水谷精微，气血生化不足而脾虚血少，冲任亏虚，血海不盈，则经血量少色淡。方用四君子汤合补肾毓麟汤加减益气健脾。傅氏曰："脾胃健而生精自易……又益以补精之味，则阴气自足，阳气易升"，通补脾胃益肾精，阴气足阳气升，则肾之水火二气与脾胃之气不再降陷于下焦，而能输于五脏，则饮食多进而能受孕，故用药 2 个月，脘腹正常，体力增进，诸症减轻，顺利受孕。

二、肝肾不足

罗元恺医案

（阴不维阳扰冲任，滋养肝肾调经孕）

刘某，女，30 岁。1992 年 9 月 19 日初诊。

结婚 3 年，同居未避孕，但未怀孕。素月经规则，量中，近一年则经量减少，色暗，仅用半包卫生巾，经间期阴道少许下血，色鲜红，1~2 日自止，末次月经 9 月 13 日。平时带下少，阴道干涩，少腹胀痛，性欲差，眼眶暗，形体瘦削，舌淡红，苔白，脉弦滑。

检查：未见异常。配偶精液正常。

诊断：①月经过少；②经间期出血；③不孕。

辨证：肝肾阴虚。

治则：滋养肝肾，调经助孕。

处方：生地 15g，山萸肉 12g，丹皮 12g，旱莲草 15g，女贞子 15g，白芍 15g，怀山药 20g，丹参 20g，太子参 20g，桑寄生 25g，怀牛膝 15g，泽泻 15g。每日 1 剂，10 剂。

10 月 10 日二诊：上次经后未再出现经间期出血，诸症改善，舌尖红，苔微黄，脉细弱。守上法继续调补。

处方：桑寄生 25g，菟丝子 20g，怀山药 20g，珍珠母 20g，熟地 15g，太子参 15g，丹参 15g，山萸肉 12g，鸡血藤 30g，麦芽 40g。每日 1 剂，每次经后服 14 剂。

1993 年 1 月 16 日三诊：经治疗后已无经间期出血，末次月经 12 月 24 日，量中等，经后行输卵管通水术，有少许阻力，回流 5ml，提示输卵管通而不畅。舌淡红，苔白，脉细。拟活血通络，疏肝养血以助孕。

处方：丹参 20g，益母草 20g，赤芍 15g，郁金 15g，桃仁 15g，乌药 15g，丹皮 12g，枳壳 12g，川芎 10g，青皮 10g，麦芽 45g。每日 1 剂，7 剂。

2 月 9 日四诊：停经 40 余日，妊娠实验阳性，喜获妊娠。嘱注意饮食、休息，慎养其胎。

（罗颂平，张玉珍．罗元恺妇科经验集．上海科学技术出版社）

【诠解】此例属原发性不孕，并有月经过少，经间期出血，为肝肾阴虚之证。一方面因精血亏损，血海不盈，则经量减少；另一方面又因阴分不足，阳气内动，在经间期氤氲之时，阴火不维阳，热扰冲任，出现非时之下血。经候不调，则难以摄精成孕。治法当以调经为先，经调而后子嗣。经调之法不离辨证，首先用六味地黄丸合二至丸加减，养阴益精，充养天癸，虚火自平。其后经间期出血已止，则重在滋肾，用菟丝子、桑寄生、熟地等，佐以疏肝镇潜，用麦芽、珍珠母，以巩固疗效。调理 3 个月后，经后如常，但发现输卵管通而不畅，此为冲任不畅，胞络阻滞，则予活血通络、疏肝养血之剂，使气血条达，脉络畅顺，而胎孕如常。

王子瑜医案

（经前疏肝活血调经，经后滋补肝肾阴血）

外籍某女，41岁，已婚，1994年5月24日初诊。结婚11年未孕，月经量少4年。

初诊：11年前自然流产后，未避孕，夫妇同居而未再孕。4年前无明显诱因月经量减少，2/25~26日，色、质正常，无痛经。在日本诊为"排卵障碍""黄体功能不足""右卵巢不动"。曾用"促排卵剂"治疗1年，未效。Lmp：1994年5月1日，经前乳房胀痛。现仅觉纳差，大便干结。舌红苔薄，脉细弦。曾做输卵管通畅试验，示"通畅"。配偶精子数少（10~40）×10^6/L、活动度差（50%）。诊其为月经过少、断绪。证属肝肾不足，冲任虚损。治以调冲任，正值经前，佐以活血调经，四物汤加味。

处方：当归10g，熟地黄15g，川芎10g，白芍15g，茺蔚子15g，柴胡10g，制香附10g，益母草15g。6剂，水煎服。另配四物五子丸6g，日2次。

二诊（1994年6月8日）：服药期间，月经于5月27日来潮，量较前略增，带经3天。无不适。舌红中有裂纹，苔薄黄腻，脉弦滑。基础体温单相未升。治宗前法。

处方：当归10g，熟地黄15g，川芎10g，赤白芍（各）10g，菟丝子15g，柴胡10g，茺蔚子15g，枸杞子15g，山药15g，巴戟天10g。6剂。

三诊（1994年6月15日）：药后身体觉暖，基础体温已上升6天，现觉乳房作胀，乏力寐欠安，舌红而暗，苔薄黄，脉弦滑而数。上方去巴戟天，加川断15g，佩兰10g，炒枣仁15g。配服加味逍遥丸6g，日2次。

四诊（1994年6月29日）：基础体温已上升19天，无明显不适。舌暗红尖红，苔薄，脉弦滑迟弱。查尿妊娠试验阳性，诊为"早孕"。予以寿胎丸加味以固肾安胎。

处方：桑寄生15g，炒川断15g，菟丝子20g，阿胶（烊）10g，熟地黄15g，石莲子15g，竹茹10g，陈皮10g，制杷叶（包）10g，荷梗10g，山药15g。水煎服，日1剂。

患者十一载不孕，年逾不惑而复孕，欣喜若狂，返回日本。

（孙光荣，鲁兆麟，雷磊. 当代名老中医典型医案集·妇科分册. 人民卫生出版社）

【诠解】月经量少是指月经量明显减少，或经行时间缩短不足2天，甚或点滴即净者。古籍有称"经水涩少""经水少""经水量少""月经量少"等等。本病若不及时治疗，可发展为闭经、不孕。月经量少的发病机制有虚实之分，虚者因精血不足，冲任血海空虚，经血乏源致月经过少；实者或因瘀血，或因痰湿阻滞，冲任受阻致血行不畅而月经量少。随着社会的发展，人们生活节奏加快，工作压力增加，月经量少发病率呈逐年上升趋势，以肝肾血虚、肝郁气滞和痰湿证型为常见。本例患者婚后多年不孕，忧思过度，精血暗耗，肝肾精血不足，本例患者的治疗中，运用大量滋肾补肝药物的同时，佐以疏肝行气，使肝肾精血得以滋养，肝之郁气得以疏达。在本例患者的诊治中，遵循月经病治疗规律，即"经前宜通，经后宜补"，患者首次就诊，正值经前，根据"经前宜通"，益母草、川牛膝、柴胡、香附行气活血通经。经汛过后，又谨循"经后宜补"的原则，应用了大量的滋补肝肾之品；本例患者虚实兼杂，用药1个月即获痊愈，不仅归功于辨证准确，也与用药遵循月经周期的补泻规律有关。

三、气血两虚

张之亮医案

（双补气血八珍汤，气血和调乃受孕）

华某，女，28岁。

初诊：1980年12月5日。

主诉及病史：身体衰弱，易感冒，月经错后，量少，色淡。

辨证：气血两虚。

治法：宜补血益气。以八珍汤主之。

处方：当归15g，川芎10g，白芍10g，地黄12g，党参15g，白术12g，茯苓12g，炙草5g。

月经前1周服药3剂（隔日服1剂），服2个月。

二诊：月经量增多，色转红，食量增加。

照原方继续服药，每月3~5剂。

数月后，月经停止而怀孕。

（董建华.中国现代名中医医案精粹·第2集.人民卫生出版社）

【诠解】身体虚弱，卫虚腠理疏松，则风邪易乘虚而入，故时自恶风而易于感冒；素体阴血亏虚，血海不得满溢，以致经行量少，经期延后；脾虚运化失常，故食少。《难经》有："气主煦之，血主濡之"之说。气虚不能温行，血虚不能润通，形成载运乏力，虚而不通，则不孕。治宜补血益气，八珍汤主之。党参益气养血；地黄润燥而无滋腻之患；白术、茯苓健脾祛湿，助党参益气补脾；当归、白芍养血和营；川芎活血行气；炙草益气和中，调和诸药。经量增加，气血和，乃孕育。

月经稀少

一、脾肾两虚

裘笑梅医案

（养精种玉填精血，精满血足宫容物）

李某，女，32岁。

主诉及病史：婚后13年未孕。素体虚弱，平时常感头晕目眩，心悸动，大便溏，困倦嗜卧。

诊查：形体消瘦，经事恒多后期，经量少，经色淡，面色萎黄，脉濡细，舌质淡红。

治法：治用健脾补气养血，以养精种玉汤为主。

处方：大熟地30g，陈萸肉15g，炒当归15g，炒白芍15g，加黄芪、党参、白术、龟甲、阿胶、鹿角胶，上方随症加减，隔日1剂，治疗半年余，月经按期，经色、经量均趋正常，食欲大振，大便成形，乃于次年5月受孕。

（董建华. 中国现代名中医医案精粹·第1集. 人民卫生出版社）

【诠解】本例素体虚弱，月经后期，量少色淡，面色萎黄，一派脾肾两虚之象。肾阴亏虚，精血不足，则月经量少，阴虚血少，不能摄精成孕。脾虚气弱，健运失常，气血生化不足而脾虚血少，不能摄精成胎。方用《傅青主女科》养精种玉汤，傅氏认为："此方之用，不特补血，而纯于填精，精满则子宫易于摄精，血足则子宫易于容物，皆有子之道也。"《临证指南》云："任脉为病，用龟甲以静摄，督脉为病，用鹿角以温煦。"故再加阿胶、龟甲、鹿角胶等血肉有情之品，益气养血，以奏全功。

二、肝肾不足

陈雨苍医案

（滋养肝肾精血充，调经助孕显奇功）

患者黄某，女，27岁。

初诊：1982年12月17日。结婚3年，夫妻同居，配偶健康，久未受孕。17岁月经初潮，月经周期一贯推迟，一般40~50天一潮，经量极少，经色暗红或淡红，经行小腹胀痛，经净消失。但经后头晕耳鸣，腰膝酸痛，神疲乏力尤为突出。舌淡红，苔薄白，脉细。

诊断：不孕症、经行后期、月经过少。

证属：素体肝肾不足，气血不和，冲任失调，胞脉失养而致。

治法：滋养肝肾，调经助孕。

方药：疏肝养血调经汤（陈老验方）。加菟丝子10g、川续断10g。取药4剂，每日1剂，水煎，日服2次。药后精神较舒适，又按照上方随症加黑稽豆15g、女贞子15g、桑寄生15g、沙苑子12g，以增强滋养肝肾，调和冲任作用。连服11剂后，月经于1983年1月12日来潮，量少色淡，持续4天干净。临床诸症均减，又照上方再取11剂，每日1剂，水煎，日服2次。元月21日（即月经干净后第10天）进行宫颈黏液化验，见羊齿状结晶（＋），上药又续服3剂，元月31日再复查宫颈黏液，见羊齿状结晶（＋＋），舌淡红苔薄，脉细转滑。又再照上方取4剂（每日1剂，水煎，日服2次）停药后，月经未来潮。3月20日尿妊娠试验：（＋）。提示早孕。法转益肾安胎法，以善其后。

疏肝养血调经方：制香附、京丹参、鸡血藤、全当归、熟地黄、白芍药、酒川芎。

（谢德聪，陈应钟．陈雨苍中医妇科临床经验．科学出版社）

【诠解】陈老疏肝养血调经方实为四物汤加减，熟地黄为补肾阴之要药，古人云其"大补五脏真阴""大补真水"；当归为补血之圣药；并配以制香附、京丹参、鸡血藤疏肝活血调经。全方共奏补血调血、疏肝调经之效。并随证加以补肾药物，使肝肾同补，经调而易旺。

三、脾失健运，肝肾亏损

班秀文医案

（健脾益气充血源，温肾养肝经如期）

钟某，25 岁，已婚。1990 年 8 月 12 日诊。1985 年因人工流产术后出现月经愆期 10~30 天不等，经量渐少色淡质稀，夫妻同居，迄今未孕。

刻诊为经净 1 周，自觉神疲乏力，肩背疼痛，纳少形疲，大便微溏，舌质淡、苔薄白，脉沉细。

证属脾失健运，肝肾亏损，精源匮乏，难以摄精成孕。治拟健脾益气，温肾养肝，以充血源。药用异功散，加鸡血藤、菟丝子各 20g，淫羊藿 15g，枸杞子、茺蔚子各 10g。水煎服。

药 7 剂后精神振作，纳增。

守方加减调理半年，月经周期正常，经量增多，摄精成孕。

［吴大真，李剑颖. 国医大师验案精粹（妇科、儿科、外科、五官科篇）. 化学工业出版社］

【诠解】经血之源"生化于脾，藏受于肝，宣布于肺，施泄于肾"（《妇人规》）。五脏中，班老尤重视脾肾在经血生化中的作用。肾藏精而系胞，内寓元阴元阳，为气血之始，冲任所隶；肾气盛，天癸至，任通冲盛，胞宫施泄，经水能行，反之则量少、发稀以致闭绝。脾主运化而统摄血液，脾胃为气血之源，冲为血海，隶于阳明。若脾胃虚损，失于健运，则气血来源匮乏，血海枯竭，可致月经量少或闭止不行。脾肾又有先后天关系，肾精充养，赖乎脾之健运，而脾阳运化，不离肾阳温煦，故肾在其中又占有主导地位。只有脾肾功能正常，才能使经源充盛，月事循常。故临证治疗月经量少，发稀者，或滋肾兼运脾，或益脾兼温肾，或疏肝助脾，或养肝滋肾，旨在使肾精充，脾血盛，月经复常。如症为月经量少、色淡，久婚不孕，腰痛便溏者，常用异功散加当归、白芍健脾和胃，益气生血，佐以仙茅、淫羊藿、菟丝子温肾养精；症为子宫发育不良，或堕胎后经量少、月经后期者，常用六味地黄汤、五子衍宗丸合四物汤益精生血，少佐砂仁、陈皮、木香运脾行气。选方用药注重甘平或甘温，益甘能生血养营，温则生发通行，使阳生阴长，经血盈泄。

月经先期不孕

一、气血两虚

班秀文医案

（气不摄血经先期，双补气血经自调）

林某，女，26 岁，幼儿园教师，已婚，1977 年 3 月 22 日初诊。经行超前，量少，色淡，经中少腹、小腹胀痛，腰痛如折，结婚 2 年，虽双方共同生活，迄今未孕，余无特殊。脉虚细，苔薄白、舌质淡。

诊断：月经不调。

辨证：气血两虚，统摄不固。

治则：双补气血，以生经源。

处方：党参 15g，归身 9g，炙北芪 15g，白术 9g，熟地 15g，白芍 5g，云苓 5g，远志 3g，五味子 5g，肉桂 2g，陈皮 2g，益母草 9g，炙甘草 5g。

每日水煎服 1 剂，连服 3 剂。

二诊（4 月 22 日）：12~17 日行经，周期正常，色红，量较上月多，经中腰及少腹、小腹胀痛轻微，脉舌如上。仍以补养气血为主。

处方：党参 15g，炙北芪 12g，归身 9g，白芍 6g，熟地 15g，艾叶 2g，益母草 9g，香附 9g，大枣 9g。

每日水煎服 1 剂，连服 3 剂。

三诊（5 月 10 日）昨日月经来潮，现少腹仍轻微疼痛，脉虚细，苔薄白，舌质淡。拟补养为主，佐以化瘀。

处方：鸡血藤 25g，当归 9g，川芎 6g，白芍 9g，熟地 12g，党参 9g，炙北芪 12g，益母草 9g，苏木 9g，莪术 3g，大枣 9g。

每日水煎服 1 剂，连服 3 剂，以后随访，经行正常，并已受孕。

［吴大真，李剑颖 . 国医大师验案精粹（妇科、儿科、外科、五官科篇）. 化学工业出版社］

【诠解】经者血也，血者阴也，阴血不足，血海空虚，故经行量少而色淡；血虚则气虚，气虚则不摄血，故经行超前；腰为肾之外府，血虚则失养，故腰痛如折，症本阴血不足，故以人参养荣汤治之，从而收到"五脏交养互益"之功。三诊时适经中少腹胀痛，恐离经之血不净，故在补养之中酌加苏木、莪术以导滞化瘀。治疗着眼点始终在双补气血，气血旺盛，则经行自调。

二、肝肾阴虚

朱南孙医案

（滋养肝肾降虚火，血肉有情补奇经）

钱某某，31 岁，已婚。

初诊日期：1985 年 1 月 9 日。

主诉：结婚后 3 年不避孕而无孕。

现病史：17 岁经水初潮，量中，期准，无痛。28 岁结婚，至今三载不避孕而无孕。婚后经转超前 7 天，平素腰酸头晕，测基础体温呈不典型双相。末次月经 1 月 8 日。

查体：舌偏红，苔薄腻少净，右脉弦浮带数，左脉沉细带数。妇检（－），宫腔镜检（－），男方精检正常。

诊断：不孕症。

辨证：肝肾耗损，水亏火旺。

治则：滋养肝肾。

方药：当归 9g，生地黄、熟地黄（各）9g，赤芍、白芍（各）9g，川芎 4.5g，党参、沙参（各）9g，制黄精 15g，首乌藤 12g，合欢皮 12g，狗脊 12g，续断 12g。7 剂。

二诊（1 月 16 日）：经行方净，内热口燥，口腔溃疡灼痛。舌边尖红，苔薄有齿印，脉细弦，再宗前法增进。

生地黄 12g，浅黄芩 6g，知母、黄柏（各）9g，沙参 12g，麦冬 12g，赤芍、白芍（各）9g，银花 9g，生甘草 6g，怀山药 12g，山茱萸 9g。7 剂。

三诊（1 月 23 日）：药后诸症均减，适逢月中，阴道分泌物甚少，神疲腰酸。舌红，苔薄少津，脉弦。仍属肝肾阴虚，治宜滋养肝肾。

生地黄 12g，知母、黄柏（各）9g，沙参 12g，麦冬 12g，茯苓 9g，生甘草 6g，怀山药 12g，山茱萸 6g，脐带 1 条，丹参 15g。7 剂。

四诊（2 月 27 日）：末次月经 2 月 4 日，周期将近，乳胀咽痛。舌暗红，苔干腻，脉沉细弦。证属心肝火旺，冲任气滞，治宜清热养阴，理气调经。

当归12g，生地黄12g，知母、黄柏（各）9g，南沙参、北沙参（各）9g，玄参9g，制香附9g，川楝子9g，青皮6g，蒲公英15g，刘寄奴12g。7剂。

五诊（3月6日）：经水逾期未转，略见腰酸，纳呆腹胀，舌红苔薄，脉滑数，仿有孕，治宜养肝益肾，待观察。

生地黄12g，淡黄芩6g，白芍9g，生甘草6g，珠儿参12g，沙参12g，麦冬9g，续断12g，桑寄生12g，狗脊12g，苎麻根12g。7剂。

六诊（4月10日）：孕已2月余，一般情况正常。

（朱南孙．朱南孙妇科临床秘验．中国医药科技出版社）

【诠解】患者初潮较晚，婚后三载未孕，月经提前，平时头晕腰酸，证属肝肾耗损，水亏火旺，故治以滋养肝肾。初诊值经期，用四物汤加减，补血调血，滋养肝肾，疏肝活络。二诊值经后，内热口燥，口腔溃疡灼痛，舌边尖红，为阴虚火旺，故予知柏滋阴降火。三诊仍辨证为肝肾阴虚，治以滋养肝肾，加入血肉有情之品，补肾活血，通补奇经。四诊又值经前，疏肝理气，调理冲任。前后共五诊，大致按照古人"经前勿补，经后勿攻"的治则，根据月经规律，周期性治疗，最终摄精成孕。

丛春雨医案

（清热滋阴降相火，凉血平肝填精血）

刘某，女，27岁，工人家属。初诊：1970年3月8日。主诉：婚后5年不孕。现病史：近3年来月经提前7天左右，经行7~10天，血量时多时少，色红有块，经前头痛、头晕伴恶心，胸胁胀满，口干，便秘，腰酸腿软，形体消瘦。妇科检查：宫颈轻度糜烂，宫体后倾，略大稍硬。舌象：舌质淡红，光剥无苔。脉象：弦细。西医诊断：原发性不孕。中医辨证：肝肾阴虚，相火妄动，热蕴血分，煎熬不孕。治法：清热滋阴，凉血平肝。方药：酒浸地骨皮30g，粉丹皮1g，生地黄15g，玄参15g，北沙参15g，五味子1.5g，知母9g，合欢皮4.5g，醋制香附2.4g，盐浸炒黄柏9g。

治疗经过：此方连服30余剂，再诊其脉象见缓，但左关仍弦，尺弦细而有力，舌有薄苔，午后及前半夜自觉五心烦热症状大减，知其阴虚得解，但相火之贼邪仍未得以潜纳，遵前方加生橘核9g，生牡蛎15g（先煎）令患者每月经期服7剂，经净后改服下方：酒蒸大熟地30g，生大黄15g，酒洗全当归15g，酒炒白芍 15g，蒸熟山萸肉 15g，五味子 1.5g，神曲 6g。嘱其病家凉水泡药 1 小时，再文火煎药至沸 40 分钟，连服 7 剂，此二方连服 5 个月，至 1973 年 10 月随访，已足月顺产一女孩，1 岁有余，母女平安。

（丛春雨 . 中医妇科临床经验选 . 中国中医药出版社）

【诠解】此例形体消瘦，经水先期，血量时多时少，经前头痛，心烦易怒，五心烦热，证属肝肾阴虚。初诊时，丛春雨教授选用《傅青主女科》之"清骨滋肾汤"加减，以补肾精，清骨热。复诊时，根据症状，在前方基础上加青橘核理气散结止痛，生牡蛎软坚散结；而经净后又给予"养精种玉汤"加生地、五味子，"大补肾水以平肝木，水旺则血旺，血旺则火消，而成既济之象"，肝肾并治，"精满则子宫易于摄精，血足则子宫易于容物，皆有子之道也。"

月经后期不孕

一、肾虚精亏

祝谌予医案

（补肾益精调冲任，养血调经终成育）

石某，女，30 岁，职员。1994 年 4 月 29 日初诊。

主诉：婚后 7 年未孕。

患者月经初潮 14 岁，周期及经量均正常。23 岁结婚，婚后夫妻同居，迄今 7 年未孕，多方诊治无效，今年 2 月妇科检查无异常，输卵管碘油造影双侧通畅，宫颈黏液检查有典型的羊齿状结晶。男方 4 月 25 日某医院查精液常规：总数 9500 万，活动度 13%，畸形 6%。血型男方 O 型，女方 B 型。

现症：略感乏力，大便偏溏，余无所苦。近 1 年月经后错 7~10 天，经量不多。末次月经 4 月 19 日。舌尖红，脉细弦。

辨证立法：肾虚精亏，冲任失调。治宜补肾益精，调理冲任。方用促孕基本方加减。

处方：广木香 30g，当归 30g，益母草 30g，赤白芍各 30g，川芎 30g，羌活 30g，菟丝子 30g，覆盆子 30g，五味子 30g，枸杞子 30g，车前子 30g，韭菜子

30g，女贞子 30g，蛇床子 20g，川断 60g，紫河车 60g。

诸药共研细末，炼蜜为丸，每丸重 10g。嘱返当地后男女双方同服，每次 1 丸，每日 3 次。

治疗经过：1994 年 7 月 26 日来信告知，双方自 5 月 25 日开始服药，7 月中旬女方月经未至，阴道有少量血性分泌物，当地医院诊为早孕，给予安宫黄体酮片口服保胎。祝氏回信为疏保胎八味方。

白术 10g，黄芩 10g，苏叶 5g，砂仁 3g，白扁豆 15g，川断 10g，桑寄生 10g，菟丝子 10g，陈皮 10g，生黄芪 10g。

20 剂。其后足月顺产生子。

（董振华，季元，范爱平. 祝谌予经验集. 人民卫生出版社）

【诠解】本例患者妇检、输卵管检查等检查均未见异常，只是略感乏力，大便偏溏，月经后错，经量不多。由此症状辨证为肾虚精亏。方用菟丝子、覆盆子、枸杞子、韭菜子、女贞子、蛇床子、川断、紫河车等阴阳并补之剂，投以归、芍、芎等养血调经之品，车前子、五味子淡渗、收涩止泻。诸药合用炼蜜为丸，药效缓和、持久，且男女双方同治，获得良效。

王子瑜医案

（补肾益精充血海，循期通补经自调）

朱某，女，28 岁。2005 年 6 月 17 日初诊。自然流产后 2 年未孕，伴月经稀发。

初诊：13 岁初潮起月经稀发，曾服用达英 -35（炔雌醇环丙孕酮片）半年。2003 年 6 月孕 7 周自然流产，未避孕至今未孕。基础体温单相，Lmp：2005 年 5 月 17 日。察其舌暗红，舌苔薄黄，脉弦。诊其为肾虚精亏，兼有瘀滞。肾虚精亏，冲任血海不能按时满盈，故自月经初潮起月经后期；肾主生殖，肾虚则胎元不固，而自然流产；肾虚精亏，难以摄精成孕，故流产后 2 年未孕。治宜补肾填精。因正值经前，先治以补肾养血，活血通经，方予桃红四物汤、失笑散加减。

处方：淫羊藿 15g，当归 10g，赤白芍（各）10g，熟地黄 15g，红花 10g，丹参 15g，茺蔚子 15g，刘寄奴 15g，生山楂 30g，制香附 10g，生蒲黄（包）10g，五灵脂 10g，益母草 15g。水煎服，日 1 剂。

复诊：平时以补肾填精为主，经前佐以活血通经。黄体期用四物五子丸，有维持黄体作用。患者原月经不调，基础体温单相，治疗三诊时，基础体温出现双相，月经规律。3 个月受孕。

（孙光荣，鲁兆麟，雷磊. 当代名老中医典型医案集·妇科分册. 人民卫生出版社）

【诠解】患者从月经初潮起即月经不调，多属于先天肾气不足，加之反复人流，手术损伤胞络，冲任失调，屡孕屡堕伤肾，肾虚冲任失养，血海不充致月经后期、不孕。肾气不足，运血无力，血行迟滞，不通则痛，故见腹痛、舌暗等瘀滞之象。治疗宜以补肾填精为主。首诊是正值经汛将至，治疗以补肾养血，活血通经，四物汤方中熟地大补肝肾，当归补血活血，白芍敛阴养血。益母草、红花、蒲黄、五灵脂活血化瘀通经；平时以补肾填精为主，黄体期用四物五子丸补益肝肾，使精血充足，血海按时满盈，月事自以时下。经水调，冲任相资，才能受孕。

二、脾肾两虚

黄绳武医案

（血肉有情养冲任，精血充足胎孕成）

来某，女，24 岁。初诊：1983 年 9 月 11 日。

主诉及病史：结婚近 3 年未孕，以往月经周期、量、色均正常，唯夏季月经推后。近几个月来月经推后 10 余天，量少，色红，有小血块，无腹痛，每经前一天头面浮肿，见红后浮肿消退，素头昏、纳差，较一般人怕冷，带下正常，二便尚可。妇科检查：子宫核桃大小，附件（-）。末次月经 8 月 15 日。曾到处求医治疗年余无效。

诊查：舌质淡，苔薄白，脉沉细两尺迟弱。

处方：党参 12g，白术 15g，当归 10g，熟地 20g，枸杞 10g，菟丝子 10g，鹿角霜 15g，龟甲 20g，淫羊藿 10g，川椒 4.5g，香附 10g，白芍 12g

二诊：10 月 6 日。服上方药近 20 剂，一般感觉尚好，上次月经 9 月 22 日来潮，推后近 1 周，这次月经还未潮，怕冷感明显减轻。舌质淡红，苔薄白，脉细。继服上方药，加紫河车 30g。

三诊：12 月 12 日。末次月经 10 月 25 日，现停经 48 天，无不适，唯晨起稍感恶心，嗜睡。妇科检查：子宫近鸭蛋大，质软，妊娠试验（+），诊断：早孕。停止服药。随访：1984 年 7 月顺产一男婴。

（董建华．中国现代名中医医案精粹·第 2 集．人民卫生出版社）

【诠解】患者月经后期量少，少许血块却无腹痛，乃精亏血少，病在肝肾；经前浮肿、头昏、纳差，属脾虚；又畏寒肢冷，可见肾阳不足，命门火衰。"肾虚冲任失养，血海不充，故婚久不孕。宜温肾补气养血，调补冲任治之"，故以毓麟珠加减。旨在补肾益气，温养冲任。《临证指南》云："任脉为病，用龟甲以静摄，督脉为病，用鹿角以温煦，"故方中用血肉有情之品鹿角霜、龟甲养任督。经曰："精不足者补之以味"是也。诸药合用，既能温补先天肾气以生精，又能培补后天脾胃以生血，使精血充足，冲任得养，胎孕可成。

罗元恺医案

医案 1（补肾健脾兼疏肝，经汛有期种子成）

饶某，女，36 岁，医生。1978 年 4 月 15 日初诊。

婚后同居 5 年余，未有子嗣。经全面检查也大致正常，四处求医，未见疗效。今年初曾在广州某医院取子宫内膜（月经来潮 3 小时后）活检，病理报告为分泌期子宫内膜，腺体分泌欠佳。

月经 15 岁初潮，周期尚准。但自 1973 年婚后出现月经先后不定，后期为多，有时两三月始一潮，经量少，甚则点滴一日即净，色暗红，经前乳胀。曾用人工周期几个月，停药后依然如故。平素头晕，疲倦不耐劳，腰酸痛，尿清长，四肢不温，胃纳一般，白带较多，面色晦黄，有暗斑，舌淡略暗，苔白，脉沉细尺弱。

检查：丈夫精液检查正常。

诊断：①月经后期；②月经过少；③不孕症。

辨证：脾肾两虚，兼有肝郁。

治则：补肾健脾为主，佐以疏肝解郁。

处方：菟丝子 25g，覆盆子 10g，枸杞子 15g，金樱子 25g，当归 12g，川芎 6g，首乌 25g，党参 20g，香附子 10g。每日 1 剂。

4 月 26 日二诊：自服上方加减十余剂，腰痛稍减，余症同前。

处方：菟丝子 25g，淫羊藿 10g，党参 20g，白术 15g，鸡血藤 30g，白芷 6g，香附子 10g。每日 1 剂。

5 月 3 日三诊：药后经来，无乳胀，精神较前好些。仍以补肾健脾养血治之。

处方：菟丝子 25g，淫羊藿 12g，续断 20g，金毛狗脊 20g，党参 20g，白术 15g，首乌 30g，白芷 10g。

6月25日四诊：自行照上方服后，月经较准，末次月经6月23日，1日干净，量比前稍多，头晕腰痛减，四肢较暖，纳可，舌淡红，苔白，脉沉细。

处方：菟丝子 25g，覆盆子 10g，党参 20g，枸杞子 15g，金樱子 25g，首乌 25g，川芎 6g，当归 12g，香附子 10g。

嘱经净后每周服4剂，复查。连服二三月后复诊。

9月23日五诊：遵医嘱服上方，诸证均见好转，月经准时于7月23日来潮，经量增多，4日干净，经后仍依上方法服药至8月20日。现停经2个月，头晕欲吐，纳差，疲乏，在当地作妊娠小便实验阳性。舌淡红，苔白略腻，脉沉细滑。

检查：外阴阴道正常。子宫颈软、着色，子宫体前倾、软，增大如孕2个月。双侧附件正常。

诊为早孕。治宜补肾健脾安胎，拟寿胎丸合四君子汤加减。

观察至妊娠6个月，均无异常。

（罗颂平，张玉珍. 罗元恺妇科经验集. 上海科学技术出版社）

【诠解】患者婚后出现月经先后不定，后期为多，有时两三月始一潮，经量少，甚则点滴一日即净，色暗红，经前乳胀。平素头晕，疲倦不耐劳，腰酸痛，尿清长，四肢不温，胃纳一般，白带较多，面色晦黄，有暗斑，舌淡略暗，苔白，脉沉细尺弱，辨证为脾肾两虚，兼有肝郁，治疗予以补肾健脾为主，佐以疏肝解郁。获效受孕。

医案 2（脾肾阳虚经行迟，温肾健脾补血宜）

胡某，女，31岁，医务工作者。1976年11月20日初诊。

结婚6年，同居不孕。14岁月经初潮，向来月经延后10日左右，经色淡红，量中等，有少许血块，末次月经11月18日。今年9月月经来潮6小时内取子宫内膜活检，病理报告为分泌期子宫内膜，腺体分泌欠佳。输卵管通水术提示基本通畅。但久不受孕。近三年来腰酸痛楚（经照片未发现腰椎病变），常头晕，疲乏，纳差。最近脱发较甚，怕冷，睡眠欠佳，二便尚调，面青白虚浮，唇淡，舌淡暗略胖，苔白，脉沉细。

检查：外阴阴道正常。宫颈光滑，宫体前倾，较正常略小，活动，无压痛。

双侧附件正常。丈夫精液检查正常。

诊断：①月经后期；②不孕症。

辨证：脾肾阳虚。

治则：温肾健脾补血。

处方：菟丝子 25g，淫羊藿 12g，破故纸 15g，续断 15g，党参 15g，白术 15g，当归 12g，制首乌 30g。每日 1 剂。

1977 年 1 月 29 日二诊：本次月经逾期 13 日，仍觉腰痛，纳呆，守前法。

处方：菟丝子 25g，淫羊藿 10g，桑寄生 30g，金毛狗脊 16g，党参 20g，白术 15g，茯苓 25g，陈皮 6g，当归 12g。

5 月 4 日三诊：近 2 个月来常服上方后，腰痛减轻，睡眠、胃纳好转，舌淡暗，苔白微黄略腻，脉细稍弦。

处方：菟丝子 20g，淫羊藿 10g，仙茅 10g，金樱子 18g，党参 15g，白术 15g，茯苓 25g，神曲 10g。

7 月 30 日四诊：服药后月经按时于本月 20 日来潮，量中等，腰痛减，但觉头晕，疲乏，健忘。守前法，稍佐以祛风。

处方：菟丝子 25g，破故纸 15g，淫羊藿 12g，党参 25g，白术 20g，炙甘草 6g，当归 12g，川芎 6g，白芷 10g。每日 1 剂。

10 月 12 日五诊：前症渐见好转，但稍劳累则腰酸痛，乏力，怕冷，胃纳一般，月经较前准。仍以温肾健脾养血为治。

处方：淫羊藿 10g，仙茅 10g，菟丝子 25g，续断 12g，黄精 15g，首乌 15g，鸡血藤 30g，党参 20g，白术 20g，炙甘草 6g，陈皮 5g。

11 月 12 日六诊：服上方十余剂后头晕已除，腰痛不甚，胃纳转佳，月经依期，末次月经 11 月 6 日，4 日干净，舌淡胖，苔白微黄，脉弦滑略缓。仍以温肾健脾治之。

处方：菟丝子 25g，覆盆子 15g，破故纸 15g，淫羊藿 10g，党参 20g，白术 15g，当归 12g，艾叶 10g。

此后按此方加减，每月月经后服 8 剂，身体健康，月事以时下，至 1978 年 3 月怀孕，孕期正常。

（罗颂平，张玉珍．罗元恺妇科经验集．上海科学技术出版社）

【诠解】患者初潮后月经一直延后，经色淡红，量中等，有少许血块。近三

年来腰酸痛楚，常头晕，疲乏，纳差。最近脱发较甚，怕冷，睡眠欠佳，二便
尚调，面青白虚浮，唇淡，舌淡暗略胖，苔白，脉沉细，中医辨证为脾肾阳虚，
肾主生殖，肾阳虚不能激发氤氲乐育之气，脾虚气血乏源，不能摄精成孕，故
婚后久不受孕。治疗谨守病机，予以温肾健脾补血，最终孕育。

周信有医案

（温补脾肾暖胞宫，循期序贯收奇功）

高某，女，27岁，2005年8月9日初诊。

婚后4年未孕，月经40~50天一潮，量少色淡，经后腹痛；常头晕目眩，
腰膝酸软，性欲淡漠，形寒肢冷，体乏纳差。医院检查，夫妇二人生殖各项均
无异常，具备生育能力。诊见其形体瘦弱，面色黄暗，舌淡苔少，脉沉细弱。
中医辨证属脾肾阳虚，宫寒不孕。治宜温补脾肾，调冲暖宫。

处方：党参20g，炒白术9g，黄芪20g，淫羊藿20g，仙茅20g，补骨脂
20g，巴戟天20g，当归20g，益母草20g，小茴香9g，菟丝子20g，怀牛膝9g，
桂枝9g，炙甘草6g。水煎，在月经来潮第5天起服用，每日1剂，直到月经中
期为止。在月经周期第14天开始，即月经中期的排卵之日内，上方加活血祛瘀
之品丹参20g、赤芍20g、泽兰20g、红花9g、香附9g。通过活血祛瘀，促进成
熟卵泡发生破裂而排出。共服药6个周期，于2006年3月欣闻有孕。

（周信有.周信有.中国中医药出版社）

【诠解】此例证属脾肾阳虚，宫寒不孕。肾为先天之本，元气之根，胞宫系
于肾，精源于肾。脾胃为后天之本，气血生化之源，气虚则不能载胎，血虚则
不能养胎。本例采用周期序贯疗法，分别针对经后期和经中期采用不同的治疗
方法，经后期予以温补脾肾，经中期即氤氲之时增加活血祛瘀之品，促进成熟
卵泡排出。精血充足，胞宫温暖，氤氲之时，则顺利受孕。

王绵之医案

（心脾肾脏同调治，宫暖痰化瘀血去）

某女，33岁。1990年4月1日初诊。结婚8年未孕。

初诊：婚前即月经不调，经常愆期不至，量少而色暗。其人形体丰腴，面

颊部色素沉着明显，腰酸溲少，足跗浮肿，按之没指，白带淋漓，质清稀而黏如涕，近日晨起颜面部亦觉肿胀；舌淡胖，苔白根腻，脉细弦，两尺无力。此属脾肾不足，冲任虚寒，痰瘀互阻，胞脉不利之证。治以温肾健脾，化痰消瘀，兼以利水通络。

处方：生黄芪15g，防己10g，怀牛膝15g，茯苓15g，桃仁6g，红花6g，制香附10g，淫羊藿15g，䗪虫6g，清半夏10g，化橘红10g，炒枳实10g。10剂。

二诊：药后小便通畅，肿胀明显减轻。因经期将至，加强活血化瘀之力。前方加茜草10g，茺蔚子10g，泽兰10g，赤芍10g，白芍10g。7剂。

三诊：月经已行，量较多有血块，为防动血过甚，前方去䗪虫，茜草，茺蔚子，加生地黄10g，炒白术10g，川断10g。7剂。

四诊：经行5日已净，虽下紫黑血块较多，但周身轻松，无不适。经后加强补肾固精，补益气血以培本固元。

处方：生地黄10g，熟地黄10g，枸杞子10g，淫羊藿10g，菟丝子10g，当归10g，炒白芍10g，桃仁10g，红花10g，怀牛膝10g，制香附10g，肉桂10g。

如此调节半年后，月经周期基本正常，患者体重减轻，面部黄褐斑明显消退，舌质渐转红润，舌边、尖部瘀斑亦减少。

继续调治5个月，终于获孕。

[吴大真，李剑颖．国医大师验案精粹（妇科、儿科、外科、五官科篇）．化学工业出版社]

【诠解】《傅青主女科》提及有一类不孕妇人表现为"下身冰冷，非火不暖"，并指出原因为"胞宫寒之极"，何以寒凉？"盖胞胎居于心肾之间，上系于心，而下系于肾，胞胎之寒凉，乃心肾二火之衰微也"，女子胞宫寒极，则不能摄精成孕。本案因心肾火衰，冲任脉络寒滞血瘀而不孕，肾阳不足，不能温脾阳，脾运化水湿功能障碍，故见形体丰腴，足跗浮肿，按之没指，白带淋漓，质清稀而黏如涕，近日晨起颜面部亦觉肿胀；治以温肾健脾，化痰消瘀，兼以利水通络。意在温补脾肾，脾肾阳气旺盛，则胞宫的寒气、体内水湿自然散尽。然患者素体虚寒，达数年之久，寒则血运不畅，胞脉失养，故方中尚需加以养血活血行气之品，才能标本兼治。

三、肾虚肝郁

钱伯煊医案

（疏肝温肾兼调脾，脏腑和调育子嗣）

张某，女，成人，已婚。初诊日期：1971 年 6 月 23 日。

结婚 4 年未孕，月经后期，40~50 天一次，平素腰腹寒痛，经前乳房作胀，本次月经 6 月 2 日来潮，舌苔淡黄腻、中剥，脉象沉细。病由肝郁肾虚，寒气凝滞所致。治以疏肝益肾，温经散寒。

当归 12g，茯苓 12g，青橘皮各 6g，制香附 6g，旋覆花 9g，艾叶 6g，狗脊 12g，桑寄生 12g，牛膝 9g，益母草 12g。

8 剂。另：艾附暖宫丸 20 丸，早晚加服各 1 丸。

7 月 5 日二诊：头晕腰痛，泛恶纳差，舌苔淡黄腻、尖刺，脉沉细滑。此属肾虚肝旺，脾胃不和，治以疏肝益肾，健脾和胃，佐以活血调经。

党参 12g，茯神 12g，青橘皮各 6g，旋覆花 9g（包），山药 12g，川断 12g，桑寄生 12g，灯心 3g，白芍 9g。

16 剂。另：益红片 200 片，每日 3 次，每次 10 片（本院自制，附方于后）。

12 月 31 日三诊：月经于 7 月 28 日和 9 月 16 日来潮 2 次，末次月经 11 月 16 日，量中等，腹痛乳胀，泛恶纳差，舌苔薄黄、尖红，脉象细滑，肝胃不和，肾阳又虚。拟以疏肝和胃，佐以益肾。

柴胡 6g，制香附 6g，橘皮 6g，姜竹茹 6g，黄芩 9g，桑寄生 15g，生地 12g，菟丝子 9g，3 剂。

1972 年 1 月 3 日四诊：月经月余未至，口淡无味，喜酸厌油，乳房作胀，舌苔薄黄，脉滑。尿妊娠试验阳性，现已怀孕。治再理气和胃，佐以益肾。

生地 12g，黄芩 6g，桑寄生 15g，苎麻根 12g，姜竹茹 9g，橘皮 6g，川断 12g，苏梗 6g，旋覆花 6g（包），3 剂。

以后继续调理，于 1972 年 8 月正常分娩。

附：益红片方。

益母草 240g，牛膝 90g，茜草 60g，泽兰 120g，红花 60g，川芎 60g。

上药共为末，制成片剂，每次服 10 片，每日早晚各服 1 次。

（中国中医研究院西苑医院．钱伯煊妇科医案．人民卫生出版社）

【诠解】寒气凝滞，血海不能按时满溢，故月经周期延后，"不通则痛"，故平素腰腹寒痛；肝藏血，主疏泄，经前或经期气血下注冲任血海，易使肝血不足，理气养血、暖宫调经。二诊结合脉证肝、肾、脾三脏共调，使肝舒、肾盛、脾健、胃和、血活。三诊时患者已孕，予以疏肝、和胃、益肾、顺气、安胎。

朱小南医案
（求子之道先调经，疏肝补肾调冲任）

孔某，25 岁。

禀赋虚弱，19 岁月经初潮起，后即隔 3 个月一转，婚后 7 年未孕，于 1961 年间前来门诊。

初诊：4 月 12 号。面色萎黄，精神疲乏，胸闷头眩，腰酸肢软，据述经水 3 个月一转，刻已 2 月余未来。近日情绪不佳，夜寐欠安，脉象细弦，舌质淡苔白。证属肾虚肝郁，气血不足。治宜补肾养血，健脾解郁。

当归 9g，川芎 4.5g，香附 9g，白术 6g，陈皮 6g，茯神 9g，丹参 9g，黄芪 9g，巴戟天 9g，淫羊藿 9g，菟丝子 9g。

二诊：4 月 14 日。服药后胸闷已宽，夜寐已安，唯感周身骨节酸痛，时感寒冷，腰酸膝软，肝木虽已稍舒，而血虚肾亏依然。治宜补肾益血，温经活络。

狗脊 9g，杜仲 9g，续断 9g，当归 9g，龟甲 12g（先煎），阿胶 9g，川芎 4.5g，黄芪 9g，熟地 9g，桂枝 2.4g，陈艾 6g。

三诊：4 月 19 日。调理后肢节疼痛稍好，经水已来 3 日，乃近 2 个月始转，量少色淡，刻感腰背酸痛，面色不华，小腹有寒冷感，脉象细迟，舌质淡苔薄白。此乃肾虚血少，冲任虚寒。治宜调补肝肾，温宫调经。

当归 9g，白术 6g，陈皮 6g，狗脊 9g，续断 9g，鹿角霜 9g，秦艽 9g，黄芪 9g，阿胶 9g，香附 9g，肉桂 2.4g。

四诊：6 月 3 日。四季经，惯常 3 个月一转，经调理后昨隔 1 个半月而来，此佳兆也，较上次色量均较好转，腰酸肢软。治宜补肝肾，调经水。

丹桂 9g，川芎 4.5g，熟地 4.5g，香附 6g，巴戟天 9g，丹参 9g，紫河车 6g，杜仲 9g，续断 9g，陈皮 6g。

五诊：6 月 7 日。经水将净，刻有腰酸头眩，精力疲乏，当系体弱尚未全复。治宜调补二天，兼养气血。

熟地9g，制首乌9g，白芍6g，黄芪9g，杜仲9g，续断9g，紫河车6g，狗脊9g，白术9g，苏梗6g，茯苓9g。

六诊：6月23日。头眩胸闷，食欲不振，精神疲倦，素禀怯弱，尤痊夏重，脉象细缓，舌苔薄腻。证属暑湿交阻，气虚血少。治当宽胸和胃，益气养血。

当归9g，黄芪2.4g，五味子4.5g，藿香2.4g，苏梗4.5g，蔷薇花2.4g，黄柏1.5g，砂仁2.4g（后下），制黄精9g，川芎4.5g，陈皮6g。

七诊：6月29日，脉象细弦，舌质淡苔薄，腰背疼痛而有寒冷感，此乃肾虚血少，气血凝滞。治宜温通经络，填补冲任。

鹿角霜9g，当归6g，熟地9g，制首乌9g，阿胶9g，紫河车6g，黄精9g，嫩桑枝9g，桑寄生9g，秦艽9g，桂枝4.5g。

八诊：8月3号，经水有近2个月未来，胸闷纳呆，食欲稍差，舌质薄而腻，脉象细缓。脾为湿阻。治宜补肝肾化暑湿。

当归9g，川芎4.5g，熟地9g，白芍6g，五味子4.5g，杜仲9g，黄精9g，白术4.5g，藿香4.5g，佩兰6g，佛手柑6g。

九诊：8月8日。经水前日已来，与上次相隔2月余，较四季经已有提前，量不多，色尚正常，胸宇不宽，略有腰酸。治宜调经益血，兼补冲任。

当归9g，紫河车9g，熟地9g（砂仁2.4g拌），丹参9g，巴戟天9g，菟丝子9g，黄芪9g，白术6g，制香附9g，炒枳壳4.5g，陈皮6g。

十诊：1962年1月27日，去岁服药调治后，8月16日来经，10月初有来经，相距1月半，经水渐调，症状好转，刻又3月余未来。头眩神疲，潮热恶寒，泛泛欲吐，小溲频数，脉象滑数。已是怀孕之兆。治宜宽中和胃。

苏梗4.5g，白术6g，陈皮6g，茯苓9g，炒枳壳4.5g，白芍6g，代代红2.4g，荷梗2尺，左金丸2.4g，孩儿参4.5g。

十一诊：2月18日。怀孕4个月，胸闷头眩，腰酸肢楚。治拟健脾安胎。

焦白术9g，陈皮6g，孩儿参9g，菟丝子9g，覆盆子9g，杜仲9g，续断9g，熟地9g，苏梗6g，苎麻根9g。

（朱南孙，朱荣达. 朱小南妇科经验选. 人民卫生出版社）

【诠解】不孕症与月经不调关系颇密，《女科切要》谓："妇人无子皆由经水不调，经水所以不调者，皆由内有七情之伤，外有六淫之感，或气血偏盛，阴阳相乘所致。"说明月经不调乃导致不孕的重要因素之一。因此朱丹溪谓："求子之道，莫先调经。"月经准期，则生育机会即多。调经之法无非为辨证求因，审因论治，虚则补之，郁则疏之，寒则温之，热则清之。月经恢复正常，身体健康则从不孕而致有孕。在经水逐渐准期后，尚需注意，如肾气不足，性欲渐淡者，可在排卵期前后服用峻补冲任之品，如鹿角胶、紫河车、巴戟天、淫羊藿等有助孕作用。

本例经水 19 岁初潮，子宫发育欠佳，禀赋素弱，经水 3 个月一转，以致婚后七载未孕，情绪又抑郁不欢。初诊以舒肝郁补肾气并重，治以加味交感丸（《女科要旨》方：香附、菟丝子、当归、茯神）为主，加入养血调经药如归、芎等。二诊时因患者情绪稳定，症有转机，唯肾亏血少，冲任虚寒，治以补肝肾温胞宫着眼，以百子建中汤（《济阴纲目》方：当归、川芎、白芍、熟地、阿胶珠、陈艾）为主，并加桂枝以温经通络，兼治气血寒凝而致的骨节疼痛。三诊时经水已来，经少而小腹有冷感，调经温宫并顾，以妇人归附丸（《济阴纲目》方：香附、当归、鹿角霜）为主，并加肉桂以增强温宫的能力。四、五诊时经水来临，期已稍准，治疗以养血补肾为主，并加紫河车以促进子宫的发育。六诊时适值霉期患者素来痀夏，此时暑湿交阻，精力委顿，食欲不振，治以黄芪、熟地等养气血，并加藿香、苏梗、蔷薇花以清暑化湿，振奋胃气。七诊时腰背冷痛，主以鹿角霜温补督脉，并合紫河车以促进胞宫发育。八诊时，值盛暑，胃纳不馨，治以健脾悦胃，藿香、佩兰、佛手柑等均为时令药，兼用四物汤以养血调经。九诊时经水已来，用药调补冲任，隔 1 月余，经水又来，时期近正常，旋即怀孕。十诊时妊娠已 3 月余，证明调经种子之论，在临床上具有指导意义，实践中颇获成效。

何少山医案

（补肾疏肝调冲任，精血充足孕育成）

王某某，已婚，工人。1999 年 7 月 30 日初诊。

主诉：婚 2 年尚未孕。现病史：1997 年 5 月结婚，夫妻同居性生活正常尚未孕，男方精液检查 40 分钟未液化，47% 畸形率，活动率 60%，正在服益肾宝及五子衍宗丸。平素月经逐月后期，时常闭止，经前乳房胀痛 1 周，末次月经 6 月 9 日已延期二旬余未转。形体略丰，舌质淡苔薄白，脉细。辨证分析：肾虚肝郁，胞脉失养，难以摄精成孕。中医诊断：不孕症（肾虚肝郁）；西医诊断：原发不孕。治拟：补肾疏肝调冲。

处方：象贝母 10g，姜半夏 9g，柴胡 6g，鹿角片 10g，化橘红 5g，茯苓 10g，当归 10g，川芎 6g，益母草 15g，制香附 10g，广郁金 6g，制巴戟肉 12g。7 剂。

二诊1999年8月10日：基础体温单相，末次月经6月9日，停经已2月仍未转，劳则腰酸，苔薄腻，脉弦细滑，拟滋阴养血，同时配合安宫黄体酮片。

处方：熟地炭9g，杭白菊10g，当归10g，川芎6g，制香附10g，广郁金6g，川续断10g，菟丝子10g，炒杜仲12g，甜苁蓉15g，小胡麻10g，桃仁6g，丹参15g。10剂。

1999年9月12日复诊：末次月经8月21日，量中，3天净，于9月7日复行，量中，4天净，舌淡苔薄腻脉细，再拟补益冲任。

处方：淫羊藿15g，甜苁蓉15g，当归10g，酒白芍10g，熟地15g，全瓜蒌15g，砂仁3g，鹿角霜10g，巴戟肉12g，川续断10g，菟丝子10g，炒杜仲12g，陈皮5g。

1999年10月20日复诊：末次月经10月15日，后期1周，本月基础体温双相，咽干便难，脱发，舌淡苔薄腻脉弦细滑，再拟滋阴养血。

处方：玄参12g，麦冬10g，马齿苋15g，熟地15g，当归12g，川芎6g，酒白芍10g，制香附10g，鹿角霜15g，板蓝根10g，川石斛10g。

1999年11月3日复诊：基础体温尚未升温，腰酸，咽干，唇燥，便难，再拟滋肾养血。

处方：熟地15g，当归12g，川芎6g，酒白芍10g，制香附10g，广郁金6g，鹿角霜15g，巴戟肉12g，淫羊藿15g，甜苁蓉15g，全瓜蒌15g，川续断10g，益母草12g，枸杞子15g。14剂。

1999年12月1日复诊，诉月经延期，查尿妊娠试验阳性，后B超提示宫内孕，活胎。

（章勤. 何少山医论医案经验集. 上海科学技术出版社）

【诠解】肾阴虚精血不足，冲任血虚，血海空虚无经血满盈，故经期错后。肝气郁结，则血为气滞，瘀阻冲任，发生经期错后，经前乳胀。肝肾精血充足，月事如期，胞宫温煦，则可妊养。本案以补肾疏肝调冲为法治疗，疗效明显。

四、肝肾两虚

何炎燊医案

（精血俱虚摄精难，血肉有情填精血）

沈某，女，22岁。2005年9月19日初诊。

结婚后 2 年不孕。

初诊：患者 14 岁月经初潮，月经期 5 天，月经周期一向无定期，有时推迟 1 个月才至，月经量少，舌暗红，无血块。结婚后 2 年不孕（配偶生殖功能正常）。2005 年 4 月曾用性激素治疗（具体药物不详），用药则月经周期准时，停药后月经又无定期。2004 年 6、7、8 月进行 B 超监测排卵期，结果均提示：卵泡发育缓慢。月经期第 14 天，卵泡仅为 1.2cm×0.9cm。2005 年 7 月 19 日作输卵管通液示阻力较大。刻诊：其人面色萎黄，体形偏胖，精神疲乏。自述体质一向不能耐受寒凉食物，纳呆，畏寒，月经期腰酸，但无腹痛，二便正常。察其舌质正红，苔黄微腻，脉沉细，尺涩。诊其为不孕症，由肝肾精血俱虚所致。盖既有先天肾气不足，又因后天脾胃腐熟、运化功能失职，而使肝肾精血俱虚，遂令冲任虚衰，不能摄精成孕；且肾气亏损，藏泄失司，冲任失调，血海蓄溢失调，以致月经先后无定期。法当以血肉有情之品以填精养血，补脾柔肝，行血调经，方拟三甲复脉汤合六味地黄丸、养精种玉汤、二至丸、四物汤（用丹参、三七代川芎）加减治之。

处方：龟甲 25g，鳖甲 25g，牡蛎 20g，熟地黄 20g，山药 20g，山萸肉 15g，丹参 15g，三七 5g，太子参 20g，当归头 15g，白芍药 20g，女贞子 15g，旱莲草 15g。水煎服，日 1 剂。

复诊：服用前方 15 剂后，精神、胃纳明显好转，畏寒减。此乃脾胃功能渐健，气血稍复。继以三甲复脉汤合四君子汤，填肾精，养肝血，补脾气，行血调经，以竟全功，而受孕生子。

（孙光荣，鲁兆麟，雷磊. 当代名老中医典型医案集·妇科分册. 人民卫生出版社）

【诠解】本案患者面色萎黄，体形偏胖，精神疲乏。体质不能耐受寒凉食物，纳呆，畏寒，月经期腰酸，二便正常。察其舌质正红，苔黄微腻，脉沉细，尺涩。诊其为不孕症，为肝肾精血俱虚所致。患者既有先天肾气不足，又因后天脾胃腐熟、运化功能失职，而使肝肾精血俱虚，遂令冲任虚衰，不能摄精成孕；且肾气亏损，藏泄失司，冲任失调，血海蓄溢失调，以致月经先后无定期。治疗以血肉有情之品填精养血，补脾柔肝，行血调经，方拟三甲复脉汤合六味地黄丸、养精种玉汤、二至丸、四物汤（用丹参、三七代川芎）加减治之。《傅青主女科》有治不孕症之"养精种玉汤"，药仅四味，以熟地黄、山茱萸填肾精；当归、白芍养肝血。此组方原则实即昭示了治疗虚性不孕症所应依循的基本原则。因此，方中不仅加入二至丸补肾养肝，加太子参、山药健脾以充化源；而且将卵泡发育不良视为肾虚典型特征，加血肉有情之"三甲"；视输卵管欠通为瘀阻之象，加丹参、三七。融中西医于一体，师古法而不泥。

五、痰湿壅阻

门成福医案

（痰壅气机胞脉阻，苍附导痰化痰湿）

王某，女，27岁，2003年8月28日初诊。

病史：自述结婚2年未避孕而不孕，月经经常后错，量少色淡，白带量多，质稀，性欲淡漠，头晕心悸，胸闷泛恶，二便正常，舌淡，苔白腻，脉滑。

辨证：辨证为痰湿。痰湿壅阻气机，胞脉阻塞，不能摄精成孕，故婚久不孕，月经错后且量少；痰湿内阻，清阳不升，浊阴不降，故头晕心悸，胸闷泛恶；舌淡，苔白腻，脉滑，为痰湿内阻之象。

治则：燥湿化痰，理气调经。

方药：苍附导痰汤加减。

苍术15g，香附15g，陈皮15g，半夏15g，茯苓15g，甘草6g，胆南星15g，枳壳15g，三棱、莪术各15g，土鳖虫15g，川牛膝15g，白芥子15g，牵牛子15g，薏苡仁30g，柴胡15g，木香6g。

7剂，日1剂，水煎服。

二诊：9月18日。服药后，其他无不适，舌淡，苔白腻，脉滑。

守上方加丹参30g，益母草30g，水蛭15g。7剂，日1剂，水煎服。

三诊：9月29日。服药后9月23日来月经，量多，腹胀，其他无不适，舌淡，苔白腻，脉滑。四物汤加减。

当归25g，川芎15g，白芍15g，熟地25g，大黄10g，川牛膝15g，杜仲15g，菟丝子30g，金银花25g，薏苡仁30g。

10剂，日1剂，水煎服。

四诊：10月13日。服药后24日来月经，量少色淡，大便溏，其他无不适，舌淡，苔白腻，脉滑。

守上方加柴胡15g，枳壳15g，三棱、莪术各15g；大黄改为15g。10剂，日1剂，水煎服。

五诊：10月27日。服药后痰多，其他无不适，舌淡苔白腻，脉滑。

守上方加白术 15g、茯苓 15g、冬瓜子 30g。7 剂，日 1 剂，水煎服。

六诊：11 月 8 日。服药后月经仍未来，腹痛，自查尿 hCG（＋），舌淡，苔薄白，脉沉细。寿胎丸加减。

桑寄生 25g，川断 25g，菟丝子 30g，阿胶珠 15g，杜仲 15g，枸杞子 15g，黄芩 15g，白术 15g，陈皮 15g，砂仁 10g（后下），苏梗 25g，麦冬 25g，姜竹茹 15g。

14 剂，隔日 1 剂，水煎服。

（门成福．门成福妇科经验精选．军事医学科学出版社）

【诠解】此例证属痰湿壅盛，方用苍附导痰丸加减，化痰燥湿、理气调经。三诊四物汤加减，补血调血，加以补肝肾药物。四诊经量色淡，大便溏，故加以三棱、莪术破血行气，大黄逐瘀通经。五诊加白术、茯苓、冬瓜子健脾利湿。痰去则经调，经调则有子。

六、气滞血瘀

王云铭医案

（活血化瘀通胞络，温肾补肝助孕育）

赵某，女，28 岁，工人，临淄区金岭镇金南村人。于 1983 年 10 月 26 日诊。

病史：已婚 4 年，夫妇同居未孕。末次月经日期：10 月 21 日。今天是行经期第 6 天。月经 14（7/50~60）日，量中等，经色紫黑有块，小腹胀痛，有下坠感，平常白带不多。9 月份在淄博市第三医院就诊时，妇科检查未见异常。

检查：舌质暗有瘀点，脉象沉细。

辨证：不孕（气滞血瘀，胞络瘀阻症）。

治法：活血化瘀，疏通胞络。

处方：①当归 12g，川芎 9g，赤芍 9g，熟地黄 15g，桃仁 15g，红花 9g，三棱 9g，莪术 9g，吴茱萸 6g，延胡索 12g，路路通 9g，炮山甲 9g。水煎服。2 剂。

②通经甘露丸 9g×10 包；得生丹 9g×20 丸；金匮肾气丸 9g×20 丸；六味地黄丸 9g×10 丸。

服法：等经净后先服通经甘露丸 10 包，每日早晚各服 1 包；服完通经甘露丸后服得生丹 20 丸，每次 1 丸，一天 2 次，每次配服六味地黄丸半丸；服完得生丹后，服金匮肾气丸 20 丸，每次 1 丸，每日早晚各服 1 丸。俱用温开水送服。

按上面的次序服药，待至下次月经来潮时，服方①之汤药 2 剂，每日 1 剂，水煎，早晚各服 1 次。

二诊：1983 年 11 月 22 日。

末次月经日期：11 月 14 日。这次月经 25 天来潮，持续 6 天，量不多，腹不痛，腰不痛，白带不多。脉细数，苔薄白。治宜益肾养血。

处方：①当归 12g，川芎 9g，赤芍 9g，党参 15g，黄芪 30g，熟地黄 24g。水煎服。2 剂。

②乌鸡白凤丸 9g×20 丸；六味地黄丸 9g×10 丸。

服法：先服乌鸡白凤丸，每日早晚各服 1 丸；服完乌鸡白凤丸后，服六味地黄丸，每日早晚各服 1 丸。服完上面的药，待至下次月经来潮时，服方①之 2 剂中药，每日 1 剂，水煎，早晚各服 1 次。

三诊：1984 年 10 月 11 日。

末次月经日期：10 月 8 日。今天是行经期第 4 天，这次月经 30 天来潮，经色紫黑有块，小腹隐痛，腰痛。舌苔无大变化。治宜益肾养血活血。

处方：①熟地黄 30g，干山药 15g，山茱萸 15g，牡丹皮 9g，茯苓 9g，泽泻 9g，当归 6g，黄芪 30g，蛇床子 9g，菟丝子 15g，五味子 9g。水煎服。3 剂。

②得生丹 9g×20 丸；六味地黄丸 9g×20 丸。

服法：经净后服方①之汤药 3 剂，每日 1 剂，水煎，早晚各服 1 次；服完 3 剂汤药后，服得生丹 20 丸，每次 1 丸，一天 2 次，每丸配服六味地黄丸半丸；服完得生丹后，服六味地黄丸 10 丸，每日早晚各服 1 丸。

四诊：1984 年 10 月 26 日。

末次月经日期：10 月 23 日。今天是行经期第 4 天，这次月经 16 天来潮，血色暗红无块，小腹不痛，余无明显不适。脉细数，苔薄黄。治宜益肾养血，补益心脾。

处方：①炒白术 9g，党参 30g，黄芪 30g，当归 9g，茯苓 9g，丹皮 9g，焦栀子 9g，鹿角胶 16g（烊化，分 2 次入），炒艾叶 9g，茜草炭 30g。水煎服。3 剂。

②乌鸡白凤丸 9g×20 丸。

服法：先服方①之汤药 3 剂，每日 1 剂，水煎，早晚各服 1 次；服完 3 剂汤药后，服乌鸡白凤丸，每日早晚各服 1 丸。

五诊：1984 年 12 月 22 日。

末次月经日期：10 月 23 日。现停经 61 天。腰痛，食欲不振，有时恶心。

检查：腹平软，耻骨联合上有胎块感。脉象滑细而数。尿妊娠试验（＋）。

辨证：早孕（肾虚）。

治法：益肾安胎。

处方：①红参 15g（另煎），白术 9g，茯苓 9g，甘草 9g，桑寄生 9g，炒杜仲 15g，砂仁 3g，陈皮 9g，竹茹 9g。水煎服。3 剂。

②六味地黄丸 9g×10 丸。

服法：先服方①之汤药 3 剂，每日 1 剂，水煎，早晚各服 1 次；服完 3 剂汤药后，服六味地黄丸，每早 1 丸。

1985 年 8 月 16 日，赵某足月分娩一男孩。母子健康。

（李贞莹，王海华．王云铭．中国中医药出版社）

【诠解】本案例证属气滞血瘀、瘀阻胞络。治宜活血化瘀、疏通胞络，以桃红四物汤加味。方中桃红四物养血活血；三棱、莪术破血行气、消积止痛；吴萸、延胡索行气散寒止痛；路路通、山甲片通经活络。诸药合用，以收活血化瘀、疏通胞络之效。平日予以温补肾阳、滋补肝阴、养血活血之品。则胞络通畅，孕而有子。

田淑霄医案
（木盛木亢易生怒，逍遥桃红治病本）

张某，女，28 岁，已婚。

2004 年 3 月 6 日初诊：结婚 3 年，2002 年 1 月孕 40 多天自然流产，由此后未避孕未孕。月经 50~60 日一行，经血量正常，血色暗红，有血块，5 天净。现月经已两年未来潮。素来性情急躁易怒，经常乳房胀痛，乳头痛不能触，经前加重，经前经期胸闷气短，小腹刺痛，已 5 年，大便溏，一日 2 次，饮食正常。舌暗有瘀点，苔薄白，脉弦。

证属肝郁气滞血瘀所致继发不孕。治以疏肝理气、活血化瘀，方用逍遥散合桃红四物汤加减。

当归 15g，赤白芍各 10g，川芎 10g，生地 10g，桃仁 10g，益母草 15g，川牛膝 15g，柴胡 8g，茯苓 10g，炒白术 10g，甘草 6g。21 剂。

3 月 27 日二诊：3 月 10 日月经来潮，血量正常，经血色暗红，有血块，9 天净。经前仍有乳房胀痛及乳头痛，经期小腹刺痛，性情急躁易怒，经前经期胸闷气短均有减轻，大便溏，一日 1 次。舌暗红，苔薄白。脉弦。

上方加莲子肉 20g，以此方为基础临证加减，前 11 月复诊时已怀孕 2 个月。

予以保胎治疗，足月生一女婴。

（田淑霄. 田淑霄中医妇科经五十六年求索录. 中国中医药出版社）

【诠解】《筆花医镜·妇女证论》指出："肝气者，妇女之本病。妇女以血为主，血足则盈而木气盛，血亏则热而木气亢。木盛木亢皆易生怒。故肝气唯妇女为易动焉。然怒气泄，则肝血必大伤，怒气郁，则肝血又暗损，怒者血之贼也。"患者肝郁气滞，气滞则血瘀，气血运行不畅，月经错后甚或闭经不孕。治宜疏肝理气、活血化瘀，得愈而孕。

七、阳虚宫寒

于己百医案

（温肾散寒补冲任，宫暖经调孕自成）

唐某，女，30岁。1998年3月8日就诊。婚后4年未孕。15岁初潮，月经不调，月经周期经常错后1~2周，行经2~3天，量少，色暗，有血块，不定时小腹疼痛，曾在其他医院检查：子宫后倾，大小正常，双侧附件（-），输卵管通液示通畅，配偶精液常规化验正常，诊为原发性不孕症。于氏诊之舌淡暗，苔薄白，脉弦滑。证属冲任虚寒，月经失调。治拟补肾助阳、温经散寒、调补冲任，用温经汤加减治之。

处方：当归10g，芍药15g，川芎10g，桂枝10g，炙甘草10g，生姜10g，吴茱萸10g，党参10g，丹皮10g，麦冬12g，半夏10g，香附10g，益母草15g，鹿角胶10g，小茴香10g，天台乌10g。水煎，分2次服。月经干净后第1天开始服药，连用4天。

7月15日二诊：上方连服3个月经周期，月经准期，月经期6天，经量较多，感觉舒畅。仍守前法，原方天台乌易桃仁10g，继续治疗。

10月2日三诊：患者诉8月月经基本正常，经后又服上方4剂。至9月30日月经迟2周未行，作尿早孕实验（+），确定为早孕，次年顺娩一女婴。

（张士卿，等. 于己百. 中国中医药出版社）

【诠解】《金匮要略释义》："温经汤中以吴茱萸、生姜、桂枝温经暖宫，阿胶、当归、川芎、芍药、丹皮和营祛瘀，麦冬、半夏润燥降逆，甘草、人参补益中气。此为养正祛邪方剂，适用于老年妇女因瘀下利，日久不愈；及妇人腹寒不孕，月经不调等症。"本例证属冲任虚寒，月经失调，故以温经汤加减，补肾助阳、温经散寒、调补冲任，则经水调而有孕。

张志远医案

（温阳补肾祛宿寒，滋养督任调经孕）

崔某，女，28 岁。初诊：1989 年 9 月 7 日。

病史：患者自幼多病，18 岁月经初潮，已婚 6 年夫妻同居未孕。曾先后服用鹿胎膏、定坤丹、艾附暖宫丸等，均无疗效。男方体检结果正常。

主诉：婚后不孕、月经周期延后，色淡量少，轻微痛经，白带清稀，脐腹冷感，性欲淡薄。

诊查：色淡苔薄，脉沉迟无力。身形瘦小，面色晦暗，乳房平坦，体温偏低。

辨证：肾虚宿寒，胞宫失养。

治法：温阳补肾，滋养督任。

处方：当归 15g，肉桂 10g，巴戟天 12g，仙茅 12g，淫羊藿 12g，肉苁蓉 10g，续断 15g，吴茱萸 9g，小茴香 6g，紫石英 12g。

二诊：上方每日 1 剂，配合食用虾肉、牡蛎、羊肉。服药 10 剂后，面色晦暗已消退，症状逐渐缓解，已无腹内冷感。由于月经仍未来潮，故加入功比四物的丹参 12g，调养肝血，通利冲脉，隔日 1 剂，继服 10 剂。

三诊：经血下行，血量增多，脉搏较前有力，精神较佳，临床症状基本消失。嘱其照第一方续用药，改为 3 日 1 剂，服 10 剂相当一个周期；再加入丹参 10g，月经过后去掉；长期应用。追访年余，患者已足月顺产一女婴。

（董建华. 中国现代名中医医案精粹·第 3 集. 人民卫生出版社）

【诠解】本例患者曾服用鹿胎膏、定坤丹、艾附暖宫丸疗效不佳，张老辨证肾虚宫寒，胞宫失养，治宜温阳补肾，滋养督任，并配合羊肉等食补，经前给予调养肝血，通利冲脉。如此周期序贯疗法，获得良效。

杜雨茂医案

（温补命火暖胞宫，经前经后各不同）

姚某，女，33 岁，公社社员。住咸阳市秦都区西张村。1972 年 8 月 18 日初诊。

病史：婚后 13 年未孕，曾经西医多次检查未发现器质性病变，并多方调治未见效。

中医诊察：患者月经常推后 5~7 日，色黯淡，少腹常有冷感，腰酸，白带不多，脉沉缓，舌淡红苔白，面色萎黄带黑。

辨证：证属命火不足，肾气不充，下元失温，为宫寒不孕，兼有血虚。

治法：拟温补肾命，养血调经。

处方：（1）当归 12g，熟地黄 9g，白芍 12g，艾叶 9g，香附 9g，丹参 12g，桂枝 6g，川续断 12g，小茴香 6g，胡芦巴 9g。水煎服，于每月月经将来前及来潮时服 6~7 剂。

（2）附子（先煎）9g，桂枝 6g，巴戟天 12g，枸杞子 12g，艾叶 9g，盐小茴香 6g，当归 12g，白术 9g，台乌药 9g，砂仁（后下）6g。开水煎，于月经经后连服 3 剂。

上药第 1 个月如数服完后，少腹冷感减轻，次月月经按时来潮，色转红。照上方继服 2 个月后即怀孕，以后足月顺产一男孩。

（杜雨茂．杜雨茂奇难病临证指要．人民军医出版社）

【诠解】《景岳全书·妇人规》："凡血寒者，经必后期而至，然血何以寒？亦唯阳气不足则寒从中生，而生化失期，即所谓寒也。"患者月经后推 5~7 日，少腹常有冷感，腰酸，面色萎黄带黑皆属于肾虚宫寒血虚之证，治以温补肾命，养血调经。遵循月经周期规律，分别于经前、经后辨证施治，故而 2 个月后受孕。

八、肾虚血瘀

杨发祥医案

（冲任调达经有期，气血调和有子嗣）

刘某某，女，29 岁，本县山口村人。结婚 7 年，未曾怀孕。平素月事错后，长短不一，多达 2~3 个月之久行经一次，经量少，色暗红，淋漓难尽，略夹瘀块，伴有少腹疼痛、腰痛，苔薄白、质淡暗晦，脉沉细涩。治拟当归种玉汤重用当归、白芍各 25g，加桂枝 10g，田七粉 3g（分 2 次冲服），五灵脂、生蒲黄各 8g。经至即服，连服 3 剂，踵服 2 次，经血调和，于次年仲冬生一男孩。

［杨健仔．杨发祥治不孕症经验．江西中医药，2003，34（241）］

【诠解】患者无生育史，平素月经后期，量少色暗红，淋漓难尽，略夹瘀块，伴有少腹疼痛、腰痛，属肾虚血瘀型，治以补血活血益气，重用当归补血活血益气，白芍柔肝敛血止痛，五灵脂、蒲黄即失笑散活血止血祛瘀，全方药味虽少，但是用处精到，使冲任调，气血和，方有子。

九、胞脉瘀阻

王绵之医案

（瘀滞日久成干血，行经之际除瘀血）

某女，26岁，婚后3年未孕。婚前因月经不调而屡服活血化瘀调经之剂。以致月经愆期，量少色黑，点滴即无。观察其口唇紫暗，毛发焦脆，周身皮肤干燥粗糙；舌青两侧有瘀斑，尖部多瘀点，脉弦细而涩。

此属久瘀欲成干血之证。先予活血化瘀为治。

处方：当归，丹参，红花，桃仁，茜草，卷柏，怀牛膝，清半夏，制香附。10剂，每日1剂，水煎服。

二诊：舌质渐转红润。虑其经期将至，欲借其行经之机祛除瘀血，加强逐瘀之力。前方加水蛭、土鳖虫、生大黄、桂枝，7剂。

三诊：经行。量较前明显增加，色紫暗多血块，为防动血太甚。前方去水蛭、土鳖虫、大黄、桂枝、卷柏，易以五灵脂、生蒲黄、制乳香、制没药、生地黄等，7剂。

四诊：经行5日方净，下紫黑血块甚多。经后乃着重调补气血。

3个月后月经基本正常，舌质渐转红润，斑点、瘀斑亦减少。肌肤、毛发渐现润泽。5个月后形体丰健，经停获孕。

［吴大真，李剑颖. 国医大师验案精粹（妇科、儿科、外科、五官科篇）. 化学工业出版社］

【诠解】造成不孕的原因很多，常见的有慢性附件炎、卵巢囊肿、输卵管梗阻、子宫内膜异位症、子宫肌瘤等。据其临床表现与体征，与中医的"瘀血证"相似，属瘀血阻滞胞脉，治以活血化瘀可获一定疗效。但临床用此法治疗久瘀干血之证，亦有无效。王老认为：久瘀干血之证，瘀自内生，多一分瘀则增一分血虚。若再一味久服、过用活血逐瘀之品，势必徒伤气血，加重病情。临床遇此本虚标实之证，遣药组方宜缓宜曲。缓者不可猛攻逐瘀，应根据邪正之虚实，治以扶正祛邪，周全兼顾。曲者，因时制宜，即按经前、经期、经后三个阶段分期论治。经前攻多补少，意在利用经期因势利导排出瘀血而不伤好血；经期若无明显气虚不摄、出血过多现象，一般不宜多用补药，以免壅遏血行，而应促其经行瘀祛；经后则重在补益，调和气血，从本图治。此女正值四七之期，而月经愆期，量少几无，且毛发焦枯，肌肤甲错，舌青有瘀斑，脉细涩。其阴血亏虚，胞脉瘀阻之证已著。值此血虚当补、瘀血当去之际，施以缓中补虚、祛瘀生新之剂，待其经脉通畅，瘀去新生，再转以治虚为主，则冲任自当收益。况患者正值盛壮之年，一旦瘀去新生，气血极易恢复，故不久即受孕。

月经先后不定期不孕

一、湿热蕴结

班秀文医案

（清热利湿治愆期，脾肾肝脏同调理）

袁某，女，25 岁，武鸣县某厂工人，已婚，1975 年 3 月 27 日初诊。

1972 年春节结婚，婚后双方共同生活，迄今未孕。经行前后不定，量一般，色暗红，夹紫块。经将行及月经刚净时，少腹、小腹绵绵而痛，按之不舒。现经行刚净，少腹、小腹抽痛，按之加重。平时交合之时，感觉不舒，事后阴道有灼热之感。平时带下量多，色白黄，质稠秽。胃纳、大小便正常，脉滑大，苔白润，舌质正常。

诊断：不孕。

辨证：湿热蕴遏下焦，冲任功能失常。

治则：清热利湿，治带调经。

处方：猪苓 9g，茯苓 12g，泽泻 9g，滑石 6g，黄柏 6g，车前子 15g，益母草 9g，怀山药 15g，甘草 3g。

每日水煎服 1 剂，连服 3 剂。

二诊（4 月 1 日）：除带下稍减之外，余症徘徊，脉舌如上。仍守方加土茯苓 15g、连翘 9g，以增加清热利湿之功。每日水煎服 1 剂，连服 3 剂。

三诊（4 月 6 日）：药已，疗效不显，仍带下，色黄白，少腹、小腹胀疼，口苦，大便溏薄，溺黄，脉滑而略数（80次/分钟），苔白微黄。显系一、二诊利湿有余，清热之力不足。拟改用清热导滞之剂。

处方：黄柏9g，苍术5g，牛膝6g，川楝子12g，延胡索9g，银花9g，鱼腥草15g（后下），香附9g，甘草3g。

每日水煎服1剂，连服3剂。

四诊（4月12日）：上方服后，带下正常，少腹、小腹胀疼基本消失，但阴道仍有灼热感，大便溏薄，每日1次，脉弦细，舌苔正常。仍守上方加车前子9g、白茅根15g以清余邪。

五诊（4月26日）：上方服3剂，诸症消失，转用补肾健脾、调舒肝气之法，以善其后。

处方：桑寄生15g，川续断12g，菟丝子9g，怀山药12g，莲肉12g，白芍12g，香附5g，砂仁2g，小茴香2g，炙甘草5g。

本方连服6剂，每天1剂，疗效巩固，次月受孕，1976年春足月顺产一婴孩。

（班秀文. 班秀文妇科医论医案选. 人民卫生出版社）

【诠解】《傅青主女科·带下》："妇人忧思伤脾，又加郁怒伤肝，于是肝经之郁火内炽，下克脾土，脾土不能运化，致湿热之气蕴于带脉之间。"湿热蕴结于下，损伤任带二脉，故带下量多，色黄，质黏臭秽；湿热蕴结，阻遏气机，则小腹作痛。证属湿热蕴遏下焦，冲任功能失常。治宜清热利湿，治带调经。二诊带下稍减，余症同前，脉舌如上，仍守方加土茯苓解毒利湿、连翘清热解毒。湿热内盛，阻于中焦，则口苦。溺黄，大便溏薄，脉滑数均为湿热之征，治宜清热导滞。四诊加用车前子、白茅根清余邪。五诊转为补肾健脾、调肝理气。次月受孕。

二、肾阳不足，子脏虚寒

戴树生医案

（扶阳抑阴暖胞宫，疏肝益肾旋受孕）

童某，29岁，女，已婚。就诊日期：1988年8月9日

主诉：结婚同居3年，未避孕而未孕。

现病史：患者素体尚健，然面色萎黄而晦暗，经期或前或后，行而不畅，

血色暗红夹有小块，胸胁胀满，腰酸腿软，小腹冷痛，结婚三载犹未孕育。

查体：脉结而迟，舌质淡苔白。

诊断：不孕。

辨证：子脏虚寒，不能摄精成孕。

治法：温经散寒，扶阳抑阴，以暖胞宫。

方药：当归、白芍、艾叶、阿胶、党参、黄芪各12g，川芎、肉桂、吴茱萸、半夏各10g，甘草6g，生姜3片。4剂。

二诊：服上药后经期按时而至，血色红无块，腰酸腿软、小腹冷痛等症均有减轻。仍感胸胁胀闷，呃逆则舒，腰酸胀痛。此宫寒得暖而肝郁未畅，治以疏肝解郁益肾为治。

处方：当归、白芍、香附子、杜仲、熟地黄、茯苓各12g，青皮、柴胡、川芎、川楝子各10g，肉桂、甘草各6g。4剂。服药后诸恙尽瘥，旋即受孕，逾十月生一女孩。

[戴晨光. 戴树生治疗妇科疾病验案举隅. 湖北中医杂志，2000，22（8）：5.]

【诠解】《景岳全书·妇人规·经脉类》所说："经水为水谷之精气……施泄于肾。"肾气虚弱，封藏失司，冲任失调，血海蓄溢无常，以致月经先后无定期；胞系于肾，肾阳不足，胞失温煦，故小腹冷痛；瘀阻冲任，气血运行不畅，故经色暗红夹小块。治宜温经散寒、扶阳抑阴。肝主疏泄，具有调畅气机的功能，对全身气机的调节起着关键作用，肝失疏泄，导致气机郁滞，则肝气上逆。二诊经期按时而至，诸症减轻，唯感胸胁胀闷，呃逆，腰酸胀痛，此乃肝气不得舒所致，故予以疏肝解郁益肾。服药后诸症尽瘥，则有孕。

三、肾气亏虚

罗元恺医案

（滋补先天健后天，孕后安胎足月产）

何某，女，29岁，工人，已婚。1977年4月30日初诊。

结婚同居3年半未怀孕。月经13岁初潮，周期先后不定，量中等，经期3~6日，经期腹痛，平时稍劳累则头晕腰酸，性欲较差，睡眠多梦易醒。经几家医院检查诊为幼稚型子宫。最近取月经期子宫内膜活检，病理报告为增殖期子宫内膜。形体消瘦，面色晦黄，眼眶暗黑，舌淡红，苔常，脉沉细尺弱。

检查：配偶精液检查正常。

诊断：不孕症。

辨证：先天肾气不足，冲任虚弱。

治则：滋补先天之肾，健运后天之脾，佐以理血调经。

处方：菟丝子 15g，金樱子 15g，桑寄生 30g，党参 15g，白术 12g，炙甘草 6g，当归 9g。3 剂，每日 1 剂。

5 月 7 日二诊：如前症，末次经净 3 日，腰痛，夜尿多，睡眠、胃纳一般，舌脉同前。本次月经净后结合注射绒毛膜促性腺激素。方守前法。

处方：菟丝子 25g，金樱子 20g，桑寄生 30g，枸杞子 12g，党参 15g，当归 12g，白术 9g，炙甘草 6g，乌豆衣 15g。每日 1 剂，连服十余剂。

9 月 17 日三诊：按上方中西医结合调治 3 个月经周期，痛经减，腰痛除，经色较前红，但仍觉健忘，夜尿 3~4 次，眠差，大便干结不爽，末次月经 9 月 3 日，舌淡，苔白，脉弦细。依前法加强温肾暖宫之品。

处方：菟丝子 25g，熟地 20g，金樱子 30g，淫羊藿 9g，白术 15g，乌药 12g，肉苁蓉 15g，当归 12g，覆盆子 12g。每日 1 剂，连服十余剂。

10 月 26 日四诊：停经 53 日，纳差，恶心呕吐，神疲乏力，乳房胀痛，腰微酸，舌淡红，苔薄白，脉细滑。

检查：外阴阴道正常。子宫颈软，着色，子宫体后倾，增大如孕 7 周，质软，活动好。双侧附件正常。

喜获早孕。治宜补肾养血安胎。

处方：菟丝子 25g，桑寄生 20g，覆盆子 12g，肉苁蓉 15g，桑椹子 15g，续断 15g，黄精 25g，当归 9g，党参 20g。每日 1 剂，4 剂。

11 月 9 日五诊：近几日有少许阴道出血，下腹微痛腰酸，自服上方后流血减少，大便干结，夜尿 3~4 次，头晕，纳差，舌淡红，少苔，脉弦细滑尺弱。此乃先天肾虚，致孕后胎元不固，以致胎动不安。治宜补肾健脾止血安胎。拟寿胎丸加味。

处方：菟丝子 25g，续断 15g，桑寄生 18g，阿胶 9g（烊化），金樱子 20g，党参 25g，白术 15g，陈皮 5g。每日 1 剂，4 剂，嘱卧床休息，严禁房事。

11 月 19 日六诊：服上方后阴道出血已止，妊娠 76 日，仍有腰痛，少腹下坠感，头晕，纳差，作呕，夜尿稍减，舌淡红，苔薄白，脉细滑。仍以补肾健脾安胎。

处方：菟丝子 25g，桑寄生 15g，续断 15g，覆盆子 9g，党参 25g，白术 15g，北芪 15g，橘红 6g。每日 1 剂，4 剂。

嗣后间中来诊，按上方加减出入，妊娠足月于 1978 年 6 月顺产一女婴，母女安康。

（罗颂平，张玉珍．罗元恺妇科经验集．上海科学技术出版社）

【诠解】本例属先天性子宫发育不良的原发性不孕症，且有月经先后不调及痛经史，采取中西医结合，用绒毛膜促性腺激素以促其排卵，中医治疗则以补肾调经着手，补肾药特别是菟丝子似有促进子宫发育的作用。党参补气，当归补血，气血双补，对虚人有调经的功用，患者肾虚症候较为明显，因此治法以补肾为主，兼以健脾补血益气。经半年时间的治疗，已获妊娠，效果较著。

四、气滞血瘀

罗元恺医案
（先以行气活血止痛，后予疏肝补肾助孕）

李某，女，29 岁。1977 年 5 月 18 日初诊。

患者婚后 3 年，同居未孕。月经 15 岁初潮，周期或先或后，淋漓不畅，经行下腹剧痛，经量多，色暗，有血块，块下痛则减，痛甚时伴有呕吐，冷汗，头晕，肢冷，不能坚持工作，经前数日则乳房胀痛，烦躁，末次月经 4 月 23 日。舌暗红，苔薄白微黄，脉弦细略数。

检查：外阴、阴道正常。宫颈光滑，子宫前倾屈，略小，质中，活动正常。双侧附件正常。配偶精液检查正常。

诊断：①月经先后不定期；②痛经；③不孕症。

辨证：气滞血瘀，兼肝郁肾虚。

治则：先予活血化瘀，行气止痛；继而疏肝补肾，调经助孕。

处方：蒲黄 10g，五灵脂 10g，益母草 15g，山楂肉 15g，白芍 15g，丹参 20g，乌药 12g。每日 1 剂。

1978 年 1 月 11 日二诊：服药后痛经减轻。因公务外出，停治半年，痛经如故。上次月经 12 月 20 日来潮，持续 11 日方净，1 月 3 日有来经，量多，有血块，5 日净。现头晕，纳差，腰酸。舌淡红，苔薄白微黄，脉细弱略数，尺脉尤弱。经后血海空虚，以补肾健脾为主，佐以行气活血。

处方：菟丝子 12g，桑寄生 25g，熟地 20g，续断 15g，党参 15g，茯苓 25g，山楂 12g，香附 10g，乌药 10g，每日 1 剂，服至经前 1 周。

1978 年 2 月 1 日三诊：月经将潮，下腹隐痛，乳房胀，舌淡红，脉弦细滑。经前气血壅盛，宜活血行气通经。

处方：蒲黄 6g，五灵脂 10g，艾叶 10g，香附 12g，乌药 12g，当归 12g，川芎 6g，甘草 6g，每日 1 剂，4 剂。

1978 年 2 月 5 日四诊：服药后月经来潮，痛经明显减轻，经量中等。来经 2 小时取子宫内膜检查，病理报告为分泌期子宫内膜。经后腰酸，小腹隐痛，胃纳一般，二便调，舌淡红，苔微黄，脉弦细。因月经适净，胞脉，血海空虚，宜补肾填精，经充血旺，遂能摄精成孕。

处方：菟丝子 15g，黄精 25g，金樱子 30g，桑寄生 30g，女贞子 15g，白芍 15g，甘草 6g，益母草 12g，每日 1 剂，14 剂。

1978 年 3 月 18 日五诊：停经 47 日，头晕，纳差，恶心欲呕，胃脘胀，舌淡暗，苔微黄，脉细滑略数。妊娠实验阳性，脉证及辅助检查均证实早孕。治宜补肾安胎，和胃止呕。用寿胎丸合二陈汤加减。

处方：菟丝子 15g，续断 15g，桑寄生 20g，党参 15g，茯苓 25g，法半夏 10g，陈皮 6g，另生姜 6g，取汁入药液同服。每日 1 剂，4 剂。

其后妊娠反应渐解，孕期顺利，于 1978 年 11 月足月分娩，母子健康。

（罗颂平，张玉珍．罗元恺妇科经验集．上海科学技术出版社）

【诠解】不孕症病因复杂，证候不一，故医无定方，须随证随人灵活施治。本例属原发性不孕，并有痛经和月经先后不定，妇科检查提示子宫发育欠佳，为本虚标实之证。治疗则应根据标本缓急，攻补兼施。罗元恺认为，经前气血充盛，血海满盈，气机怫郁，则血脉壅滞，若素有血瘀痛经之疾，经前见乳胀、腹痛等症，是为月经将潮之兆，气血壅滞之证，当以行气活血为主，条达气机，使经脉流畅。本例痛经较甚，有血瘀症候，故经前以失笑散加味，配丹参、益母草或当归、川芎等活血行血，乌药、香附等行气疏肝，重在消除痛经以解决其标证。待月经净后，气血随经血下泄，血海相对空虚。本例素有子宫发育不良，属禀赋不足，肾气薄弱，故经后腰酸，头晕，此为本虚之象。治宜补肾填精，健脾养血。则以菟丝子、桑寄生、续断等补肾气，熟地养肾阴，党参、茯苓等健脾益气，稍佐香附、乌药等行气疏肝，以免过于滋腻。在痛经改善后，更加入黄精、金樱子、女贞子等填补肾精，固本以助孕。这种治法，是按月经周期的不同阶段，顺应其生理性的阴阳消长、气血盈亏变化的节律，攻补兼施，标本兼顾，对虚实夹杂的病例尤为适用。

五、脾肾虚弱

秦继章医案

（疏肝健脾后补肾，三脏同调终得子）

孙某，女，30岁，已婚。初诊：1977年3月12日。

主诉及病史：结婚5年未避孕而未妊，患者17岁月经初潮，月经先后无定期每3~4/20~60日，量少色淡红偶伴有小血块，经前两乳房胀痛，经后消失。平时腰酸软四肢无力，头晕耳鸣，少腹发凉，平时白带较多，胃纳不佳，末次月经2月25日。

诊查：营养欠佳，身体消瘦，面黄，精神不振，脉象沉细无力，舌质淡，舌苔微白。妇科检查外阴发育正常，阴道通畅无明显炎症，宫颈光滑，宫体如核桃大小，质弱无明显压痛，双侧附件（-）。

辨证：脾肾虚弱，肝郁血虚。

治法：健脾补血，疏肝养血。

处方：熟地24g，当归15g，醋白芍15g，生山药30g，菟丝子30g，茯苓15g，巴戟肉15g，淫羊藿24g，丹参24g，柴胡6g，太子参15g，焦三仙各10g，水煎服10剂。另加服复方益母膏4瓶。

二诊：3月18日复诊，药后胃纳大增，精神好转，四肢有力，腰腿酸软减轻，脉象沉细，舌质淡，舌苔白。综上方去焦三仙，继服10剂。于3月29日复诊，月经恢复正常，于3月23日来潮，量中，色红，无血块，持续4天。经净后则改服血痛灵1号，每次服6粒（胶囊）每日3次。另服滋肝补肾丸（蜜丸）每次服1粒，1日3次，连服1个月，意在健脾补肾，养血柔肝、调经。

三诊：5月3日复诊，精神已振，胃纳正常，体重增加3kg，月经周期正常唯感少腹发凉，治法改用补肾壮阳，温宫散寒。

处方：熟地24g，山萸肉12g，黑杜仲24g，淫羊藿24g，仙茅10g，肉桂10g，吴茱萸10g，艾叶10g，醋香附10g，当归10g，醋白芍15g。水煎服，15剂。

四诊：于7月20日复诊，患者身体健壮，面色红润，精神尚佳。月经停止50天，脉象沉滑、舌质红，苔薄白。青蛙试验（+）。于1978年2月15日足月顺产一男婴。

（王永炎等．中国现代名中医医案精粹·第5集．人民卫生出版社）

【诠解】本例不孕症见初潮较晚，营养欠佳，素体羸瘦，腰腿酸软，月经先后不定期，少腹发凉，四肢无力，白带量多，经前乳胀等症。证属脾肾虚弱，肝郁血虚。《妇人规》："女子以血为主，血旺则经调，而子嗣、身体之盛衰，无不肇端于此，故治妇人之病，当以经血为先。"初诊、二诊给予健脾补肾调肝养血之剂，月经按时来潮。阳虚则寒，致少腹发凉，经调后则给予补肾壮阳、温宫散寒。诸药合用，使得肾、肝、脾三脏协调，气血和，冲任固，而受孕得子。

六、肝郁血瘀

郑颉云医案

（疏肝化瘀荡积血，气血和调孕育成）

熊某，女，30岁，患不孕症数年，患者结婚数年从未生子，双方到医院检查，均无器质性病变及生理缺陷，为此夫妻关系不和，经常闹气，于1968年初来我处治疗。症见大便闭结，月经不调，颜色发黑，来量甚少，赶前错后，小腹胀痛，白带素多，头晕面红，常感周身酸困，四肢疲乏，口干舌红，心情烦躁，诊脉沉数而涩。脉症合参，病属肝气郁结，五志化火，久病入络，气血闭结之症，治宜疏肝理气，通络化瘀，佐以荡积凉血之剂。

处方：醋大黄7.5g，醋香附30g，丹参20g，桃仁、红花各15g，胡芦巴20g。3剂。

二诊：服后食欲不佳，上方加入全瓜蒌、石菖蒲，以宽胸理气，消食开胃。

三诊：食欲转佳，白带尚多，小腹隐痛，再入鸡冠花50g，延胡索、小茴香、乌药各10g，墓头回25g，以清热利湿，行气止痛。

四诊：白带、腹痛已愈，便秘好转，继续增强活血破瘀之力，促收速效，上方加丹皮、凌霄花各三钱。

五诊：诸症好转，仅偶感胸满心悸，脉已平缓，小佐镇静安神，强心利气之剂。

处方：桃仁15g，红花10g，醋香附40g，小茴香15g，台乌药15g，丹参25g，醋大黄5g，胡芦巴15g，牡丹皮15g，凌霄花15g，麦冬40g，全瓜蒌25g，枳壳20g。

3剂，诸症痊愈，不久即怀孕生子。

（黄蛰，马丙祥．郑颉云临证经验辑要．人民军医出版社）

【诠解】《潜斋医学丛书·女科辑要》云："子不可以强求也，求子之心愈切而得之愈难。天地无心而成化，乃不其然而然之事。"求子心切，致肝气郁滞，疏泄失司，气血不和，冲任不调，不能摄精成孕。证属肝气郁结，五志化火，久病入络，气血闭结之症，治宜疏肝理气，通络化瘀，佐以荡积凉血之剂。诸症痊愈，不久怀孕。

七、肝郁脾虚

蔺友良医案

（金铃子散解肝郁，八珍汤方养气血）

李某，女，35岁。初诊日期：2011年8月10日。

主述：结婚3年，未避孕，亦不孕。刻下见：月经先后无定期，短则2月，长则4月。经量不多，经色暗淡，行经时胸胁满闷，双乳胀痛，经后缓解，平时白带稀薄。舌质淡红，苔薄白，脉弦。

诊断：不孕症。

辨证：肝郁脾虚，气血不足，冲任失调，形成不孕。

治则：疏肝健脾，补益气血，调和冲任。

处方：八珍汤加金铃子散加减。

当归10g，杭白芍10g，川芎10g，生地10g，党参15g，白术10g，茯苓10g，甘草6g，香附15g，延胡索10g，川楝子10g，益母草20g，艾叶10g，生蒲黄10g，五灵脂10g。

连服1个月，诸症悉减，次月妊娠，足月产一女婴。

（蔺友良．医案求真．中国中医药出版社）

【诠解】《先醒斋医学广笔记·妇人》云："白带多是脾虚，盖肝气郁则脾受伤，脾伤则湿土之气下陷，是脾精不守，不能输为荣血，而下白滑之物矣，皆由风木郁于地中使然耳！"今患者月经先后不定，行经时胸胁满闷，双乳胀痛，乃肝郁之象；平时带下稀薄，此属脾虚。证属肝郁脾虚，气血不足，冲任失调，形成不孕。治以疏肝健脾，补益气血，调和冲任。药用八珍汤加金铃子散加减。连服1个月获效。

黄振鸣医案

（疏肝健脾养气血，益精生血摄冲任）

梁某，女，29 岁。初诊：1976 年 8 月 22 日。

病史：患者婚后 4 年未孕。自婚后因事不从心，情绪抑郁，致经期紊乱，或前或后，行经前 1 周便有胸闷不宽，乳房作胀等症。行经时小腹亦胀，觉腹中有气窜动，平素多愁善感，易于发怒，夜寐欠安，食欲不振，精神疲乏，胸闷头眩，腰酸肢软。曾多方求医，均未获效，后来我科就诊。

检查：形体一般，精神疲乏，情绪抑郁，面色不华，舌质淡红，脉弦细。

辨证：肝郁气结，脾虚血亏，冲任失调。

治法：疏肝调经，健脾养血。

处方：当归 12g，白芍 18g，丹参 18g，合欢皮 12g，香附 18g，郁金 18g，白术 18g，云苓 18g，炙草 12g。水煎服。

复诊：1976 年 9 月 10 日。上方连服半月，胸闷已舒，夜寐欠安，食欲稍增，但仍觉头晕眼花、腰膝酸痛、精神疲乏。面色不华，脉细弱，舌淡红。肝木虽已稍舒，而血虚气弱依然，治拟益气养血，理气调经。

处方：党参 18g，白术 18g，炙甘草 12g，当归 18g，熟地 18g，白芍 12g，云苓 18g，香附 18g，延胡索 12g。水煎服。

三诊：1976 年 11 月 22 日。上方连服 2 个多月，现正值经期第 2 天，量中等、色鲜红、有少量瘀块。近月来经期已准，乳胀胸闷消失，唯觉腰膝酸软，头晕心悸。此乃肾虚血少，冲任失调，治宜调补肝肾，益精生血，固摄冲任。

处方：当归 18g，熟地 18g，党参 18g，菟丝子 18g，杞子 12g，女贞子 18g，狗脊 18g，覆盆子 15g，续断 24g。水煎服。

上方加减调治 4 个月后，于 1982 年 6 月 22 日信访，患者来信称自服药 7 个多月后已怀孕，自 1977~1981 年先后顺产一男一女，现母子健康。

（黄永源．奇难杂症精选．广东科学技术出版社）

【诠解】郁怒伤肝，疏泄失常，冲任失调，血海蓄溢无常，故月经周期先后不定；肝脉循少腹布胁肋，肝郁气滞，经脉不利，故胸胁、乳房、少腹胀痛；夜寐欠安，食欲不振，精神疲乏，胸闷头眩，面色不华皆为脾虚之征。"情志不舒，则肝失条达，气血失调，冲任不能相资，故多年不孕。宜舒肝解郁，养血理脾治之。"故初诊治宜疏肝调经，健脾养血。二诊肝木虽已稍舒，而血虚气弱依然，治拟益气养血，理气调经。三诊经事已准，唯觉腰膝酸软，头晕心悸，治宜调补肝肾，益精生血，固摄冲任。上方加减治疗 4 个月，顺利受孕。

裘笑梅医案

（疏肝解郁调经信，补肾调冲有子嗣）

邱某，女性，29 岁。

1993 年 3 月 1 日初诊：患者婚后 5 年未孕，月经先后无定期，量少，持续 5~6 天净，经行腹痛，便溏。输卵管造影示：子宫大小未见异常；双侧输卵管通畅。经前乳房胀痛，脉沉细，苔薄白，末次月经 1993 年 2 月 9 日。证属肝郁不孕，治当疏肝解郁、养血调经。方用蒺麦散加减。

柴胡 9g，潼白蒺藜各 9g，八月札 9g，薄荷（后下）3g，青皮 4.5g，橘核络各 5g，炒扁豆 12g，麦芽 15g，神曲 9g，怀山药 12g，制香附 9g。7 剂。

1993 年 3 月 8 日二诊：前方服 7 剂后，月经于 3 月 7 日转，量少，色暗，经行腹痛，便溏，脉舌同前。治以疏肝理气，活血化瘀。

柴胡 10g，麦芽 15g，焦冬术 6g，炒川芎 5g，红花 9g，潼白蒺藜各 9g，八月札 9g，炒山楂 9g，炒当归 9g，炙鸡内金 9g，橘络核各 5g。7 剂。

1993 年 3 月 15 日三诊：患者诉上方服用 2 剂时感月经量稍增多，色转红，腹痛减轻，胃纳可，大便较干，脉舌如前。再投疏肝解郁，补肾调冲之剂。

炒当归 9g，炒赤白芍各 9g，炒川芎 6g，制续断 10g，煨狗脊 10g，杜仲 12g，山茱萸 9g，柴胡 10g，潼白蒺藜各 9g，八月札 10g，麦芽 12g，橘络核各 5g。

以上三张方子随证加减，间歇服药 2 月余，月经渐调，末次月经 1993 年 5 月 8 日。于 1993 年 6 月 13 日查血 hCG：2682mIU/ml，感晨起略恶心，胃纳可。

（吴燕平，张婷，罗杏娟．中国百年百名中医临床家丛书·裘笑梅．中国中医药出版社）

【诠解】情志不遂，郁怒伤肝，肝失条达，横乘脾土。肝失疏泄，经气郁滞，则经行腹痛，经前乳房胀痛；气滞湿阻，则便溏不爽，或溏结不调。证属肝郁不孕，治当疏肝解郁、养血调经。方用蒺麦散加减，方中柴胡、潼白蒺藜、八月札、薄荷、青皮、橘核络、麦芽、制香附疏理肝气，炒扁豆、神曲、怀山药健脾行气、化湿。二诊治以疏肝理气，活血化瘀。三诊疏肝解郁，补肾调冲。间歇服药 2 月余，经调有子。

八、血虚肝郁

王绵之医案

（重在养血辅调肝，补肾健脾善其后）

外宾，女，32岁，北京市朝阳区。1989年12月1日初诊。

不孕，经行不畅，先后无定期多年。

初诊：眩晕烦躁，夜寐不酣，少腹凉，带下，腰酸、胸胁胀满，下连左少腹，上涉胸乳；舌质淡，苔薄白；脉弦，关部为甚而左寸小，右尺沉。证属血虚肝郁，累及冲任。治当养血调肝为主，兼以健脾温肾。

处方：生地黄10g，当归10g，赤芍10g，白芍10g，柴胡10g，川楝子10g，炒白术10g，茯苓15g，酸枣仁10g，炙远志6g，陈皮6g，淫羊藿15g，红花6g，杜仲15g，丹皮10g。7剂。

二诊（1989年12月8日）：眩晕减，夜寐安，胁脘渐舒，情绪转佳，带下亦减。脉转柔和，舌苔根剥。此为肝郁渐舒，而阴血仍亏。子病及母，肝肾同病，再以原法加强滋肾为治。

前方去红花、炙远志、陈皮、杜仲，加熟地黄10g，枸杞子10g，怀牛膝10g，党参10g，制香附10g，生姜3片。10剂。

三诊（1989年12月18日）：月经按时而至，经前、经期无所苦，少腹渐暖。舌根剥苔缩小。再以原法加减调治半年余，获胎受孕，母子正常。

（孙光荣，鲁兆麟，雷磊．当代名老中医典型医案集·妇科分册．人民卫生出版社）

【诠解】"女子以肝为先天"，肝藏血功能对妇女的生殖功能具有重要的影响。血虚常导致月经量少或月经周期后延，而月经量少或延期又会导致不孕症的发生。故补血是治疗虚性不孕症的治本之法。《竹林女科证治》："妇人所重在血，血能构精，胎孕乃成，欲察其病，唯于经候见之；欲治其病，唯于阴分调之。"肝藏血不足即为肝阴不足，不能制约肝阳，又宜导致肝郁气滞。结合该患者临床症状及舌脉，血虚是本，肝郁是标。遣药组方应根据肝体阴而用阳，女子以肝为先天的特点，重在养血，辅以调肝。方中地黄大补肝肾，当归、酸枣仁补血活血柔肝，白芍敛阴养血，少佐柴胡顺肝条达之性，淫羊藿、杜仲补肾填精，精血互生，白术、茯苓、陈皮健脾益气血生化之源。补肾健脾，益精养血疏肝药物溶于一方，故初诊即见效。后以补肝肾、健脾胃之剂善其后，三诊即孕。

九、阴阳两虚

祝味菊医案

（大补阴阳扶正气，月信有期种子易）

蒋某，女，30余岁，结婚十载，从未生育。月经或数月不转，或一月两次，面黄肌瘦，四肢疲乏，到处求医诊治。某医生诊为经血不足，冲任不调，始则治以汤剂，继而丸散，一过半年，毫无寸效。乃更医调治，医生认为干血痨，予养阴补血之药，30剂后体力更亏，下午潮热，月经不潮，形瘦骨立，不思饮食，心悸汗多，动则气急，遂停药。

后经亲友介绍至祝氏诊所求诊，按其脉虚细而弱，观其舌质淡红，走动困难，形容惨淡。祝师曰："气血两亏，阳气尤弱，阴精亦伤。夫阳气者若天与日，失其所则折寿而不彰。阴精所奉其人寿，阴阳两亏，非大补不可，方能鼓舞正气，使阴平阳秘，恢复健康，或可生育。"处方：附片12g（先煎），大熟地18g，鹿角胶9g，黄芪、党参、当归、炒白芍各12g，枸杞子、白蒺藜各9g，活磁石30g（先煎），菟丝饼9g，炒麦芽12g，陈皮、鸡内金各9g，炒白术12g。服5剂，胃纳好转，月经得转。后照原方服20余剂，另加龟龄集同服，面色红润，气急已平，月经按期而至，不久已怀孕矣。

（张存悌，聂晨旭，吴红丽．近代名医医话精华．辽宁科学技术出版社）

【诠解】该案辨证为气血两亏，故给予大补之剂，鼓舞正气，使阴平阳秘，恢复健康。附子"上助心阳、中温脾阳、下补肾阳"，有峻补元阳、益火消阴之效；大熟地"大补五脏真阴"，养血补虚；鹿角胶补肾阳、益精血；黄芪、党参、白术补气健脾；当归、白芍补血活血；枸杞子、菟丝子滋补肝肾；陈皮、鸡内金、麦芽消食健胃，以防滋补药伤脾胃之气。后加龟龄集同服，以达到阴阳平衡、扶正祛邪的目的。

第三章　盆腔及生殖道因素性不孕

子宫后壁脓肿

王绵之医案

（分清经前与经后，散寒活血有侧重）

傅某，女，32 岁。1987 年 12 月 1 日初诊。婚后 6 年不孕。

初诊：患者结婚 6 年未孕，曾因左侧小腹痛，在某医院做 B 超，示：盆腔左侧囊性病变，不排除巧克力囊肿，炎性可能性大。诊断为子宫后壁脓肿，曾多方医治无效。现经期腹痛，小腹凉，怕冷，月经量偏多，色红有块，伴腰冷痛，舌淡，苔白腻，脉沉细。此为冲任虚寒，寒凝血滞而致宫寒不孕。治宜温经散寒，调经助孕。

处方：熟地黄 18g，淫羊藿 9g，炒小茴香 5g，制狗脊 9g，杜仲 12g，炒苍术 12g，党参 18g，制香附 12g，丹皮 9g，当归 18g，炒白芍 18g，红花 9g，炙远志 6g。水煎服，日 1 剂，此方在非经期服用；经期以温经活血调经为主。

处方：桂枝 5g，丹皮 9g，赤白芍（各）9g，制乳没（各）3g，桃仁 9g，党参 25g，炒苍术 12g，当归 18g，陈皮 10g，红花 9g，茯苓 18g，制香附 12g，生姜 5 片。水煎服。

复诊：经治疗半年，患者受孕，于 1989 年 3 月生一子，母子健康。

（孙光荣，鲁兆麟，雷磊. 当代名老中医典型医案集·妇科分册. 人民卫生出版社）

【诠解】该患者根据辅助检查，诊断为子宫后壁脓肿，属盆腔脓肿，多由急性盆腔结缔组织炎未得到及时的治疗，化脓形成盆腔脓肿，这种脓肿可局限于子宫的一侧或双侧，脓液流入于盆腔深部。妇科检查时在子宫一侧或双侧扪及稍呈囊性、触痛明显的肿块或在阴道直肠隔的上方触及肿块。中医将盆腔脓肿分为热毒瘀阻和寒湿瘀阻两种类型。该患者临床症状见小腹凉，怕冷，月经有块，伴腰冷痛，舌淡，苔白腻，脉沉细。此为冲任虚寒，寒凝血滞而致宫寒不孕。治宜温经散寒，调经助孕。方中桂枝、苍术、陈皮、茯苓温经散寒利湿，乳没、桃仁、红花、赤芍活血，当归、白芍、香附调经。诸药合用，散寒利湿，祛瘀调经，治疗半年，顺利受孕。

双子宫不孕

邓铁涛医案

（先天不足责之肾，健脾补肾终成孕）

曾治一李姓患者，先是阴道有隔膜，经手术治疗，发现双子宫，手术者告诉患者，隔膜虽除仍不易受孕。来诊时已婚 10 年未孕。诊其面色㿠白，唇淡，舌嫩苔白，脉虚迟弱。拟补脾肾为治。

处方：党参 12g，黄精 15g，巴戟天 9g，怀山药 15g，云茯苓 12g，淫羊藿 6g，白仙茅 6g，黄芪 12g，甘草 6g，枸杞子 9g。

隔日 1 剂，共服 6 剂受孕，约 7 个半月早产一女婴，重 1.7kg，住温箱 40 天，发育如常，聪慧可人。

（邱仕君．邓铁涛医案与研究．人民卫生出版社）

【诠解】双子宫患者本来就不易受孕，而此案例患者阴道还有隔膜，受孕是几乎不可能的。经手术治疗后，仍是希望渺茫。故寻中医调理，方中选用党参、怀山药、茯苓、黄芪健脾益气；黄精、巴戟天、枸杞子、淫羊藿等药物补肾益精。肾为先天之本，脾为后天之本，此虽为早产，但后天照顾得当故和常人无差别。

慢性盆腔炎

一、脾肾两虚，湿痰瘀结

杨宗孟医案

（脾肾两虚痰湿瘀，理冲灌肠功效奇）

陈某，女，25岁。2001年3月9日初诊。结婚1年，未避孕未孕。

初诊：2000年4月结婚后未避孕至今不孕。婚前于1997年10月孕1月行人工流产术1次。2001年1月于公主岭市医院行造影术：左侧通，右侧不通。后行子宫旁注射消炎药10天未效。既往月经14（3~7）/（28~30）天，量中，色暗，有块不多，伴腰痛，人工流产术后每于经前1周两乳胀痛，经行小腹胀痛下坠，两侧少腹尤甚，甚则连及肛门，坠胀窘迫欲便。性交痛，时轻时重，劳累、受凉、感冒后加重，腰痛亦加重。既往盆腔炎病史4年。妇检：附件：左侧短缩增厚，压痛（++），宫体压痛（++）。诊刮术病理回报：分泌期子宫内膜（部分分泌早期）分泌欠佳。察其舌红，体胖大，边有齿痕，苔黄白薄腻，脉弦滑较大无力。诊为不孕症（继发性不孕症），证属脾肾气虚，木郁不达，痰瘀互结。此为肾虚冲任不足，脾虚水湿不化，气血运行不畅，湿痰瘀互结，不能摄精成孕而致不孕。治宜补肾健脾，疏肝理气，化痰除湿，活血通络，方拟理冲汤加减。

处方：党参25g，白术15g，黄芪25g，山药25g，三棱15g，莪术15g，败酱草25g，薏苡仁25g，通草15g，山甲珠10g，川牛膝15g，车前子15g，桂枝15g，茯苓25g，蜈蚣2条，土鳖虫10g，鸡血藤50g，细辛3g，皂刺10g。4剂。水煎，200ml，灌肠。日1剂。并灸疗神阙穴。

复诊：灸疗加灌肠1个疗程后，查宫体压痛（-），附件增厚压痛减轻，经行腹痛较前减轻，机体免疫力较前提高，拟再以活络效灵丹加减水煎灌肠配合灸疗，提高活血化瘀通络之功，促进局部炎症消失。

处方：丹参25g，赤芍15g，丹皮15g，知母10g，黄柏10g，桃仁15g，莪术15g，败酱草25g，薏苡仁25g，川牛膝15g，车前子15g，蜈蚣2条，土鳖虫

10g，鸡血藤 50g，白花蛇舌草 50g，益母草 50g。4 剂。水煎，200ml，灌肠。日 1 剂。半年后受孕。

（孙光荣，鲁兆麟，雷磊. 当代名老中医典型医案集·妇科分册. 人民卫生 出版社）

【诠解】既往盆腔炎病史 4 年。经前乳房胀痛，经行小腹胀痛下坠，两侧少腹尤甚，甚则连及肛门，坠胀窘迫欲便。性交痛，时轻时重，劳累、受凉、感冒后加重，腰痛亦加重。舌红，体胖大，边有齿痕，苔黄白薄腻，脉弦滑较大无力。诊为不孕症（继发性不孕症），证属脾肾气虚，木郁不达，痰瘀互结。病位涉及肝脾肾三脏，为肾虚冲任不足，脾虚水湿不化，气血运行不畅，湿痰瘀互结，不能摄精成孕而致不孕。治宜补肾健脾，疏肝理气，化痰除湿，活血通络，方拟理冲汤加减水煎灌肠并灸疗神阙穴。方中党参、白术、黄芪、山药、茯苓益气健脾；三棱、莪术破血逐瘀；败酱草、薏苡仁解毒散结，除湿消肿；通草、山甲珠、皂刺、蜈蚣、土鳖虫疏通胞络，破瘀消癥；川牛膝补肾活血；车前子利湿消肿；桂枝、细辛祛瘀通阳；鸡血藤养血活血；加以灸疗。全方共奏补肾健脾，祛痰除湿，活血通络之功。1 个疗程后症状减轻，改用活络效灵丹加减，水煎灌肠配合灸疗，方中丹参、赤芍、丹皮、桃仁、莪术、鸡血藤、益母草活血祛瘀；知母、黄柏、败酱草、薏苡仁、白花蛇舌草、车前子清热解毒，利湿消肿；川牛膝引药下行；蜈蚣、土鳖虫破瘀消癥。全方共奏清热利湿，活血通络之效。患者整个治疗过程中均采用中药灌肠，取直肠为冲任、胞宫临近器官，药物可直达病位，可短期内获得较好疗效，故患者半年即受孕。

二、脾肾两虚，气血不足

严肃云医案

（精血不足冲任寒，四物温经治断绪）

杨某，女，43 岁，小学教师。

1967 年结婚，曾生育一胎，月经尚规则，3~4/24~25 天，量少色淡红，配偶健康，以后 5 年多未受孕。平日腰及小腹酸痛，白带多而质清稀，伴有头晕，面色萎黄带浮，形体瘦弱，精神疲乏，纳食差而二便尚调，舌质淡嫩，苔少，脉沉细。妇科检查：外阴、阴道（－）宫颈光滑，宫体前倾，大小正常，活动欠佳；左侧增厚，压痛明显，右侧（－），诊断为盆腔炎，继发不孕症。证属思劳过度，脾肾两虚。脾虚则不能化精微以生血，肾虚则无以温胞宫而摄精，遂致诸症蜂起，而不能受孕。治当调理脾肾，补益气血，温煦胞宫。拟四物汤合温经汤加减：西洋参12g，白术10g，茯苓12g，当归12g，白芍10g，川芎3g，驴胶10g，吴茱萸5g，茺蔚子10g，桂木10g，甘草3g。

上方略随证加减，连服15剂，症状明显改善，腰及少腹痛缓解，白带减少。后受孕，于1974年2月14日在我院妇产科足月而产，母子安全。

（刘祖贻．三湘医萃．人民军医出版社）

【诠解】血虚无以上荣，形体失养，则头晕、面色无华；血虚内不养心神，故精神疲乏；冲为血海，任主胞胎，冲任虚损，加之血行不畅，妇女可见月经量少色淡，经期提前；血虚则血脉无以充盈，血行不畅，不通则痛，可见平日小腹酸痛。血虚源于脾虚，脾虚不能生血。肾虚无以温胞宫冲任虚寒，故腰酸，月经不调，久不受孕。治宜调理脾胃，补益气血，温煦胞宫。四物汤补血调经，温经汤温经散寒、养血祛瘀，诸药合用，药到病除。

三、脾肾两虚，冲任失调

杨宗孟医案
（健脾益肾扶正气，灸疗神阙补虚损）

尹某，女，29岁。2005年4月11日初诊。

结婚1年半，继发不孕1年。

初诊：2003年9月结婚后，避孕套或体外排精避孕，半年后解除，未避孕至今未孕。婚前于3年前宫外孕1次，药物保守治疗而愈。丈夫春节前在白城医院查精液常规正常。月经史：13（4~5）/（30~40）天，量中，色深红，血块（+），宫体压痛（++）。Lmp：3月19日，量色同前，5天净，现处周期第24天。8岁患肺结核，经治而愈。10岁行阑尾切除术。妇检：宫体压痛（++）。察其舌质淡红，苔薄白，脉沉弦细略滑无力。诊为不孕症（继发性不孕症），证属脾肾气虚。此为脾肾气虚，冲任失调，不能摄精成孕而致不孕。治宜健脾益肾，解毒活血化瘀，方拟理冲汤加减。

处方：党参25g，白术15g，黄芪30g，山药25g，三棱15g，莪术15g，败酱草25g，薏苡仁25g，川牛膝15g，车前子15g，桂枝15g，茯苓25g，细辛3g，皂刺10g，山甲珠10g，通草15g，蜈蚣2条，土鳖虫10g，鸡血藤50g。4剂，水煎服，日 1 剂。

复诊：以理冲汤加减口服后，症状明显改善，免疫功能不断提高，效不更方，故投原方灌肠，使中药直达病所，促进炎症吸收，并灸疗神阙穴。

处方：党参 25g，白术 15g，黄芪 30g，山药 25g，三棱 15g，莪术 15g，败酱草 25g，薏苡仁 25g，川牛膝 15g，车前子 15g，桂枝 15g，茯苓 25g，细辛 3g，皂刺 10g，山甲珠 10g，通草 15g，蜈蚣 2 条，土鳖虫 10g，鸡血藤 50g。4 剂，水煎 200ml，灌肠，日 1 剂。后产下 1 子。

（孙光荣，鲁兆麟，雷磊. 当代名老中医典型医案集·妇科分册. 人民卫生出版社）

【诠解】本案患者既往 3 次宫外孕病史，而宫外孕的发生 95%~98% 与盆腔炎有关。结合患者检查，盆腔炎症体征明显。根据该患者临床表现及舌象、脉象辨证为脾肾气虚，邪毒内蕴证。脾气虚则气血生化之源不足，肾气虚则先天之真阴不足，冲任失调，两精不能相合，而致不孕。治疗以健脾益肾，解毒活血化瘀，以理冲汤加减，方中党参、白术、黄芪、山药、茯苓益气健脾；三棱、莪术破血逐瘀；败酱草、薏苡仁解毒散结，除湿消肿；通草、山甲珠、皂刺、蜈蚣、土鳖虫疏通胞络，破瘀消癥；川牛膝补肾活血；车前子利湿消肿；桂枝、细辛祛瘀通阳；鸡血藤养血活血。全方共奏补肾健脾，清热解毒，活血化瘀之功。8 剂后症状缓解，继以原方水煎灌肠加强疗效而孕。灸疗神阙穴可使元气充足，虚损可复，能祛虚劳百损，壮一身之气，为历代强壮保健的主穴。故除灌肠外，灸疗此穴提高机体免疫力，加强疾病恢复。

四、肝郁脾虚

杨俊亭医案
（疏肝醒胃解悱郁，气调血顺苗自长）

曹某，年近三旬，婚后八载不孕，去岁仲春求诊。观其形，长而瘦，视其外而疚其内，声先强而后弱。诘来诊之故，乃因其夫是独子，婆母求孙心切，时有指桑骂槐之怨，故常怀忿郁，东西求医，终不得效。曾被某医院妇科诊为输卵管炎症。诉其症：经事愆期，潮前双乳胀痛，手不能近，量少质黏，色紫不鲜，腹痛腰酸，现于行经之时，诊其脉弦而不利，沉而不迟。辨证为肝胃之病，治不难也，盖妇人多忧思，好忿郁，前贤已有名论。因忧思伤脾胃，忿郁动肝气，脾胃伤则土衰，肝气动则木旺，土弱木强，必致亢，故显肝胃失和之机。血者水谷之精气也，胃为水谷之海，脾司运化之职，故脾虚而现纳减、脘胀血少之症。肝为将军之官，喜性条达，肝气动而有腹痛乳胀之候。质黏色紫者，木邪害精也。形是木之体，弦为肝之脉，时在仲春而夹沉涩者，肝气悱郁也，面有愧色而声后弱者，以不育为憾也。当以解肝郁、醒胃气之法。胃醒则脾畅，郁解则肝达，血调气顺，禾苗自生而长矣。予自拟不孕三方增损之：全当归 9g、杭白芍 6g、春柴胡 6g、蒺藜 12g、广郁金 9g、焦白术 9g、云茯苓 12g、佛手片 6g、西砂仁 4.5g、制香附 7.5g、老木香 4.5g、小青皮 6g、益母草 4.5g。嘱按上方经前服 3 剂，正潮去砂仁、香附，加红花 2.4g、桃仁 4.5g，服 3 剂。然后去益母草、香附，加桑寄生、续断服 3 剂。一诊而症大减，三诊而病去，五诊则已怀麟矣。今岁仲夏举一男，阖门皆喜。

（詹文涛．当代中医名家医案·妇科卷．北京科学技术出版社）

【诠解】患者平素心情不佳，虽丈夫对其疼爱有加，但其婆母言行使她终日焦虑，思虑过度伤脾，脾虚则血液化生无源，日久脾更虚，肝木更旺，肝木乘脾，故患者纳差，治宜解肝郁、醒胃气之法。胃醒则脾畅，郁解则肝达，血调气顺，禾苗自生而长矣。予自拟不孕三方增损之。全方有补有泻，避免了犯虚虚实实的错误。

五、气滞血瘀

钱伯煊医案
（疏肝活血兼补肾，气血平正孕有期）

李某，女，27 岁，已婚。

初诊（1969 年 9 月 9 日）：结婚 3 年不孕，患者从来未来月经，20 岁时做人工周期未潮，断续 5 年，仍不能自行来潮，某医院曾诊断为子宫输卵管慢性炎症，结核可能性大，原发不孕。1967 年 2 月~1968 年 8 月，经中医中药，用调气活血治疗后，月经才能来潮，量少色紫，1~4 天即净，偶尔 5~6 天，并有痛经，现下腹胀痛，腰痛，白带时下，舌苔薄白稍腻，质红脉左弦右软。

辨证：病属肝气郁结，疏泄失常，以致气滞血凝。

治法：疏肝调经之法。

方药：加味逍遥丸 180g，早晚各服 6g。

二诊（9 月 30 日）：腰痛稍缓，劳则腰痛，白带稍多，头晕少寐，舌苔薄白，脉象细软，治以补肝益肾。

方药：河车大造丸 20 丸，早晚 1 丸。619 丸（自制方）20 丸晚服 1 丸。

三诊（10 月 27 日）：月经昨至，量多色暗红，下腹痛甚，头晕腰痛，纳呆泛恶，舌苔薄白，脉象细软。治以养血调气，佐以和胃。

方药：当归 9g，白芍 9g，川芎 3g，熟地 12g，橘皮 6g，清半夏 9g，制香附 6g，艾叶 3g，川断 12g，蒲黄 6g。

4 剂。加味逍遥丸 90g，每日上午服 6g，河车大造丸 15 丸，每晚服 1 丸，八珍益母丸 60 丸，早晚各服 1 丸，汤剂服完，继续丸剂。

四诊（1970 年 2 月 23 日）：月经 1 月 30 日未潮，3 天净，于 2 月 9 日又来潮，4 天净，经行腹痛，腰痛，带多，便秘，舌苔薄白，脉象沉细。治拟补肝血，益肝肾，调冲任。

方药：党参 12g，黄芪 12g，山药 12g，生牡蛎 15g，艾叶 3g，生地、熟地各 9g，当归 9g，川断 12g，沙苑子 12g，桑寄生 15g。8 剂。白凤丸 10 丸，上午服 1 丸。人参归脾丸 10 丸，晚上服 1 丸。汤剂服完，再服丸剂。

五诊（4 月 6 日）：月经今日来潮，量少色暗红，下腹隐痛，舌苔薄白，脉象沉细。治以健脾疏肝益肾之法。

方药：党参 12g，茯苓 12g，当归 12g，丹参 12g，干地黄 20g，白芍 9g，沙苑子 12g，川楝子 9g，制香附 6g，牛膝 9g。6 剂。

六诊（5 月 3 日）：月经未至，诸恙尚安，舌苔薄黄，脉象沉细。治以养血理气调经。

方药：干地黄 15g，白芍 9g，当归 12g，川芎 6g，丹参 12g，制香附 6g，川楝子 6g，乌药 6g，鸡血藤 12g，牛膝 6g。

6 剂。此后服药，均用调补气血之法治之，月经在 6、7、8 三个月尚准，12 月内诊检查，已妊娠 4 个月，1971 年 6 月 10 日分娩 1 男孩。

（钱伯煊．钱伯煊妇科医案．人民卫生出版社）

【诠解】此案例特别罕见。《素问·上古天真论》记载"女子七岁，肾气盛，齿更发长。二七，而天癸至，任脉通，太冲脉盛，月事以时下，故有子"。而患者年方二十，月经从未来潮，此实属罕见。行人工周期后，月经仍不调，或来或不来，追其根本，为肝肾两亏，精血不足，冲任虚弱，胞脉失养，加以情志怫郁，气滞血凝，故月经不能以时而闭经。故以疏肝理气，活血化瘀，配合温阳补肾治法治疗，达到气血平正，月事按时下，使之受孕有期。

六、湿热蕴结

朱南孙医案
（清利湿热畅冲任，益肾调肝孕育成）

于某某，30岁，已婚。初诊日期：1982年4月24日

主诉：婚后3年未避孕亦未受孕。

现病史：月经初潮15岁，4~5/30天。量中，无痛经。27岁结婚，3年未避孕亦未受孕，妇检诊断为慢性附件炎（轻度），今年2月子宫输卵管碘油造影示：双侧输卵管通畅。末次月经4月15日，现值期中，腰酸乏力，腹胀乳胀。

查体：舌质暗，苔薄腻，脉细。

诊断：不孕症。

辨证：湿热内蕴，冲任气滞。

治则：益肾调肝，理气疏化。

方药：当归9g，柴胡6g，制香附9g，川楝子9g，续断12g，桑枝、桑寄生（各）9g，菟丝子12g，制狗脊12g，石楠叶9g，淫羊藿12g。7剂。

二诊（5月5日）：经后20天，基础体温仍未上升，近日尿频痛，查尿常规正常，舌质红，苔黄腻，脉弦细。证属湿热下注，膀胱失司，治宜清化湿热。

生地黄12g，知母、黄柏（各）9g，泽泻12g，车前子（包）12g，薏苡仁12g，蒲公英15g，红藤12g，桑枝、桑寄生（各）9g，丝瓜络12g，鸡苏散（包）12g。7剂。

三诊（5月17日）：经水过期未转，腹隐痛，尿频淋涩不畅，头胀口干，舌边尖红，苔薄黄腻少津，脉细数。仍属湿热下注，肝肾阴虚，再宜清热化湿，益肾调冲。

生地黄12g，淡黄芩6g，白芍9g，生甘草6g，银花9g，续断12g，桑寄生12g，狗脊12g，薄荷（后下）4.5g，梗通草6g。6剂。

四诊（5月29日）：5月23日行经，量中4天净，基础体温呈双相，经后诸症好转，脉舌同上，再守原法增进，宜清热养阴，理气疏络。

生地黄12g，白芍9g，枸杞子9g，桑椹子12g，菟丝子12g，肉苁蓉12g，川楝子9g，续断12g，桑寄生12g，红藤12g，娑罗子12g。7剂。

五诊（7月14日）：经检查已孕7周。

（朱南孙．朱南孙妇科临床秘验．中国医药科技出版社）

【诠解】 本案例证属湿热内蕴，冲任气滞。治以益肾调肝，理气疏化。初诊药用当归补血活血，柴胡、制香附、川楝子疏肝理气，续断、桑寄生、菟丝子、制狗脊、石楠叶、淫羊藿补益肝肾，桑枝行水祛风。此后随症加减，以除湿热为主，湿热除，则孕乃成。

王云铭医案

（清热解毒清利下焦，疏通胞络摄精成孕）

丁某，女，26岁，1998年9月21日初诊。

主诉：婚后2年未孕。经期35~50天一潮，经行5~6天，量适中，色紫黑夹块，经前腹痛，平时带黄质稠，味腥臭，经前外阴瘙痒，腰隐痛。妇科检查：阴道内有脓性分泌物，宫颈举痛，宫体压痛，活动受限，双侧附件增厚，压痛明显。血液常规检查：白细胞、中性粒细胞升高，血沉加快。治法：清热解毒，疏通胞络。方用银英三黄利痹汤。6剂后，症状大减，月经34天来潮。经后再服6剂，身体舒展，月经30天来潮，受孕条件具备。1999年9月来信报喜，顺产一男婴。

［王海华．王云铭治疗不孕症经验．中国医药学报，2002，17（5）］

【诠解】 患者婚久不孕，月经后期，经期尚准，色紫黑夹块，是有瘀，经前腹痛是气滞，带下量多色黄质稠，有异味，属湿热下注，影响白带质量，更易造成下焦脏器，特别是生殖器官发生炎症而形成粘连，使输卵管不通而不能受孕。故治以清热解毒，疏通胞络。方用银英三黄利痹汤。

七、肝肾不足，胞脉瘀滞

班秀文医案

（补养肝肾兼活血，肾气旺盛易受孕）

潘某，女，31岁，护士，已婚。

初诊：1974年4月9日。流产后未避孕9年未孕。1964年结婚，婚后曾受孕2月余时流产，并行清宫，迄今一直未再受孕。几年来月经周期基本正常，但经前少腹、小腹胀痛，按之或得温则舒。经行时或经净后 1 周之内，前额胀痛，如遇寒冷，则感麻木。今年 2 月份患肾盂肾炎，经治疗有所好转，近日尿常规：蛋白少许，红细胞（+），上皮细胞（++）。现每次经行之时及经后 1 周，少腹、小腹胀痛，月经量多，色黑有块。平时腰痛，头晕目眩，夜难入寐，胃纳一般，大便正常，小便淡黄，溺后下腹部疼痛。脉沉细涩，苔薄白，舌尖红。某地区医院妇科检查：子宫前位，正常大，活动，前壁可触及一拇指大结节，硬，无压痛。附件未触及包块，但有压痛，白带不多，宫颈轻度潮红。初步诊断为：浆膜下肌瘤、附件炎、继发性不孕。某医学院附院妇检：外阴正常，宫颈光滑，2~3 点钟处有一花生米大之透明囊肿，子宫后位，稍偏左，左侧附件增厚，右侧正常。初步诊断为：慢性附件炎、宫颈潴留性囊肿。

诊断：不孕症。

辨证：肝肾亏损，胞脉瘀滞。

治则：补益肝肾，佐以化瘀。

处方：鸡血藤 30g，北沙参 9g，麦冬 9g，生地 12g，川楝子 9g，川楝子 9g，杭菊花 9g，益母草 9g，丹参 12g，骨碎补 12g，泽泻 9g。每日 1 剂，水煎服，连服 5~10 剂。

二诊：1974 年 4 月 25 日。上方连服 10 剂，腰痛已消失。本次月经于 22 日开始，24 日干净。前额胀痛及少腹、小腹疼痛减轻，经无血块，色暗红。现鼻塞流涕，脉沉细，苔薄白，舌质一般。为经期外感，拟养血疏解法。

处方：当归身 12g，川芎 5g，白芍 5g，熟地 12g，前胡 9g，杏仁 9g，苏叶 6g（后下），白芷 6g，红枣 9g。每日 1 剂，水煎服，连服 2 剂。

三诊：1974 年 4 月 27 日。鼻塞消失，少腹、小腹略有不舒，时感乳胀。新感已除，拟从本论治。

处方：菟丝子 15g，川楝子 9g，覆盆子 9g，五味子 5g，车前子 5g，首乌 15g，金铃子 5g，延胡索 5g。每日 1 剂，水煎服。

四诊：1974 年 6 月 24 日。上方连服 20 剂，经检查确定受孕。现呕吐，不能食，腹胀，大便溏，腰痛，小便频数，有痛感。拟健脾行水，疏气止痛，从而达到安胎之目的。

处方：白术 12g，茯苓皮 15g，大腹皮 6g，陈皮 6g，老姜皮 5g，桑寄生 12g，川杜仲 9g，川续断 9g，砂仁 5g，黄芩 6g。每日 1 剂，水煎服，连服 3 剂。

五诊：1974 年 6 月 28 日。药已，诸症减轻。仍守本方再服 6 剂，每日 1 剂。

（班胜，黎敏，李莉．国医大师班秀文．中国医药科技出版社）

【诠解】不孕的原因除了先天性生理缺陷和配偶因素之外，多属于妇女本身的生理变化，一般有肾阴虚弱，肝肾两虚，虚实夹杂，气血两虚，痰湿黏腻，肝郁气滞等。但根据临床所见，以肝肾两虚和虚实夹杂的为多。盖肾主藏精，肝主生发，肝肾精血的盈亏直接影响冲任二脉和胞宫。肝肾精血充足，则冲、任二脉通盛，胞宫温煦，主血海而妊养。反之，肝肾亏虚精血不旺，则冲任失养，虽婚而难摄精受孕。本例患者，证属肝肾亏损，胞脉瘀滞，因此治疗时在补养肝肾中加以调经活血，标本兼治，则肾气盛，气血和，胞脉通，故而受孕。

八、阴虚火旺，肝郁血瘀

丁启后医案

（郁热伤阴致不孕，疏肝养阴一贯煎）

何某，女，29 岁。2004 年 9 月 8 日初诊。婚后 4 年不孕。

初诊：自述在 4 年前人工流产 2 次，人工流产后月经量减少，用纸半包，人工流产前用纸 1 包，月经准月，6 天净。在外院曾作"输卵管碘油造影"示"右侧不通，左侧通而不畅"。曾多次进行"抗炎""理疗""针灸"治疗，间或服中药均无效。就诊时述因不孕心情抑郁，口干唇燥，牙龈出血，手足心热、睡眠梦多，经前乳房刺痛，月经量不多，色暗红。妇查：外阴阴道阴性，子宫前位，活动欠佳，双附件增厚有轻压痛。舌暗红，苔薄黄干，脉细弦。诊其为不孕症（慢性盆腔炎），证属阴虚火旺，肝郁血瘀证。此为 2 次人工流产后损伤阴血，气机不畅，郁而化热，热邪伤阴，故见不孕，心情抑郁，口干唇燥，牙龈出血，手足心热，睡眠梦多，经前乳房刺痛，月经量不多等阴虚火旺、肝郁血瘀之证。治其养阴清热，疏肝活血，方拟一贯煎加减。

处方：生地黄 15g，麦冬 15g，玄参 15g，山药 15g，玉竹 15g，川楝子 15g，当归 15g，阿胶珠 15g，桃仁 15g，连翘 15g，白芍 15g，山栀 12g，知母 12g，甘草 6g。10 剂，水煎服，日 1 剂。

二诊（2004 年 9 月 20 日）：述服药后口干、牙龈出血改善，入睡仍梦多。上方去山栀、连翘，加黄连 10g，淡竹叶 12g。服法同上，1 月复诊。

三诊（2004 年 10 月 25 日）：上述症状明显改善，经来量稍增多，上方去黄连、淡竹叶、玄参，加丹参 15g，路路通 15g，三棱 15g、莪术 15g。服法同前，并加中药外敷，嘱其 2 个月后做输卵管造影。

四诊（2004年12月30日）：做输卵管造影报告："双侧输卵管通畅"。月经量增多，用纸1包，嘱其按上法服药1个月后停药。

2005年5月15日来述已妊娠40多天，B超已确诊。

（孙光荣，鲁兆麟，雷磊．当代名老中医典型医案集·妇科分册．人民卫生出版社）

【诠解】女性内生殖器官及其周围结缔组织、盆腔腹膜发生的炎症，称为盆腔炎，包括急性盆腔炎和慢性盆腔炎。妇人慢性盆腔炎为急性盆腔炎未能治疗彻底，或患者体质较差病程迁延所致，易致输卵管粘连、梗阻、狭窄而患不孕。该患者有2次宫腔操作史，有引起盆腔炎症的基础，并明确不孕原因是输卵管阻塞。正如《景岳全书·妇人规·子嗣类》所曰："情怀不畅，则冲任不充，冲任不充则胎孕不受。"该案患者人流术后久不受孕，情志抑郁，肝失疏泄，气机不畅，以致冲任不能相资，不能摄精成孕。情怀不畅，郁而化热，热伤阴津，故见口干唇燥，牙龈出血，手足心热，睡眠梦多，经前乳房刺痛，月经量不多等症，辨证为阴虚火旺、肝郁血瘀之证。治其养阴清热，疏肝活血，方拟一贯煎加减口服并配合外敷。方中生地黄、麦冬、玄参、山药、玉竹、白芍养阴生津；川楝子、当归、桃仁疏肝活血；连翘、山栀、知母清热；阿胶珠配甘草止血以治牙龈出血；白芍配甘草酸甘养阴。全方共奏养阴清热，疏肝活血之效，临床诸症明显改善后，则加丹参、路路通、三棱、莪术重在活血利湿通络，同时配合外敷，重点解决输卵管不通。2月后提示输卵管通畅，获效后继用1月而最终受孕。

九、湿热瘀结

罗元恺医案

（活血行气瘀滞散，利湿通便湿浊消）

黄某，女，26岁。1992年12月30日初诊。

患者右少腹痛伴腰痛1年余。曾因人流不全行清宫术，其后发现盆腔炎，经常少腹痛，腰痛，时轻时重，经前下腹胀，经期腹痛尤甚，末次月经12月15日，量中，色暗，质稠，有血块。平时口干，睡眠不宁，带下黄稠，尿短赤涩痛，大便秘结，舌暗红，苔厚白，脉细弦。

检查：外阴、阴道正常。宫颈光滑，子宫后倾，正常大小，质中，有压痛。

双侧附件区增厚，有压痛。

诊断：慢性盆腔炎。

辨证：湿浊蕴结，气滞血瘀。

治则：行气、活血、化湿。

处方：丹参20g，桃仁15g，乌药15g，郁金15g，山楂15g，藿香10g，香附10g，鸡血藤30g，桑寄生30g，麦芽45g。每日1剂。

1993年1月6日二诊：腹痛减轻，仍有腰痛，带下减少，二便调，舌暗红，苔白，脉细弦。诸症好转，时近经前，乃守上方，加益母草25g。

2月3日初诊：末次月经1月14日，痛经减轻，经后时有下腹隐痛，便秘，舌淡红，苔微黄，脉弦细。湿热未除，加生薏苡仁30g，冬瓜仁30g，去桑寄生、麦芽，以利湿通便。

治疗后症状及体征改善，半年后妊娠。

（罗颂平，张玉珍．罗元恺妇科经验集．上海科学技术出版社）

【诠解】慢性盆腔炎病程较长，往往反复发作，甚至影响生育。此例以少腹痛为主，伴有腰痛和带下异常，为湿浊蕴结日久，以致气滞血瘀之证。故以丹参、桃仁配乌药、香附活血行气，佐以藿香、麦芽化湿浊，经前加益母草使经行顺畅，瘀血得以导下，二便不畅则用冬瓜仁、薏苡仁利湿通便。湿浊化解，瘀滞消散，则胎孕易成。

朱南孙医案

（清热利湿通胞络，化瘀疏冲补脾肾）

陆某，女，29岁，已婚。2005年6月3日初诊。

反复下腹痛1年，婚后3年未避孕而未孕。

初诊：患者结婚3年未避孕而未受孕，近半年来反复下腹疼痛，月经一贯错后量少，经期腹痛加重，曾在当地医院反复抗生素治疗仍未效，日渐加剧，经行第2天量多腹剧痛，Lmp：5月10日，错后10天。生育史：0-0-0-0，否认性病史。妇检：外阴正常；阴道畅；宫颈轻糜，带下量多色黄；宫体中位，活动欠佳，大小正常，压痛明显；双侧附件区明显增厚，压痛（-）。舌边尖红，有齿痕，苔薄黄腻，脉滑弦。诊其为不孕症（继发性不孕症），证属脾肾不足，湿热瘀结。患者素体脾虚，并房事摄生不慎，感受外邪，湿热瘀阻下焦，阻滞胞脉胞络，不通则痛。脾肾本虚弱，再加胞脉不利，再受孕不易，治宜清热利湿，益肾通络。

处方：红藤 20g，败酱草 20g，桑枝 12g，桑寄生 12g，威灵仙 30g，土茯苓 30g，狗脊 20g，鸡血藤 30g，蒲公英 30g，地锦草 30g，三棱 12g，莪术 12g。14 剂，水煎服，日 1 剂。

二诊（2005 年 7 月 23 日）：服药 2 剂后月经来潮，腹痛明显减轻。Lmp：7 月 16 日，过期 11 天，量中，血块减少，经期仍自觉左下腹隐痛。平素下腹疼痛，性交、劳累均加重，纳可，二便正常，时有稀便。舌边尖红，有齿痕，苔薄白，脉弦细数。治以健脾利湿，化瘀疏冲。

处方：小茴香 9g，延胡索 9g，柴胡 9g，山药 15g，焦白术 6g，焦潞党参 12g，荆芥 6g，川芎 6g，没药 9g，生熟山楂（各）30g。14 剂，水煎服，日 1 剂。

三诊（2005 年 8 月 7 日）：左侧下腹部不适，仍有疼痛，左侧腰酸，左侧臀部坐骨神经部位有疼痛，食欲可，二便正常。直腿抬高试验阴性。舌边尖红边有齿痕，苔薄黄，脉弦滑。治宜清热疏化，理气通络。

处方：夏枯草 10g，小茴香 9g，延胡索 9g，乌药 12g，红藤 30g，败酱草 15g，制乳没（各）12g，白芍 20g，蒲公英 30g，当归 30g，狗脊 20g，制附子 9g，水蛭 6g，炙鳖甲 10g。14 剂，水煎服，日 1 剂。

四诊：上药调治二诊后腹痛症状有减轻，但仍有酸胀不适。妇科检查：宫体中位常大，活动尚可；左侧附件区增厚有压痛，右侧附件区无明显增厚，轻压痛。月经周期 40~42 天 1 潮，量偏少。经量较前增多，经前乳房胀痛，心烦易怒，平素腰酸。舌边尖红，苔薄腻，脉细。治宗原法增进。

处方：生黄芪 30g，忍冬藤 20g，车前子（包）10g，茯苓 12g，红藤 30g，海藻 20g，血竭（吞）6g，皂角刺 12g，丹参 9g，穿山甲 12g，路路通 15g，小茴香 6g，延胡索 15g，川楝子 12g，巴戟天 9g，炒白术 9g，白芍 15g。14 剂，水煎服，日 1 剂。

上方加减调治数诊后，11 月 19 日化验尿 hCG（＋），B 超提示宫内小暗区，嘱患者注意随访，静养安胎。随访 2 周，B 超提示宫内早孕。

（孙光荣，鲁兆麟，雷磊. 当代名老中医典型医案集·妇科分册. 人民卫生出版社）

【诠解】本病为原发性不孕。根据其临床表现及舌象脉象辨证为脾肾不足，湿热蕴结，气滞血瘀证。素体脾肾素虚，水湿不化，日久化热，湿热内盛，阻于冲任胞宫，气机不畅，血行受阻，气与血结于胞宫亦可致不孕；脾肾本虚，加之胞脉阻滞，不能摄精成孕而致不孕；血瘀胞宫则经量不多，色黯有块；瘀血阻滞，故见腰腹痛。治宜清热利湿，益肾通络，方中蒲公英、土茯苓清热解毒；红藤、败酱草、车前子清热利湿；延胡索、茴香、皂角刺、穿山甲、路路通行气通络；丹参、血竭活血通络；白术、巴戟天温补脾肾；生黄芪、茯苓健脾益气利湿；全方共奏温肾健脾、清热利湿、化瘀行气通络之功。本案另一特点每诊抓住主要矛盾，重点解决。首诊时以清热利湿为主，兼以活血；二诊时健脾利湿为主。三诊时清热利湿为主，四诊时利湿通络为主，各有侧重，四诊而孕。

杨宗孟医案

（清热解毒并除湿，行气活血化宿瘀）

孙某，女，24 岁。1996 年 1 月 23 日初诊。

初诊：1993 年 4 月结婚，同居，未避孕不孕，丈夫未查。月经 15（2~5）/ 30 天，量不多，色黯红，血块（＋），伴腰腹痛。Lmp：1 月 14 日，持续 5 天净，现净后 4 天。妇检：附件：左侧增厚压痛（＋）。输卵管通液术：注液体 20ml，稍有阻力，加压后通畅，无反流。察其舌红，苔薄黄腻，脉弦滑。诊其为不孕症（原发性不孕症），证属湿热蕴结，气滞血瘀。此为素体脾虚，水湿不化，日久化热，湿热内盛，不能摄精成孕而致不孕。治宜清热解毒除湿，行气活血化瘀，方拟五味消毒饮合活络灵丹加减。

处方：金银花 50g，白花蛇舌草 50g，蒲公英 25g，紫花地丁 25g，土茯苓 50g，白茅根 50g，败酱草 25g，薏苡仁 25g，川牛膝 15g，车前子 15g，黄芩 15g，黄柏 10g，鸡血藤 50g。4 剂，水煎服，日 1 剂。

复诊：经五味消毒饮合活络效灵丹加减治疗后，湿热证较前减轻。但经色紫红，说明仍有余热。BBT 上升 12 天未降。1996 年 2 月 6 日查：尿 hCG（＋），故投以保阴煎加减补肾养血安胎。

处方：当归 15g，白芍 25g，生地黄 25g，熟地黄 25g，白术 15g，山药 25g，黄芩 15g，黄柏 10g，菟丝子 20g，桑寄生 25g，川断 15g，甘草 10g。4 剂。水煎服，日 1 剂。

（孙光荣，鲁兆麟，雷磊．当代名老中医典型医案集·妇科分册．人民卫生出版社）

【诠解】慢性盆腔炎的病理是急性盆腔炎充血水肿渗出及纤维化致组织增生肥厚粘连。慢性盆腔炎最终导致冲任气血不畅，是发生异位妊娠、不孕症、盆腔瘀血综合征的主要原因之一，目前年轻女性发病率有增高趋势。中医药治疗具有改善盆腔血液循环，畅通脉络，疏通冲任，调理气血之功效。该患者辨证为湿热蕴结，气滞血瘀。治宜清热解毒除湿，行气活血化瘀，方拟五味消毒饮合活络灵丹加减。方中金银花、白花蛇舌草、蒲公英、紫花地丁、土茯苓清热解毒利湿；白茅根、车前子利尿除湿；败酱草、薏苡仁清热利湿；黄芩、黄柏清热燥湿；鸡血藤养血活血，全方共奏清热解毒除湿，行气活血化瘀之功。仅用药4剂即症状缓解而孕。孕后以保阴煎加减，清热凉血安胎，加菟丝子、桑寄生固肾安胎。

输卵管阻塞性不孕

一、气虚血瘀

杨宗孟医案

（脾肾气虚兼血瘀，中药灌肠保通畅）

周某，女，29岁。2003年3月29日初诊。结婚3年，解除避孕至今未孕已近3年。

初诊：2000年4月3日结婚同居，用避孕套避孕半年，后解除至今未孕已近3年。2001年12月妇产医院行输卵管通液术2次均不通。2002年7月，医大二院行子宫输卵管造影术：左侧梗阻，右侧不全通畅，伴局部炎症，Lmp：2月20日，月经量中，块（±），5天净。带下量少，色黄，味（－），阴痒（－）。食可，睡眠可。月经史：15（5~6）/28~32天，量中色正常，有块不多，伴小腹胀，腰酸，经前两乳胀3年余。妇科检查未见明显异常。先后行输卵管通液术11次，第9次起无阻力无反流，通畅。造影术1次：左侧输卵管从间质部梗阻，右侧不全通畅，局部炎症象。察其舌质淡红，少苔薄白，舌下络脉粗大青紫，脉沉细无力。诊其为不孕症（原发性不孕症），证属气虚血瘀。此为脾肾气虚，气滞血瘀，不能摄精成孕而致不孕之证候。治宜健脾益肾，活血化瘀，方拟理冲汤加减。

处方：党参25g，白术15g，黄芪30g，山药25g，三棱15g，莪术15g，败酱草 25g，薏苡仁 25g，怀牛膝 15g，车前子 15g，桂枝 15g，茯苓 25g，蜈蚣 2 条，土鳖虫 10g，细辛 3g，山甲珠 10g，通草 15g，皂刺 10g，鸡血藤 50g。4 剂，水煎灌肠，日 1 剂。

复诊：上方中药灌肠 + 灸疗后，症状明显好转，输卵管通液术：通畅。近 3 天阴道流血，B 超：早孕。因胞络系于肾，肾虚则胎失所系，因而阴道下血，治以固肾安胎为主，采用寿胎丸加减治疗，同时健脾益气，调和气血，胎孕自安。

处方：党参 25g，白术 15g，当归 15g，白芍 25g，熟地黄 25g，山药 25g，黄芩 15g，山茱萸 20g，菟丝子 20g，桑寄生 25g，川断 15g，阿胶 15g，艾叶炭 10g，甘草 10g。4 剂，水煎服，日 1 剂。随访半年后受孕。

（孙光荣，鲁兆麟，雷磊．当代名老中医典型医案集·妇科分册．人民卫生出版社）

【诠解】本例患者不孕原因为输卵管阻塞所致。四诊合参辨证为气虚血瘀证。脾肾气虚，气滞血瘀，不能摄精成孕而致不孕之证候。治宜健脾益肾，活血化瘀，拟理冲汤加减，方中党参、白术、黄芪、山药、怀牛膝补肾健脾；三棱、莪术迫血逐瘀；败酱草、薏苡仁解毒散结；车前子利湿；皂刺、山甲珠、通草、蜈蚣、土鳖虫消癥散结；鸡血藤活血调经；桂枝、细辛温通胞络。全方共奏益气、化瘀、通络之效，同时配合灸疗神阙穴，1 年后症状明显减轻而受孕。孕后出现阴道少量流血，B 超提示早孕，遂用中药保胎治疗。结合患者原本脾肾气虚，胞络系于肾，肾虚则胎失所系，治以固肾安胎为主，同时健脾益气，调和气血，采用寿胎丸加减治疗，方中党参、白术、当归、白芍、熟地黄、山药补气养血以安胎；黄芩坚阴清热；山茱萸、菟丝子、桑寄生、川断补肾益精，固摄冲任；阿胶、甘草、艾叶炭暖宫止血安胎。全方共奏补肾养血安胎之效。

卫爱武医案

（气虚水湿兼血瘀，益气化瘀利水湿）

胡某，女，29 岁，已婚。2008 年 8 月 4 日初诊。婚后人工流产术后，至今未避孕而未受孕 2 年。男方精液正常。输卵管碘油造影显示：双侧输卵管炎，右侧梗阻、伞端积水。左侧不全梗阻。西医诊断：①不孕症；②双侧输卵管炎。中医诊断：不孕症（瘀水互结证）。症见面色晦暗，少腹胀满疼痛不适，月经量少色黯有块，行经前感神疲体倦、下肢困重，带下量多色白，舌淡红、苔薄白、脉沉细。证属气虚瘀水互结。治以益气化瘀利水。药物组成：生黄芪 30g，三棱 30g，莪术 30g，水蛭 15g，土鳖虫 15g，鸡血藤 30g，乳香 6g，没药 6g，皂角刺 30g，穿山甲 10g，路路通 30g，王不留行 30g，蒲公英 30g。日 1 剂，水煎服，早晚分服。樟脑适量拌入药渣热敷 30 分钟。药服完经潮，量较前增多，有血块。月经干净第 3 天通液示：阻力大，推入 5ml 后不能继续推入。

8 月 21 日二诊：舌淡红，苔薄白，脉沉细。上方加生苡米 30g，夏枯草 30g，海藻 15g，败酱草 30g，公英 30g。服法如上，樟脑继用。

三诊：舌淡、苔薄白、脉沉弦上方加柴胡 9g、枳壳 9g、去夏枯草。樟脑继用。共服药 2 个月，通液示：无阻力。复查造影示双侧输卵管通畅。3 个月后告知自然受孕。现胎儿宫内发育好。

[何东杰. 卫爱武教授治疗输卵管阻塞性不孕症经验. 中国民族民间医药. 2010（3）：210-211.]

【诠解】人流术后未避孕而未孕，必有其原因，首要考虑输卵管是通，不通，或通而不畅，结合患者病史、症状、体征以及实验室检查可确定。治疗不孕症，一定要重视辨证，四诊合参，准确定位，不仅可缩短治疗的时间，而且大大地提高了受孕的概率。卫教授结合患者的症状、体征和舌脉，诊断为气虚瘀水互结。治以益气化瘀利水，方中大剂量的使用益气活血通络药物，通而不痛。经调痛止后，应用大量的消肿散结药物以通输卵管。用樟脑热敷 30 分钟，樟脑辛热行散，利滞气，消肿止痛引药力直达病所。且热力的通达作用，使药气深入任脉，抵达胞宫。外敷的热效应及药物作用可使盆腔局部血液循环加快，血管扩张，加速病变组织的新陈代谢，促进病变组织修复。

二、肾虚血瘀

蔡小荪医案

医案 1（宿瘀内结络道阻，育肾通络调冲任）

傅某，女，34 岁。2005 年 8 月 9 日初诊。原发性不孕 5 年。

初诊：结婚 5 年未孕。13 岁初潮，5~6/30，0-0-0-0，Lmp：7 月 7 日。有盆腔炎、双侧输卵管不通史，去年 4 月在腹腔镜下行输卵管粘连分解再通术，术后诊断为：子宫腺肌病，7 月起注抑那通（醋酸亮丙瑞林微球）3 个月。今春

不 孕 症

子宫输卵管造影（HSG）复查示：双侧不通，7 月做试管婴儿未成功。现经尚未行，疲惫乏力。察其舌质嫩红，苔薄，脉细。诊其为不孕症（原发性不孕症），证属宿瘀内结，络道受阻。此为瘀热内蕴，下焦湿热，旧有盆腔炎，导致气机不利，宿瘀内结，癥瘕积聚，形成子宫腺肌症，双侧输卵管通而极不畅，故而不孕。治宜周期疗法，重在育肾通络。经期将届，故兼调理冲任。

处方：炒潞党参 12g，炒白术 10g，炒当归 10g，生地黄 10g，川芎 6g，白芍 10g，制香附 10g，生蒲黄 15g，炒杜仲 12g，川断 12g，全瓜蒌 12g。7 剂，水煎服，日 1 剂。

复诊：Lmp：8 月 12 日，经行尚畅，腹痛较甚，苔薄，脉略细。预拟化瘀通络。经净后服。

处方：炒潞党参 12g，炒白术 10g，云茯苓 12g，桂枝 3g，赤芍 10g，丹皮 10g，单桃仁 10g，山甲片 10g，路路通 10g，麦冬 12g，淫羊藿 12g，巴戟肉 10g，肉苁蓉 10g，皂角刺 30g。7 剂，水煎服，日 1 剂。

三诊：中期将届，腰酸疲惫，左少腹欠舒，舌质嫩红，苔薄，脉细。再拟育肾培元。

处方：云茯苓 12g，生熟地黄（各）10g，川石斛 10g，炙龟甲 10g，鹿角霜 10g，淫羊藿 12g，巴戟肉 10g，肉苁蓉 10g，炒杜仲 10g，川断 10g，河车粉 5g。14 剂，水煎服，日 1 剂。

此周期调治 3 个月，至 2005 年 11 月 9 日来诊，察其基础体温升而不降，月经逾期未行，查尿 hCG（+），略略有泛恶。

（孙光荣，鲁兆麟，雷磊．当代名老中医典型医案集·妇科分册．人民卫生出版社）

【诠解】输卵管阻塞在中医古籍中无此病名，依据临床症状和体征可归属于中医的"带下病""妇人腹痛""癥瘕""痛经""不孕"等病证中。其发病原因多为经期不卫生或经期同房；或有多次妇科宫腔手术史；或原有盆腔炎史，又因过劳耗伤正气，以致寒、热、湿邪侵袭子宫、胞脉，与气血相搏结，阻碍气机而发病，故病位在子宫、冲任、胞脉，病机以湿热瘀互结、气血阻滞为主。本例患者证属宿瘀内结，络道受阻。此为瘀热内蕴，下焦湿热，旧有盆腔炎，导致气机不利，宿瘀内结，癥瘕积聚，形成子宫腺肌症，双侧输卵管通而极不畅，故而不孕。治宜周期疗法，重在育肾通络。首诊时经期将届，故兼调理冲任。经后育肾培元通络。治疗输卵管不通之不孕，重在通络，大凡经净后重用通络药，如皂角刺辛温锐利，山甲片气腥走窜，路路通能通十二经，利水通络；

但通络时不忘育肾益气，攻伐之时，常以育肾益气之品，如淫羊藿、巴戟肉、肉苁蓉扶助正气，提高疗效。本案患有子宫腺肌症，为宿瘀内结，故用云茯苓、桂枝、赤芍、丹皮、桃仁化瘀散结。

医案 2（调经清瘀兼通络，益肾培元孕自成）

俞某，女，28 岁，初诊 2003 年 6 月 12 日。

继发性不孕 3 年余，二侧输卵管积水手术 2 年余，14 岁，初潮，周期 35~40 日，经期 3~4 日尽，近日 B 超复查：右卵巢内侧囊性混合性包块 21mm×19mm×16mm，粘连，输卵管积水。末次月经 5 月 15 日。造影示：二侧输卵管阻塞，刻下，经期将届，脉细苔薄质偏红。证属肾气不足，瘀热内蕴，络道受阻，治拟调经清瘀，参通络（经来时服）。

处方：炒当归 10g，大生地 10g，川芎 6g，赤芍 6g，云茯苓 12g，制香附 10g，怀牛膝 10g，路路通 10g，桂枝 3g，败酱草 30g，炙甲片 10g，留行子 10g，7 剂。

二诊 2003 年 6 月 26 日：末次月经 6 月 26 日。经行后期，基温爬升，脉略细，苔薄白质嫩红，再拟育肾通络。

处方：云茯苓 12g，大生地 10g，怀牛膝 10g，川芎 6g，路路通 10g，降香片 3g，炙甲片 10g，留行子 10g，淫羊藿 12g，麦冬 12g，巴戟肉 10g，月季花 12g，7 剂。

三诊 2003 年 7 月 3 日：时届中期，基温未升，带下不多，无腹胀，脉平，苔薄质偏红，拟益肾培元。

处方：云茯苓 12g，生熟地各 10g，仙茅 10g，淫羊藿 12g，鹿角霜 10g，炙龟甲 10g，巴戟肉 10g，苁蓉 10g，川断 12g，女贞子 10g，青陈皮各 5g。

半年后，复诊，精力充沛，基础体温双相，月事按期运行，B 超复查，右侧包块消失，1 年后受孕。

（黄素英．蔡氏妇科临证精粹．上海科学技术出版社）

【诠解】因输卵管积水，已行 2 次手术，易感染，造成输卵管粘连，使输卵管失去输送精子、卵子和受精卵的功能，《女科经纶》："夫痃癖癥瘕，不外气之所聚，血之凝，故治法不过破血行气。"此案例属肾虚血瘀，故宜补肾活血祛瘀，应用消癥散结之药物，使输卵管通畅，恢复其职能。在消癥的同时，不忘用温阳补肾药物，促排卵，两手抓，让患者有机会受孕。

班秀文医案

（温肾活血胞络通，当归芍药除瘤疾）

王某，女，31岁，某医院护士。1987年7月10日初诊。

结婚5年，双方共同生活，迄今不孕。经行错后，量少，色淡，有时夹紫块，经期少腹、小腹憋痛，腰脊胀痛，平时带下量多，色白质稠，阴痒，胸闷，时泛恶欲呕，纳呆，大便溏薄，小便一般。脉沉细弦，苔白腻，舌质淡嫩，体质肥胖，面色苍白。末次月经：6月1日~6月3日。医院通水术提示：双侧输卵管不通。证属肾虚宫寒，瘀血内阻，胞脉不通的不孕症。拟以当归芍药散加减。

处方：鸡血藤20g，当归10g，川芎10g，赤芍10g，白术10g，苍术10g，土茯苓20g，益母草15g，艾叶6g，尖槟榔10g，桂枝6g。

每日清水煎服1剂，连服10剂。

二诊（7月22日）：上方服后，阴道不痒，带下正常，但经行仍错后，量少，色稍红。脉沉细，舌淡苔白。仍守上方，去槟榔、土茯苓，加黄芪20g、路路通15g、急性子15g，每日1剂，连服10剂。

三诊（8月1日）：经行周期基本正常，色红，量较上月多，但经期少，小腹及腰脊仍胀痛，脉沉细弦，苔白，舌淡红。以附子汤加味。

处方：制附子10g（先煎），茯苓10g，白术10g，党参15g，赤芍10g，王不留行15g，刘寄奴10g，穿破石15g，香附子6g。

每日清水煎服1剂，连服10剂。

四诊（8月12日）：药已，无不适，脉沉细，舌淡苔白。受上方，去王不留行、刘寄奴，加皂角10g、猫爪草10g。

每日清水煎服1剂，连服10剂。

五诊（9月1日）：经行周期正常，色量一般，但经净后，腰脊稍感胀疼，脉细缓，苔薄白，舌质淡红。以温养肝肾善后。

处方：当归10g，川芎10g，赤白芍各10g，鸡血藤20g，菟丝子15g，蛇床子6g，茺蔚子10g，狗脊10g，杜仲10g，路路通10g。

每日清水煎服1剂，守本方加减，连服30多剂受孕，已于1988年生下一男孩。

（史宇广，单书健. 当代名医临证精华不孕专辑. 中医古籍出版社）

【诠解】夫妻同居，共同生活，丈夫各项检查未见异常，经通液示：输卵管不通。该患者无生育史，属继发性不孕症，首先要考虑子宫及双侧附件有无器质性病变，排除器质性病变后，可通过西医学的各项检查，判断属于什么原因造成的不孕。肾为先天之本，主生殖、生长发育，肾虚则后天发育不良，常导致月经不调，第二性征发育欠佳，不孕等，中医辨证属肾虚宫寒，瘀血内阻，胞脉不通，因此，欲孕先补肾，肾精足则子宫易于容物。治疗予以温肾暖宫，活血通络，最终胞宫暖，胞络通而孕。

许润三医案

（肾虚血阻胞脉闭，祛瘀通络补肾气）

吴某，女，31岁。2005年8月1日初诊。

患者药物流产术后4年，近1年未避孕而未怀孕。

初诊：患者2002年结婚，夫妇同居，性生活正常，婚后曾怀孕2次，人工流产1次，药物流产1次，最后1次流产是2001年。术后恢复良好，无不适反应，近1年未避孕而未怀孕。配偶未行精液常规检查。患者自测BBT，呈不典型双相，今年8月行子宫输卵管通液检查示：双侧输卵管不通。平时患者无不适主诉，食纳二便正常。月经3/26~30天，量少，色暗红，无血块，无痛经。Lmp：2005年7月22日。舌质暗，舌苔薄白，脉沉细。诊其为不孕症（继发性不孕症），证属肾虚血瘀。患者流产2次，损伤冲任胞络，致使肾气虚弱，久虚而致气血运行不畅。瘀血阻于冲任胞络，导致胞脉闭阻，两精不能相合，而难以成孕。患者近1年来月经量少，经期延长均为肾虚血瘀之证候。治宜理气活血，祛瘀通络，兼补肾气，方拟四逆散加味。

处方：柴胡10g，枳实15g，赤芍15g，甘草10g，路路通10g，穿山甲10g，丹参30g，水蛭10g，蟅虫10g，三七粉（冲）3g，生黄芪30g，蜈蚣5条。7剂，水煎服，日1剂。

复诊：服上方后，患者无不适主诉，效不更方，继续以上方案治疗3个月经周期，患者于同年11月行输卵管碘油造影示：右侧通畅，左侧通而不畅。2005年12月妊娠。

（孙光荣，鲁兆麟，雷磊. 当代名老中医典型医案集·妇科分册. 人民卫生出版社）

【诠解】该患者通过输卵管通液检查明确诊断为输卵管阻塞性不孕。治疗当辨证与辨病相结合。患者屡孕屡堕，损伤冲任胞络，致使肾气虚弱，气虚运血无力，气血运行不畅。瘀血阻于冲任胞络，导致胞脉闭阻，两精不能相合，而难于成孕。近 1 年来月经量少，经期延长均为肾虚血瘀之证候。治宜理气活血，祛瘀通络，兼补肾气，方拟四逆散加味。四逆汤疏肝理气，气行则血行，瘀血自去。方中用柴胡、枳实、赤芍之品理气活血，同时重用活血祛瘀通络之品，如蜈蚣、莪术、丹参、山甲珠等；配强肾片补肾。经理气活血补肾治疗后，患者瘀去络通，肾气充实，肝气疏畅，冲任调达，则两精易于相合，而受孕。

张寻梅医案

（先天不足冲任虚，益肾活血通胞络）

患者 27 岁，初诊 1995 年 6 月 15 日。婚后 2 年夫妇同居不孕。1993 年 11 月因少腹疼痛来诊，妇科双合诊检查示双侧附件增粗压痛；B 超检查示两侧输卵管均见增宽，呈腊肠样低回声区，以右侧为甚，大小为 1.0cm×0.6cm，诊为慢性附件炎，给予中药治疗 2 个月，疼痛消失。现因不孕复诊。月经初潮年龄 15 岁，周期、经期正常，经量少，色暗红，无血块，腹隐痛，腰酸膝软，舌尖红，脉沉细。配偶精液分析无异常，夫妻双方抗精子抗体均阴性。女方行输卵管通液示不通，1 个月后行输卵管造影仍示不通。诊断：输卵管功能障碍性不孕症。治以益肾活血为主。方用：柴胡 6g，白芍 21g，生地黄 15g，炒穿山甲 10g，皂刺 10g，路路通 10g，黄芪 20g，枸杞子 15g，何首乌 15g，川断 15g，青皮、陈皮各 10g，丹皮 10g，甘草 6g，水煎服，配以六味地黄丸、丹栀逍遥丸调治。1995 年 10 月 30 日因停经 50 余日，查尿 hCG 为阳性，诊断为早孕。现停经 9 个月，B 超示胎儿发育良好。

[程瑛. 张寻梅治疗输卵管功能障碍性不孕症经验. 山东中医杂志，1996，15（10）]

【诠解】西医学认为，不孕症是指婚后未避孕、有正常的性生活、同居 1 年以上而未受孕，上述患者即可确诊为不孕症。男方精液检查正常，夫妇双方各项抗体指标均未见异常，患者婚后一直未孕，实属先天肾精不足，血海空虚，胞宫失养，或是肾气不足，冲任虚衰不能摄精成孕。内诊发现患者输卵管增厚且有压痛，是炎症的表现。除月经量偏少以外，月经尚可。两次输卵管通液失败后，转诊于中医，综合舌脉、症状及体征，辨证为肾虚血瘀，胞脉不通，治以益肾活血，散结消癥，方用方用丹皮、路路通等药活血通络，菟丝子，枸杞子等药滋阴益肾，佐以柴胡、青皮、陈皮等药理气行气，气为血之帅，气行则血行。配合六味地黄丸滋阴补肾，丹栀逍遥散疏肝理气，活血化瘀，增强益肾活血的力量。

韩玲娣医案

（补肾化瘀调冲任，络通经调孕育成）

赵某，女，32岁。2002年11月15日初诊。结婚3年未孕。输卵管造影显示：右侧通而不畅，左侧阻塞。基础体温双相欠典型。小腹时胀，时经行量少欠畅，苔薄质红，脉略细。肾气不足、络道受阻，姑先行气调经。处方：炒当归10g，生地10g，桂枝3g，赤芍10g，川芎10g，怀牛膝10g，路路通10g，制香附10g，炙甲片10g。7剂，日1剂，水煎服。

二诊（11月23日）：经行7天净，余无所苦，脉细，苔薄质红。宜调和气血，辅以补肾，处方：桂枝3g，赤芍10g，丹皮10g，桃仁10g，路路通10g，香附10g，炙甲片10g，淫羊藿12g，麦冬12g，女贞子12g。7剂。

三诊（12月2日）：时为排卵期，但基础体温未升，苔薄边有齿印，脉细。温阳补肾，促排卵，处方：仙茅10g，淫羊藿12g，熟女贞10g，菟丝子10g，覆盆子12g，郁金9g，香附12g，甘草3g。6剂，日1剂，水煎服。经调治半年后，基础体温明显转佳，经期可，经量畅，腹胀未作。

于2003年5月20日再诊，月经40天未行，略有呕恶，查尿hCG：阳性。次年生一女婴，母女健康。

[吴霞.韩玲娣治疗不孕症经验.四川中医，2005，23（5）]

【诠解】 患者属于输卵管不通和排卵障碍性不孕。韩老师认为，治疗这种不孕症，需要时间和信心。肾主生殖，肾阳为一切阴阳之根本，肾阳不足则肾气不足，气不足则行血无力，瘀血阻滞，脉络不通，输卵管失去其输送受精卵的功能，故不孕。首先补肾养血，活血理气，化瘀调冲任，方用路路通配合活血理气药治疗输卵管不通，获得很大的疗效。在疏通输卵管的同时，可采用温养补肾药物，如仙茅、淫羊藿、菟丝子、覆盆子、女贞子补肾促排卵，双管齐下，达到治愈的目的。

杨志敏医案

（阳虚寒瘀阻络脉，当归四逆破沉寒）

虞某，女，28岁，2010年6月8日初诊。主诉：婚后:2年夫妻共同生活未避孕而未孕，既往盆腔炎已治愈，宫颈中度糜烂、子宫小肌瘤，盆腔造影提示左侧输卵管峡部梗塞、右侧输卵管轻度粘连病史。平素长期熬夜，既往喜食冷饮。刻下症见：精神疲倦，面部痤疮频发，以前额部及双太阳穴区为甚。近年喜食温饮恶冷，怕风怕冷，腰部畏寒甚，手脚冰凉，手脚心易汗出；经期腰腹坠痛，月经量少，时痛经甚，带下色白量多。容易感冒，易出现咽痒咳嗽，以干咳为主，常迁延难愈。情绪紧张敏感，眠浅易醒，夜尿每晚 1 次，大便干结难解，舌淡、苔薄白，脉沉细。中医诊断：不孕症（宫寒不孕）。西医诊断：继发性不孕。辨证：属于阳虚寒凝，络脉瘀阻。方用当归四逆汤加减。取当归四逆汤加吴茱萸、生姜以直入奇经，开冰解冻，破沉寒痼冷，配合桂枝茯苓丸温通冲任，缓消癥积聚。

药用：通草 10g，炙甘草 30g，益母草 30g，当归 15g，细辛 10g，桂枝 15g，乌枣 20g，吴茱萸 10g，赤芍 15g，川芎 15g，桃仁 10g，牡丹皮 10g，（炮）附子 20g，干姜 20g，麻黄 5g，生姜 30g。每日 1 剂，水煎服，共 7 剂。配合中药热敷包（吴茱萸 30g，黄芥子 30g，紫苏子 30g，菟丝子 30g）热敷小腹以祛脏寒。隔日配合传统疗法雷火灸治疗以助阳气得复。

2010 年 6 月 29 日二诊：服药后诸症缓解，睡眠改善，夜尿减少，大便干结改善，现大便成形顺畅；配合雷火灸治疗后腰部畏寒好转，经期仍有少许腰痛，末次月经：2010 年 6 月 18 日，月经量较前多；经色改善，现经色鲜红，无痛经，白带量减少。手脚冰凉改善，手脚心微出汗。面部、前额未见新发痤疮。情绪稳定。舌淡、苔薄白，脉沉细。前方药物增加当归、乌枣、附子（炮）药量，续服。嘱继续配合中药热敷包及雷火灸治疗。

2010 年 8 月 3 日三诊：服上药 20 余剂后患者诸症明显改善，现停药 2 周，末次月经后期 9 日，色质量同前，已无明显带下异常。少许大便干结，成形尚顺畅。余病情稳定。舌淡红、苔薄白，脉沉细。考虑患者沉寒已破，现应以八珍汤补肾益气养血，温养冲任。温补先天肾气以生精，培补后天脾胃以生血，使精血充足，冲任得养，以助胎孕成。药用：当归 15g，白芍 15g，川芎 15g，熟地黄 15g，党参 30g，白术 30g，茯苓 30g，炙甘草 15g，砂仁（姜制）10g，附子（熟）15g（先煎），巴戟天 10g，干姜 10g。

2010 年 9 月 14 日四诊：服用上方后腰部寒凉感诸症明显缓解，已停药 6 周；末次月经 2010 年 7 月 20 日，色质量同前。现停经 56 天，查血、尿妊娠试验阳性。诊为早孕。

　[张子才，黄春华. 杨志敏温阳法治疗不孕症经验. 中医杂志，2011，52

（10）〕

【诠解】目前，输卵管不通是造成女性不孕的重要原因。输卵管不通主要有三种情况：第一种：输卵管通而不畅，这种比较轻微，只要将输卵管打通就可以怀孕。第二种：输卵管闭塞不通，损害程度较轻，大部分输卵管是正常的，这种情形下，经疏通，怀孕的概率也是很大的。第三种：输卵管闭塞不通，且病损严重，这种情况，治愈的概率就不好说了。引起输卵管不通的最常见的原因是输卵管和盆腔腹膜炎症，炎症可以使输卵管黏膜破坏而形成瘢痕，引起管腔狭窄或堵塞。此案例就属于盆腔炎症后输卵管粘连，故要用疏散活血，消癥散结药物治疗，但是患者长期熬夜，耗血伤津，阴不足则损伤阳，导致阴阳两虚，故患者怕冷，疲倦，致宫寒不孕。方用四逆汤加减回阳救逆，加附子大温增强温阳作用，配合针灸和外敷法效果更佳，有助于早日受孕。

三、脾肾阳虚

班秀文医案

（脾肾阳虚痰湿瘀，温宫散寒胞脉通）

王某，女，35岁。1991年4月5日初诊。结婚11年夫妻同居，男方精液检查正常，未避孕迄今不孕。15岁月经初潮，经行规则，量中色暗，夹块，经前右侧头痛，患者体型偏胖，面白神疲。平素带下少，腰腹冷痛，大便微溏，半月前经输卵管通水及造影检查均示双侧输卵管不通。舌质偏暗，苔薄黄，脉沉细。诊断为不孕症。辨证：脾肾阳虚，痰湿瘀阻，胞脉不通。治拟温宫散寒，化瘀通脉。处方：制附子、当归、川芎、赤芍、茯苓、泽兰、川续断各10g，急性子20g，茺蔚子15g，独活6g，穿山甲粉5g。10剂。

二诊：药已，4月16~20日经行，经前偏头痛消失。现右腰冷痛，大便溏，舌质红，苔薄白，脉沉缓。药后症状有所改善，守方加减再进。处方：当归、川芎、赤芍、白术、茯苓、泽泻、皂角刺、路路通各10g，穿山甲5g。3剂。

三诊：仍觉左腰及腹部冷胀痛，便溏。舌边红，苔薄黄，脉缓。本次经净后经双侧输卵管造影示输卵管基本通畅，治守原法。处方：肉桂5g，艾叶、路路通10g，熟地黄、怀山药15g，山茱萸6g，菟丝子、女贞子各20g，牡丹皮、茯苓各6g。6剂。守上方加减治疗3个月余，于当年8月停经受孕。

（班秀文．班秀文临床验案辑要．中国医药科技出版社）

【诠解】极寒之地，草木不生，故如要受孕，就要保证胞宫温煦。《圣济总录》：妇人所以无子，由冲任不足，肾气虚寒故也。患者冷痛，大便微溏，一派虚象。结合舌脉，知其有热。湿热郁结，阻滞胞宫，导致不孕。张景岳云："痰之化无不在脾，而痰之本无不在肾。"脾肾素虚，水湿难化，患者体形偏胖，胖人多痰，痰湿蕴滞，阻滞胞络，故不孕。治以温宫散寒，化瘀通脉，使宫暖湿化，胞络阻滞得通而孕。

四、寒凝血瘀

裘笑梅医案

（寒凝血瘀胞络闭，暖宫舒肝胞胎成）

童某，35 岁，1970 年 4 月初诊。婚后 10 年未孕，妇科检查：外阴（-）、阴道正常，宫颈光，子宫后倾，大小正常，两侧附件未触及任何包块；诊断性刮宫病理检查为"子宫内膜不规则成熟"，雌激素测定轻度至中度影响；同年 1 月作子宫输卵管碘油造影，提示为"两侧输卵管远端梗阻"。经汛后期，量少，色暗，经前乳胀腰酸，少腹时感不暖，畏寒怯冷，小便清长。舌质淡红，脉沉细。治拟温肾暖宫，佐以疏肝理气。

淫羊藿 12g，仙茅 9g，紫石英 20g，肉苁蓉 9g，巴戟肉 9g，制香附 9g，肉桂末 1.5g（吞服），枸杞子 9g，菟丝子 10g，荆芥穗 6g，防风 3g，路路通 9g，越鞠丸 10g（包煎）。

嘱本方在经净后第 3 天至经前停服，行经期本方除去荆芥穗、防风、路路通、越鞠丸，加入当归、红花、川芎、赤芍服 5 剂。患者连续服药近 5 个月，经汛按期，色量均有好转，乳胀已消，畏寒已除，少腹已暖。以后间歇服药年余，乃生育一女。

（裘笑梅. 裘氏妇科临证医案精粹. 浙江科学技术出版社）

【诠解】本病属宫寒不孕。肾为生殖之本，肾阳不足，命门火衰，不能温煦胞宫，宫寒则不能受孕。治用裘笑梅验方桂仙汤加味，温阳暖宫，填精益肾，血海充盈，胞胎乃成。本方加荆芥穗、防风性凉味辛，具有辛散疏泄之功，路路通祛风活络通经，使输卵管通畅。服药年余，宫暖络通，终育一女。

赵荣胜医案

（寒凝血瘀腹冷痛，温经活血通胞络）

患者，女，28岁，2007年7月16日初诊。患者2004年结婚，同居未孕，男方精液检查正常。月经6~7/40~50日，量中等，色紫黯，血块多，经期腹胀坠冷痛，经前乳房轻胀，脉细，末次月经2007年6月27日。妇检：外阴已婚式，阴道通畅，宫颈光滑，宫体后位，大小正常，双侧附件增厚，有轻度压痛。子宫输卵管造影显示：双侧输卵管欠通畅、盆腔炎。基础体温显示双相。查：抗精子抗体（-）、抗宫内膜抗体（-）。证属寒凝血瘀，治以温经散寒、活血通络。处方：当归10g，赤芍15g，川芎6g，没药5g，炮姜6g，肉桂10g，延胡索10g，五灵脂10g，桃仁15g，红花10g，三棱15g，莪术15g，王不留行15g，皂角刺10g。每日1剂，水煎服。因患者在外地打工不便，只能每月来诊1次，以上方为主，酌加出入，每月25剂。2007年11月8日来电告之，末次月经9月24日，停经35日，基础体温高温相持续22日，尿妊娠试验阳性。

［叶脉延，王红梅，汪江云.赵荣胜治疗输卵管阻塞性不孕症经验.中国中医药信息杂志，2009，16（6）］

【诠解】患者结婚3年，夫妇同居，性生活正常，男子精液及各项检查均未见异常，女子排卵正常，各项抗体系列检查未见异常。患者患有盆腔炎，妇科内诊示：双侧附件增厚，有压痛，高度怀疑输卵管不通，行子宫输卵管碘油造影，提示输卵管欠通畅。结合舌脉、体征和症状，判断证属寒凝血瘀，治宜温经散寒，活血通络，方用炮姜、肉桂温经散寒，余为活血通络药物，全方活血力强，加当归养血活血，缓和诸药。

五、肾虚肝郁

刘奉五医案

（肾亏血虚兼肝郁，养血调肝化瘀滞）

王某，女，28岁，已婚，

现病史：患者16岁月经初潮，月经周期为40~50天，行经5~6天，量少色紫红，稍有血块，经前及经期少腹疼痛，腰痛，平时白带量多、黏稠有味，婚后 3 年未孕，配偶健康。

检查 "外阴、阴道正常，宫颈轻度糜烂，口小，宫体前位，子宫发育稍小，双侧附件增厚，左侧有条索状，远端有膨大，子宫内膜检查，为经期晚分泌期内膜，输卵管通液试验：双侧输卵管不通。

舌象：舌质淡红，苔薄白。脉象：沉缓。

西医诊断：①原发性不孕；②慢性盆腔炎，两侧输卵管不通。

中医辨证：肾亏血虚，气滞血瘀。

治法：养血调肝，疏气化瘀。

方药：益母草 100g，当归 50g，杭白芍 50g，川芎 15g，广木香 15g，炒枳壳 15g，柴胡 25g，制香附 25g。

上药共研细末炼蜜为丸，每丸重 15g，每晚服 1 丸，白开水送下。

治疗经过：自 1959 年 12 月 15 日至 1960 年 1 月均服上方丸药。后因患肝炎而停药。1960 年 6 月 17 日，肝炎痊愈后再次来诊，症状同前，继用前方加覆盆子 15g，肉桂 25g 以温肾暖宫。经过 14 个月的治疗，症状逐步好转，月经周期正常，血量中等，色红腹痛消除。1961 年 11 月 21 日就诊时称，月经过期 6 天未至，且有轻度恶心呕吐，腰酸稍痛，脉象弦滑稍数，拟以清热和胃止呕之剂，嘱观察 2 周后做尿青蛙试验，结果为阳性。1962 年 5 月 29 日随访时已妊娠 8 个月。

（北京市中医医院编．刘奉五妇科经验．人民卫生出版社）

【诠解】不孕症是一个相当复杂的疾病，中医强调未病先防时关键。引起不孕症除多种病因外，还有心理和社会因素的作用。在临证中必须全面掌握有关资料，更要把握一些关键问题，才不至于盲目。张景岳曰："种子之方本无定轨，因人而药各有所宜。"故中医治疗不孕症，重在辨证论治，才能达到预计的效果。此案例属肝郁气滞型不孕，女子以肝为重，肝郁可致不孕，不孕可致肝郁，故调经种子妙在疏肝。疏泄之功达到后，可用温阳补肾药物，促排卵，暖胞宫，保证受孕时有一个良好的环境。

蔡小荪医案

（理气化痰通两岐，育肾补督抗痨虫）

颜某，28 岁。患者结婚 4 年未孕，经外院行子宫输卵管造影提示为双侧结核性输卵管阻塞，经刮宫、通液、内分泌激素等疗法治疗均未见效，反致月经紊乱。患者既往有肾结核史及慢性盆腔炎史，现经前每每腹痛里急，乳胀、烦躁，平素少腹两侧胀痛，形寒怕冷，大便间 2~3 日。诊见苔薄白、边微红，脉细弦。肾督不足，肝郁气滞、痰瘀内结，经行受阻，两岐不通。当先解久蓄之郁气痰瘀，以畅气血之行。治以理气化痰、散瘀通络。处方：当归 10g、丹皮 10g、金铃子 10g、制香附 10g、乌药 10g、炙甲片 10g、皂角刺 30g、炒白芍 15g、柴胡 5g、桂枝 5g、全瓜蒌 12g、制胆星 6g。14 剂煎服。

二诊患者诉日前经行，经期尚准，未腹痛，里急感亦有所缓解，胃纳明显增加，腰酸痛减轻，诊见苔薄白、边微红，脉细。予调经益肾，处方：炒当归 10g、熟地 10g、丹皮 10g、怀山药 10g、泽泻 10g、制香附 10g、炒白芍 15g、云茯苓 12g、川续断 12g、狗脊 12g，2 剂。因患者居于外地，就诊不便，另以理气通络、化瘀抗痨法组方：柴胡 5g、公丁香 25g、制香附 10g、乌药 10g、炙甲片 10g、皂角刺 30g、王不留行子 10g、路路通 10g、赤芍 10g、丹参 15g、百部 15g、山海螺 15g、功劳叶 20g、桂枝 5g，备于经净后服用。7 剂后改服育肾补督，抗痨理气处方：云茯苓 12g、淫羊藿 12g、制黄精 10g、百部 10g、丹参 10g、生地 10g、熟地 10g、熟女贞子 10g、巴戟肉 10g、肉苁蓉 10g、制香附 10g、柴胡 5g、功劳叶 20g、山海螺 15g，另河车大造丸 20g，2 次吞服。调治 3 个月经周期，再诊时患者已无明显不适。嗣后又因起居不慎，情绪不快，致少腹两侧吊痛，自服阿胶后经来量少，色淡，2 天即止，乳胀疲而复作，烦躁纳呆，腰背酸痛，腹痛，拟理气化痰，调经止痛。处方：炒当归 10g、赤芍 10g、制香附 10g、乌药 10g、丹参 20g、延胡索 12g、五灵脂 10g、炒白芍 15g、制乳没 6g、桂枝 5g、败酱 20g、淮小麦 30g、生甘草 5g，5 剂后诸症渐平。再复取抗痛助孕法调治，治疗 9 个月后患者妊娠而愈。

［瞿晓竹．蔡小荪治疗输卵管结核性不孕症经验．中国中医药信息杂志，1997，4（11）］

【诠解】导致不孕症的原因比较复杂，此案例属输卵管结核导致的不孕。患者曾有肾结核史和慢性盆腔炎史，说明患者素体虚弱，抵抗力差，因肾与胞宫及其附件同属下焦，故肾结核易于转移到输卵管上，导致输卵管不通而不孕。"急则治其表，缓则治其本"，当先解久蓄之郁气痰瘀，以畅气血之行，缓减腹痛里急。二诊时加熟地、山药、续断、狗脊调经益肾。后加女贞子、淫羊藿、黄精、巴戟肉、肉苁蓉等补肾填精药物，以及香附、柴胡等疏肝理气，不忘加丹参等活血化瘀药物，患者生育要求强，遂加服河车大造丸，以加强疗效。女子以肝为用，肝喜条达，心情不佳，易导致肝气郁结，肝气不舒，易生诸病，因此，调畅情志可增加受孕的概率。

沈忠奎医案

（水亏木旺胞络阻，疏肝补肾胞胎育）

叶氏，30岁，广西蒙山县人，已婚多年不生育，某医院妇科检查诊为输卵管粘连。1975年夏季复诊，据述月经周期尚准，唯经来量少，色暗，经前乳房作胀，行经小腹作痛，伴见口干苦，舌胖苔白厚，某医院用中药疏肝清热及西医治疗，罔效。审其症、苔，属水亏木旺，肝经气郁，冲任失调。冲为血海，任主胞胎，冲任二脉失调，故行经量少，不能孕，遂予逍遥散加味主之。

柴胡4.5g，薄荷3g，当归9g，白术9g，茯苓9g，菟丝子12g，枸杞子12g，藿香9g，神曲9g，丝瓜络9g，木通6g。

前方连投20剂。复诊，白厚之苔已少，又与原方中加丹参、泽兰活血化瘀，继服10剂，乳胀、口干苦均除。后经汛不至，恶心疲劳，自知已受孕，但不久流产，1976年再次受孕，4个月又见红，但不见流产，并见口苦尿热，小腹疼，舌尖红，为处保胎方，荆芥四物汤加茅根、藕节、川断、桑寄生、地榆炭、阿胶，服后而安。

（陶广正，高春媛. 古今名医医案评析. 中国中医药出版社）

【诠解】 夫妇同居，性生活正常，但一直未孕，此属输卵管粘连，丧失其输送受精卵的功能，导致不孕。根据舌脉和症状，患者属湿热郁结，发生炎症，用清热疏肝药物治疗后，未见疗效，知辨证有误，遂重新审查，得知属肾虚肝郁，遂用逍遥散疏肝理气，健脾和血，以生血，增加月经量。方用起效后，加丹参、泽兰活血化瘀，消除炎症病灶，使输卵管恢复其拾卵运卵功能而孕。

蔡连香医案

（补肾调肝通胞络，内服外敷管自通）

患者，女，38岁，于2005年3月主因"结婚5年，不避孕未怀孕3年"就诊。患者结婚初时曾怀孕，行人工流产术。后曾在外院做输卵管通液，提示双侧输卵管通而不畅。就诊时症见：月经量偏少，周期正常，月经有血块，右下腹隐痛，腰痛，白带量不多，情绪紧张，经前乳房胀痛，舌偏黯，苔薄白，脉沉弦。妇科检查：右侧附件增厚、压痛（＋）。证属肾虚肝郁，冲任失调。治法：补肾调肝。方药：山药 10g，山萸肉 10g，菟丝子 20g，覆盆子 15g，当归 10g，赤芍 10g，陈皮 10g，柴胡 10g，香附 10g，路路通 10g，穿山甲 15g，嘱服 10~14 剂。腹部外敷方：千年健 10g，白芷 10g，刘寄奴 10g，鸡血藤 10g，䗪虫 10g，水蛭 10g，透骨草 100g，生艾叶 100g，2 剂。

二诊：患者右下腹痛、腰痛减轻，经前乳房胀痛消失，但食欲稍差，此乃肝气乘脾，前方加白术 10g、山药 20g 以扶脾气，外敷方继用。

三诊：患者腹痛基本消失，食纳尚可，现基础体温双相，体温上升 4 天，治以补肾调肝，前方基础上加巴戟天 10g、鹿角胶 6g，嘱服 10 剂。

四诊：患者基础体温升高 16 天未降，查尿妊娠试验（+），证实妊娠。

[谢京红，李亚俐. 蔡连香教授治疗不孕症的经验. 国际中医中药杂志，2006，28（3）]

【诠解】患者曾有生育史，人工流产后即不孕，定是手术外伤损伤冲任，肾精不足，而肾主生殖，故月经量少，少腹隐痛，腰痛。"肾为气之根"，故肾虚则行血无力，故瘀血阻滞，月经有血块，舌质偏黯。患者平素紧张，经前乳房胀痛，脉沉弦，一派肝郁之象。木太过而水不及，根据"实则泻之，虚则补之"的原则，治宜补肾调肝。山药、山萸肉、菟丝子、当归等补肾益精养血；柴胡、香附、陈皮等疏肝理气，赤芍柔肝止痛，再填鸡血藤、刘寄奴等活血化瘀药物，帮助疏通输卵管，从而使受孕有望。

齐聪医案

（肾虚肝郁胞脉阻，理气活血解粘连）

邓某，女，29 岁，已婚。初诊日期：2011 年 10 月 22 日。患者未避孕 2 年未孕，于 2011 年 5 月在某医院行子宫输卵管碘油造影示：双侧输卵管伞端粘连；同年 6 月行腹腔镜下盆腔粘连分解 + 双输卵管整形术 + 宫腔镜下通液术，术后输卵管恢复通畅。就诊时症见：腰酸，夜寐欠安，多梦，便结；焦虑，易疲乏，手足欠温，畏冷；舌暗、苔白，脉细滑。阴道分泌物查出支原体阳性。平素月经规律，周期 28~29 天，经期 5~6 天，量中，无痛经；末次月经：2001 年 10 月 14 日，5 天干净。中医诊断：不孕症。辨证：肾虚肝郁，瘀阻胞脉证。治法：疏肝补肾，理气活血。

处方：柴胡 6g，白芍 15g，当归 15g，川芎 9g，丹参 18g，莪术 18g，制附片 6g，鳖甲 12g，皂角刺 30g，路路通 12g，乌药 9g，肉苁蓉 12g，制黄精 15g，菟丝子 12g，制大黄 15g。患者服药 28 剂，同时治疗支原体感染。11 月 16 日因月经过期未潮，自查尿妊娠试验阳性；12 月 3 日复诊，查 B 超示：宫内孕囊见心管搏动，予以中药保胎治疗。

[申萌萌. 齐聪辨治输卵管阻塞性不孕症经验. 上海中医药杂志，2012，46（6）]

【诠解】患者行腹腔镜下盆腔粘连分解＋双输卵管整形术＋宫腔镜下通液术，术后输卵管恢复通畅。后患者腰酸、睡眠差，多梦，易疲乏，手足欠温，畏冷，表现一派肾虚之象，还伴有便结，焦虑，肝郁之象，中医治以肾虚肝郁、瘀阻胞脉证；治法：疏肝补肾，理气活血，方选当归、白芍疏肝补血，丹参、川芎、莪术、鳖甲、路路通等行气活血，柴胡、乌药入肝经，疏肝理脾，苁蓉、黄精、菟丝子温阳补肾。患者支原体阳性，对怀孕有一定的影响，针对致病菌进行抗炎治疗，根除病灶，恢复阴道菌群平衡，防止复发通过中药调理，可以巩固疗效，消除致病体的生存环境。夫妇双方应在准备怀孕前进行支原体检测，一旦发现阳性，及时治疗，应于治愈后再怀孕，以免对胎儿造成伤害。

张晓峰医案

（活血化瘀通胞脉，补肾疏肝助孕育）

赵某，女，32 岁，西安市长安区人，2009 年 5 月 12 日初诊。患者婚前曾 2 次人工流产，现结婚 2 年未避孕而未孕。月经周期尚正常，经量较少，色偏黯，经行腰酸、小腹坠胀不适，经前乳房胀痛，心烦易怒。平时带下量不多，偶有两侧少腹隐痛，一般情况均可。曾检查排卵功能基本正常，抗精子抗体等抗体系列未见异常，配偶精液系列检查亦正常。2008 年 4 月在长安区医院做输卵管通液检查，提示"有阻塞"，曾用通液治疗、中药保留灌肠及红外线理疗仪等断续治疗未效。2009 年 3 月在西安市第四医院行子宫输卵管碘油造影检查，报告为右侧输卵管介质部阻塞，左侧通而不畅。西医建议介入治疗，因害怕手术又担心术后再次粘连，遂来张老师门诊求助中医治疗。妇科内诊检查除双侧附件条索状增厚、压痛（±）外，余无异常。舌质略暗，苔薄白，脉弦细尺弱。诊为输卵管阻塞性不孕，中医证属胞脉瘀阻、肾虚肝郁、气血不调。即用上述治疗方法，内服方加丹参 15g，香附 10g，灌肠方法不变，2 个月后患者症状全失，查附件已无压痛、条索状增厚减轻；再坚持治疗 3 个月，于 2009 年 10 月底来诊，称月经逾期 10 日未潮，自测尿妊娠试验阳性，乃告知其注意事项，嘱 2 周后来复查 B 超，后如约前来检查，B 超提示宫内早孕，看见胚芽及原始心管搏动。内服通管育子汤：当归 12g，川芎 10g，炒白芍 15g，鸡血藤 15g，忍冬藤 30g，王不留行 15g，穿山甲 6g（研末分服），菟丝子 15g，淫羊藿 15g，桑寄生 15g，柴胡 9g，合欢皮 15g，党参 15g，白术 15g，生甘草 6g。并随症适当加减，每天 1 剂。早晚分服，每个周期从经净后开始服 7~10 剂。继服促黄体汤：前方去鸡血藤、忍冬藤、王不留行，加川断、巴戟天、女贞子各 15g，服法同上，亦随症适当加减，服用 10~12 剂。若未效则下个周期如法继用。通管灌肠方：红藤 30g，败酱草 30g，透骨草 30g，艾叶 30g，路路通 30g，丹参 30g，石见穿 30g，黄芪 30g，莪术 15g，土鳖虫 10g。一剂两煎并适当浓缩，分 2 次，1 次每天保留灌肠。同样每个周期从经净开始灌肠 7~10 次，若未效则下个周期继用。最终受孕。

[徐连连，岳海红，张明亮．张晓峰主任医师输卵管阻塞性不孕症经验举要．现代中医药，2011，31（2）]

【诠解】输卵管阻塞而引起的不孕，中医辨证属于瘀血内着，胞脉阻闭，治疗宜采用较大剂量的活血化瘀药，使瘀血消散，胞脉通畅，则受孕有望。但同时，也不能忽视辨证，仍需要根据个人的不同见证，配以益气温阳或养血滋阴之品，调整全身功能，为局部病灶恢复创造条件。而患者各项检查均未见异常，只是输卵管不通，害怕手术治疗对身体的损伤，遂求诊中医。内服外用的方法治疗输卵管不通性不孕，内服用通管育子汤和促黄体汤，配合红藤汤保留灌肠，效果明显。

六、气滞血瘀

庞泮池医案

（气滞血瘀湿热蕴，疏肝通络循周期）

王某，39 岁，结婚 8 年未孕。患者经期尚准，经前乳胀，心烦易怒，临经下腹胀痛，经行量多色红，下肢浮肿，鼻衄，经后大便溏薄，平素带下色黄，质稠量多，脉弦细，苔薄质暗红。妇检正常，输卵管造影提示两侧输卵管不通，证属肝郁气滞，日久郁热内蕴，气血瘀阻，以致胞脉不通，精不能施，治用理气疏肝、活血化瘀、清利湿热法。经临前以疏肝理气为主，佐以清热健脾，以丹栀逍遥散加减。处方：柴胡 6g、当归 9g、白术、白芍各 9g、牡丹皮 9g、制香附 12g、生地黄、熟地黄各 9g、艾叶 9g、路路通 9g。经后治以活血化瘀、疏通经络为主，佐以益肾柔肝。以通管汤加减。处方：当归 9g、赤芍 9g、白芍 9g、牡丹皮 9g、熟地黄 9g、制香附 12g、石菖蒲 9g、生茜草 9g、败酱草 30g、路路通 9g、海螵蛸 9g、肉苁蓉 9g。两方按月经周期交替使用，每次经净，并用活血化瘀的妇透方药进行直流电穴位导入 10 次，3 个疗程之后，患者经检尿妊娠试验呈阳性。

（詹文涛. 当代中医名家医案·妇科卷. 北京科学技术出版社）

【诠解】以上案例证属气滞血瘀型导致输卵管不通而不孕。气滞血瘀及湿热蕴滞，故经前即要清热凉血，还有疏肝理气，方选丹栀逍遥散，经后要以活血化瘀，疏通经络为主，佐以益肾柔肝。以通管汤加减，两药配合使用，疗效显著，避免犯虚虚实实的错误。经净后采用直流电穴位导入，以活血化瘀，直达病所，消除病灶，取得很好的效果。

王子瑜医案

（肝郁气滞兼湿瘀，理气活血通胞络）

李某，女，28 岁，已婚。初诊日期：1990 年 2 月 16 日。患者婚后 5 年未孕，其爱人精液常规在正常范围。月经规律，白带不多，平时双侧下腹隐痛，每遇经期疼痛加重，腰骶疼痛，经前心烦易怒，乳房作胀。因盼子心切，精神抑郁。舌诊正常，脉虚弦。曾做子宫输卵管碘油造影，示双侧输卵管阻塞不通。内诊双附件增厚，轻度压痛。证属肝郁气滞，湿热瘀阻。治法：理气活血，化瘀通络止痛。方药：通脉活血汤加减：柴胡、赤芍、桃仁、路路通、皂刺、桂枝、延胡索、枳实、穿山甲、柞木枝、红藤、马鞭草、荔枝核。嘱患者每于经净后开始服药，每日 1 剂，共服 10 天，连续治疗 3 个月。同时，在月经中期，可用中药渣纱布包裹，加热外敷少腹两侧。患者 3 个月后再诊已停经 46 天，查尿妊娠试验阳性，后足月生产一健康男孩。

［贺稚平，王子瑜教授治疗不孕症经验拾零. 北京中医药大学学报，1995，18（1）］

【诠解】造成输卵管不通的原因有很多，如肾虚血瘀、瘀热互结、气滞血瘀及寒凝血瘀，首选气滞血瘀。肝喜条达，在志为怒，七情过极，日久便伤肝，肝失疏泄，气滞血瘀，故中医常用理气活血，化瘀通络止痛为法，方选通络活血汤。方中二胡皆入肝经，疏肝理气，活血止痛；用路路通上通乳络，下疏胞脉，通常配合丝瓜络等治疗输卵管阻塞性不孕；马鞭草清热活血调经；荔枝核入肝经，疏肝理气散结。诸药合用，瘀化络通，受孕有望。

许润三医案

（理气活血化瘀滞，益肾填精补虚损）

黄某，39 岁，17 岁月经初潮，婚后 3 年曾怀孕，但于孕 2 个月时自然流产，并做清宫术。术后并发"附件炎"，1 年后经某医院先后 2 次输卵管通液均示不通，多方治疗不效，因而数年未妊。询其平时腰酸腹痛，经前乳房胀痛，经来腹痛加重，血量较少，血色暗红夹块。舌质黯，苔薄白，脉沉弦。妇科检查：宫体偏小，双侧附件增厚，左侧压痛明显。脉证相参，证系气滞血瘀，肾虚血亏。先予理气活血，化瘀通滞。疏方为：柴胡 10g、枳实 10g、赤芍 10g、生甘草 3g、当归 10g、川芎 10g、三七粉 2g（分冲）、石见穿 20g、柞木枝 10g、路路通 10g。服药 30 剂后，腹痛明显减轻，经量稍增，经色转红，腰痛如故，继服上方 60 剂后，腹痛消失，食纳增加，唯腰痛未减，经量较少，脉搏细弱。瘀滞之象虽除，但冲任虚损之征益彰，遂以原方去柴胡、枳实、柞木枝、石见穿，加淫羊藿、仙茅、紫河车、山茱萸、党参各 10g 予服，2 月而孕。

（詹文涛. 当代中医名家医案·妇科卷. 北京科学技术出版社）

【诠解】患者有手术史，并发附件炎，致使输卵管不通而不孕，属气滞血瘀型，"不通则痛，不荣则痛"，先应理气活血，化瘀通滞，缓减腹痛。诸症均减轻后，再予以滋阴补肾之药物，调冲任，为怀孕做准备，方中加有情血肉之品紫河车补肾益精力量更强，遂不久即孕。

李木森医案

（肝气失调冲任滞，疏肝理气调冲任）

饶某，女，31 岁。2004 年 2 月 28 日初诊。婚后 5 年未采取任何避孕措施而从未怀孕，男方经检查正常，2001 年曾在某医院诊为输卵管阻塞，经通水、抗感染等治疗后仍未怀孕，但经复查一切正常。后断续服中药 2 年多而仍未怀孕，严重影响患者婚姻和家庭生活。刻诊：体形中等，无明显不适，仅偶有经前乳房胀痛，月经正常，周期 28~32 日，经期 3~5 日，无血块、黏液等异常，基础体温测定（BBT）提示有正常排卵，黄体期 12~14 日，B 超提示子宫、附件正常，末次月经 2004 年 2 月 23 日，舌质淡红，苔薄白，脉细弦。李老辨证为肝气失调，冲任不利。治宜疏肝调气，通补冲任。处方：柴胡 8g，香附 10g，广木香 10g，当归 15g，白芍 15g，益母草 15g，菟丝子 15g，紫河车（另包）15g，羌活 6g。7 剂。水煎服，日 1 剂。每次将紫河车 15g 放入高压锅加 800~1000ml 水，上汽后再小火炖 40~60 分钟，冷却后连渣倒出，分 2 份代水如常法煎余药 2 次，合汁空腹温服。并嘱患者放松心情，尽量将注意力转移。

2004 年 3 月 22 日二诊：患者自行服用一诊方共 20 剂，月经将至，但并无任何主诉症状，舌质淡红，苔薄白，脉细缓。守方继进 10 剂。嘱其月经来潮时停药，经净后再服药。

2004 年 5 月 14 日三诊：自行服上方 40 余剂，自述原面部雀斑颜色明显变淡，服药期间从未经前乳胀，其他一切如常，末次月经 2004 年 4 月 19 日，舌质淡红，苔薄白，脉缓。守方继进。

2004 年 5 月 31 日四诊：已停经 40 日，末次月经 2004 年 4 月 19 日，经尿人绒毛膜促性腺激素（hCG）检测为阳性，BBT 曲线自 2004 年 5 月 4 日升高后持续呈单相曲线，提示怀孕。

[李莜，吴海波. 李木森从肝郁论治不孕症经验. 河北中医，2005（10）：725-726.]

【诠解】西医学治疗不孕症讲究男女同治。上述案例男方精液检查均正常，如此一来，治疗的重点就放在女性身上。患者经检查示输卵管不通，遂西医予通液、抗感染治疗，仍未怀孕。复查一切正常。心理压力大，思虑过度，伤脾，脾虚则运化失司，造成木强脾弱的场面，遂长期闷闷不乐，郁郁寡欢，肝气得不到疏泄，气机得不到调畅，久而久之，肝郁气滞，行血不利，瘀阻胞宫，脉络不通，不通则不易受孕。治宜疏肝理气，方仅用 9 味药，柴胡、香附、广木香疏肝理气，当归、炒白芍、益母草养血活血，白芍兼有敛血柔肝之功，菟丝子温阳补肾，紫河车血肉之品，填精益髓，独活有渗湿作用，防止脾虚运化失司，水湿内停。全方简单而明了，却有着不凡的效果。

梅大钊案例

（肝郁血瘀成癥瘕，解郁疏滞调冲任）

颜某，30 岁，1978 年 8 月 10 日初诊。结婚 6 年未孕。妇科检查：左少腹触及有鸡蛋大小囊性包块，诊断为"卵巢囊肿""双侧输卵管阻塞"。平素性情急躁易怒，经前两乳及少腹胀痛，腰脊痛，经行量少有紫块，尿黄便秘。脉细涩，舌红苔淡黄。证属肝气郁滞，冲任失调，瘀血阻滞胞宫不孕。治宜疏肝理气，通经散结，处方：当归、丹皮、桃仁、浙贝各10g，赤芍、焦白术、栀子、五灵脂、延胡索各12g，柴胡8g，郁金、牡蛎各25g。连服2月。外用消癥膏(夏枯草90g，牡蛎30g，苏木、三棱各60g，海藻40g，研末，兑白醋适量加蜂蜜180g，煎熬成膏)敷之。

10月13日复诊：经前两乳及少腹胀痛大减，包块已消去三分之二。再拟解郁疏滞，化瘀通管法。方选梅老"通管助孕汤"。处方：当归、赤芍、熟地、炮山甲、牛膝、白术各10g，川芎6g，桂枝5g，路路通12g，水蛭粉6g(吞服)，生黄芪20g，夏枯草、紫河车(研末吞)各30g。外用药同前。

续服3个月受孕。

[梅和平.梅大钊治疗不孕症经验.江苏中医，1990(8)：1-3.]

【诠解】患者自述无生育史。平素无不适，身体健康，无不良嗜好。结婚多年无子，心中不免有些伤感，平素性情急躁易怒，行经前两乳发胀，实属一派肝郁气滞之象，遂需疏肝理气，活血通络，以调畅情志。梅老先拟丹栀逍遥散代裁，疏郁消癥，续用解郁散结，化瘀通管法，先后调治5个月收功。

杨秉秀医案

（内服外治联合用，通络助孕分先后）

张某，女，31岁，2000年5月27日初诊。自诉结婚8年，曾孕4次、人流4次，未避孕5年而未受孕，男方精液检查正常。经期乳房胀痛，心烦，经期小腹胀痛，经色黯红，量不多，有瘀块，舌红、苔薄白，脉弦细。妇科检查：外阴、阴道正常，宫颈轻度糜烂，宫体后位，大小、质地、活动度正常，左侧附件条索状增粗，轻度压痛，右侧(-)；输卵管通水试验示：左侧输卵管不通，右侧通而不畅。西医诊断：左侧输卵管阻塞，右侧输卵管部分阻塞，左侧附件炎，继发性不孕症。中医辨证为：肝气郁结，气滞血瘀。治宜疏肝理气、活血通络，用自拟输通汤加减治疗（生黄芪30g，太子参15g，紫丹参15g，赤芍15g，桃仁10g，路路通10g，皂刺10g，王不留行10g，刘寄奴15g，荔枝核30g）。嘱患者将中药处方内服、保留灌肠及外敷三者结合，按上述方法使用，先后用药共35剂，复作输卵管通水试验示双侧输卵管通畅，继用补肾填精，调冲助孕法。至 2000 年 9 月 2 日复诊，患者自诉停经 40 天（Lmp：7 月 24 日），BBT 高相 26 天。脉弦而滑，妊娠试验阳性，身已受孕。

　　[徐慧. 杨秉秀主任医师治疗输卵管阻塞性不孕症经验. 湖南中医药导报，2000，6（12）]

　　【诠解】输卵管阻塞性不孕症，中医辨证其多属肝经郁结、气滞血瘀。治以方选自拟输通汤，其中丹参、赤芍、桃仁、路路通、王不留行、荔枝核等药均入肝经，疏肝理气，通经活络，方中丹参、赤芍、桃仁、王不留行、刘寄奴皆能活血祛瘀，通络散结，消炎止痛，改善血液循环，加速血流，促进炎症组织的消退与修复，抑制多种细菌的生长繁殖，使因病菌和炎性结缔组织增生而阻塞的输卵管通畅，使宫腔内的炎症消除；路路通、荔枝核为疏通要药，利水通络，散寒行滞；皂角刺辛散温通，性锐力利，具有消积除障之功。因理气活血通络之药，用之过多过久，易耗伤正气，更因气为血之帅，气行则血行，故方中重用生芪、太子参，扶正益气活血。诸药合用，共奏疏肝理气、活血通络之功。配合中药保留灌肠，旨在化瘀散结，药力直达冲任，使局部病灶变软、松动，粘连组织消散，水肿消失，加速病情好转。外敷中药加入艾叶温香走窜，透骨草祛风胜湿，使药液渗达病所，提高疗效。如此内外兼治，相互促进，使局部与整体统一协调，从而使输卵管迅速恢复其正常功能，有利于孕卵着床发育，形成胚胎。

李光荣医案

（气滞血瘀夹湿热，理气活血清湿热）

　　患者，女，33 岁，孕 0 产 0，2005 年 11 月 10 日初诊。患者自 2 年前始未避孕至今一直未孕，爱人查精液常规正常。1 年前在外院行诊断性刮宫术，病理示：月经期及分泌晚期子宫内膜。1 个月前在外院查 B 超：子宫附件未见异常；行输卵管造影：双侧不通。患者 15 岁月经来潮，5 日 /28 日，经量中等（最大量日换 4~5 次卫生巾）、有血块，小腹坠痛，有时需服止痛片，大便三日一行，苔黄、中心厚，脉沉滑。妇科检查：外阴已婚未产式，阴道通畅，宫颈光滑，子宫后位、活动差、正常大小、质中、压痛，附件右侧触及条索样增厚，左侧未扪及异常。西医诊断：输卵管阻塞性不孕症。中医辨证：气滞血瘀挟湿热。治以理气活血、清热祛湿。处方：柴胡 10g，赤芍 15g，丹参 20g，夏枯草 12g，益母草 16g，枳壳 12g，黄芩 9g，茵陈 10g，炒白术 18g，茯苓 18g，败酱草 15g，没药 9g。每日 1 剂，水煎服。

2005年12月8日二诊：上方服28剂，药后无不适，本次月经于11月25日来潮，经量中等（最大量日换5次卫生巾）、有少量血块，经期腹痛未作。目前无不适，大便正常，苔薄白，脉滑。患者痛经未作，说明病情好转。据舌象所示，热邪已去，故上方去茵陈、没药，加路路通12g以通络，升麻6g以升津防津停为湿。继服21剂后，月经逾期未至，于2005年12月29日查尿绒毛膜促性腺激素阳性，后顺利分娩一女婴。

［刘新敏，王莹，王燕，等．李光荣治疗输卵管阻塞性不孕症经验．中国中医药信息杂志，2013，20（3）］

【诠解】患者无生育史，属原发性不孕。患者妇科检查子宫、阴道宫颈均未见异常，唯有双侧输卵管不通所致不孕。急则治其表，先宜活血止痛，理气祛湿，方中用柴胡、枳壳疏肝理气健脾，夏枯草、败酱草清热消肿散结。益母草为女科调经之要药，凡月经不调，量少，痛经等必用药。众药合用，药效显著，诸症消失，正常受孕。

张寻梅医案

（肝不疏泄血瘀结，消癥活血胞络通）

患者，女，26岁，1995年3月20日初诊。已婚3年同居未孕。月经14岁初潮，经期1~2日，周期30日，量少色紫，经前腰痛乳胀。末次月经1995年3月14日，舌质淡红，苔薄白，脉弦。1个月前在省立二院作内分泌激素测定及宫腔镜检查，诊断为无排卵性月经，右侧输卵管梗阻，左侧输卵管狭细。予自拟消癥活血汤。处方：当归、皂刺、穿山甲、柴胡各9g，荔枝核21g，蒲公英30g，白芍、香附各15g，路路通12g，红花6g，甘草6g，水煎分2次服，日1剂。连服10剂后，给予当归养血丸6g，日2次，逍遥丸6g，日2次，六味地黄丸9g，日2次，调理月余。1995年5月2日复诊，述末次月经4月14日，持续2日，量较前多，色呈紫红，无腰腹痛，经前轻微乳胀，脉沉细，舌苔薄白。原方加川断15g，水煎分2次服，日1剂，6剂。六味地黄丸（2盒），1丸，日2次，七制香附丸（20包）1包，日2次，得生丹（2盒），1丸，日2次。1995年7月12日因停经3个月再诊，B超检查示宫腔内可探及81.2mm×62.5mm妊娠囊回声，可见胎块及胎心搏动。1996年1月足月顺产一男婴，发育正常。

（程瑛．张寻梅治疗输卵管功能障碍性不孕症经验．山东中医杂志，1996，10）

【诠解】月经、带下、妊娠、产育和哺乳都是妇女的生理特点，妇女各期的生理特点，不但使女性一生多姿多彩，经、带、孕、产、乳更是女性一生中阴阳气血自我调节不可缺少的健康环节。患者无子，故情绪低落，精神萎靡，心中郁郁不欢，日久伤肝，肝不疏泄，气滞血瘀，凝结成块，使输卵管阻塞或狭窄，从而精子、卵子以及受精卵无路可走，精卵分隔两地。本例不孕症为肝气郁滞，气血运行不畅，治以疏肝活血，使肝气调，瘀血消，胞络通，精卵得以相遇而成胎孕自成。

赵荣胜医案

（肝郁血瘀胞络阻，行气活血通胞络）

患者，女，30岁，2005年4月25日初诊。患者2002年结婚，2003年流产1胎，后未避孕亦未受孕。月经7/28日，量中等，色紫红，有血块，经前乳房胀痛，经期胸闷心烦，少腹胀痛，末次月经2005年4月16日。妇检：外阴已婚式，阴道通畅，宫颈光滑，宫体前位，正常大小，双侧附件增粗，左侧有压痛。子宫输卵管造影片示：双侧输卵管不通。舌尖有少量瘀点，苔薄白，脉沉。证属气滞血瘀，治以行气活血通络。处方：牡丹10g，栀子10g，柴胡10g，当归10g，赤芍15g，王不留行15g，皂角刺10g，香附10g，路路通10g，丹参15g，红藤20g，蒲公英30g，麦芽20g。20剂，每日1剂。2005年6月23日二诊：末次月经6月14日，行经7日，量中等，色红块少，经期无不适，脉沉弦。原方去蒲公英、麦芽，加三棱10g、土鳖虫10g，续服15剂。后以上方加减，每月服15~20剂，至同年9月，因患者长期口服上方，已觉胃中不适，故将中药改用灌肠，每月15~20次。2006年1月17日复诊：停经44日，查尿妊娠试验阳性。

［叶脉延，王红梅，汪江云．赵荣胜治疗输卵管阻塞性不孕症经验．中国中医药信息杂志，2009，16（6）］

【诠解】人工流产的并发症很多，如人工流产不全，术后阴道出血长达15天以上，术后两周内由于致病菌的感染而出现子宫内膜炎、附件炎、盆腔炎等；宫腔积血、宫腔粘连等。而由感染出现的并发症的不良后果之一便是不孕。该患者子宫输卵管碘油造影提示双侧输卵管不通，辨证属气滞血瘀，治疗予以行气活血通络，内外合治，最终受孕。

石景亮医案

（肝郁气滞胞络阻，开郁种玉显奇功）

韩某，女，25 岁，2001 年 7 月 19 日初诊。结婚 3 年未孕。患者 1998 年妊娠 42 日行药物流产，后引起继发性不孕，少腹痛而不凉，白带量不多，大小便利，夜寐安。舌质暗红，苔薄白，脉弦细，现月经已过。妇科检查：左侧输卵管梗阻，右侧输卵管炎症，通而不畅。证属肝郁气滞。治宜疏肝解郁，通络散结。方用开郁种玉汤加减。药用：合欢皮 30g，柴胡 12g，白芍 15g，郁金 15g，制香附 15g，白术 15g，茯苓 15g，桃仁 15g，石斛 15g，王不留行 15g，路路通 15g，浙贝母 15g，皂角刺 12g，僵蚕 15g，升麻 6g，枳壳 15g，砂仁 12g，沉香 10g。每日 1 剂，水煎服，7 剂。

二诊（7 月 24 日）：服上药无不适，效不更方，守上方加忍冬藤 30g，继服 7 剂。

三诊（8 月 2 日）：经服上方调治，少腹两侧痛缓，现正值经前 2 天，查舌暗红，苔薄白，脉弦涩。治宜化瘀通经，软坚散结兼清利湿毒。方用四物汤加味。药用：当归 15g，川芎 15g，白芍 15g，丹参 30g，土鳖虫 10g，鸡血藤 30g，王不留行 15g，路路通 15g，忍冬藤 30g，浙贝母 15g，僵蚕 20g，半夏 15g，白芥子 10g，穿山甲 12g，皂角刺 15g，桑寄生 20g，苏梗 15g，陈皮 10g。每日 1 剂，水煎服，7 剂。

四诊（8 月 9 日）：服上方后月经正常，少腹痛消失，精神好转，正值经后 15 天，治宜温经补肾，促使排卵，方用左归饮加减。药用：生、熟地黄各 10g，砂仁 10g，菟丝子 20g，淫羊藿 15g，枸杞子 15g，桑寄生 20g，川续断 12g，覆盆子 15g，金樱子 15g，制附片 6g，巴戟天 12g，肉苁蓉 15g，紫石英 15g，陈皮 10g，百合 30g，乌药 12g。每日 1 剂，水煎服，7 剂。经服上方调治，月经正常，2 月后怀孕。

［石显方，傅文录．石景亮教授治疗不孕症经验．河南中医，2006，26（12）］

【诠解】肝性如木，喜条达舒畅，恶抑郁，忌精神刺激，《素问·举痛》所说的"百病生于气也"就是对情志所伤影响气机的调畅而言的。故肝疏泄正常则气机调畅，若肝失疏泄则肝不疏，气机不畅，精神抑郁，出现郁闷不乐，抑郁难解或疏泄太过，阳气升腾而上，则出现心烦易怒等，肝郁则气滞，气滞则血不行，瘀血不去，新血不生，胞宫失养，脉络受阻，故不孕。久不受孕，因病致郁，因郁加重病情，因此，治疗不孕疏肝理气之药必用。治疗紧扣病机，予以疏肝解郁，通络散结中药，治疗月余即孕。

高淑玲医案

（肝气不疏性抑郁，活血通滞助孕育）

杨某，女，39岁。结婚15年，夫妻同居，男方精液检查正常，至今未孕。月经初潮14岁，末次月经2001年5月25日。体格检查：双乳房发育正常；妇科检查：子宫后位，阴道畅；B超：未见异常；输卵管碘油造影：左输卵管根部，右输卵管伞部阻塞。诊为原发不孕，双输卵管堵塞。刻诊：月经前后不定期，经行小腹坠胀，乳房及胸胁胀痛，经量少，色紫暗有血块，情志抑郁，易怒，舌质红有瘀点，苔白微腻，脉弦涩。证属气滞血瘀型不孕。治以活血化瘀通络，佐以软坚散结，温养通行。予以通滞助孕汤守方出入，服药3个疗程，共30剂。9月份，月经逾期不至，基础体温在38.6℃以上20天，尿hCG（+），B超诊断：早孕，足月生产一男婴。

处方：当归15g，川芎10g，益母草15g，赤芍10g，路路通10g，丹参6g，人参10g，黄芪20g，鸡血藤15g，熟地15g。

用法：每于月经来潮时，开始服药，1日1剂，每剂煎2次共400ml，早晚分服，连服10天，1月1个疗程。

（张铁忠．不孕不育实效宝典．人民军医出版社）

【诠解】夫妻同居，性生活正常，为何无子？中医认为，男精壮，女经调，胞络通，真机时，方可受孕，缺一不可；西医认为首先有成熟健康的精子和卵子，精卵必须在一定时间相结合，其次输送精卵的通道必须通畅，最后受精卵要有良好的种植环境，所以说受孕不是一件简单的事情，此案例患者月经先后不定期，或虚或郁。平素情志抑郁，易怒，行经时小腹胀痛，证属肝气郁结，气滞血瘀。血瘀则脉络不同，故患者已有两项不符合条件，遂不孕。治疗予以四物汤补血活血调经，加用益母草加强调经的作用，路路通，顾名思义，使道路畅通无阻，是卵管不通的必用药，配合补气理气药，共奏活血化瘀通络之效。

陈益昀医案

（气滞血瘀阻胞脉，活血通络疏肝气）

杨某，女，28岁。2008年10月5日初诊。

患者结婚4年，婚后曾人流1次，近2年，夫妇同居，未避孕而未孕。男方精液检查无异常。刻诊：下腹部隐痛，伴乳房胀痛，白带量多，色略黄。患者15岁月经初潮，周期36天左右，量中等，有少量血块。舌质淡，边有瘀点，舌苔微黄，脉弦细。妇科检查：阴道通畅，内可见白带，量多，色略黄，宫颈光滑，子宫后位，大小正常，质中等，双侧附件增厚，有轻度压痛。妇科B超示：双侧输卵管炎性增粗。输卵管造影诊断为"双侧输卵管近端阻塞"。

中医诊断：不孕症（肝郁气滞，瘀血阻滞）。

西医诊断：输卵管阻塞性不孕症。

治法：疏肝理气，活血通络。

处方：柴胡10g，香附10g，郁金10g，青皮10g，当归10g，三棱10g，莪术10g，穿山甲10g，桂枝10g，枳实10g，白花蛇舌草30g，路路通10g，红花10g，桃仁10g，皂刺15g。于月经第10天开始连服14剂为一个疗程，再10剂，早晚分服，同时用中药灌肠。

处方：败酱草30g，蒲公英30g，三棱15g，莪术15g，大黄15g（后下），乳香10g，没药10g，水煎2次，150ml，每晚保留灌肠。

经用药2个疗程后，乳房及下腹部胀痛、带下量多等症状均减轻。输卵管通液术示：输卵管通畅。妇科检查及B超提示炎症消失。2009年12月足月顺产一健康女婴。

（杨新建．河北省中医名家经验集．中国中医药出版社）

【诠解】患者人流术后未避孕未怀孕，究其原因，疑人流属于外伤创伤，虽在严格的消毒下操作，但阴道是一个与外界相通的管道，容易受到很多致病菌的侵入，尤其患者手术后，身体比较虚弱，也就是中医说的"正气不足"，抵抗力就差，导致附件炎症，从而使输卵管不通不孕。结合病史、体征、症状及舌脉，中医辨证为肝郁气滞，瘀血阻滞，治以疏肝理气，活血通络，方选用三棱、莪术，红花、桃仁两药对行气活血化瘀，白花蛇舌草消除炎症，路路通通经活络，使输卵管通畅。同时，配以活血化瘀，清热解毒的药物保留灌肠，内外同治，效果显著。

七、湿热瘀阻

刘奉五医案

（清热化湿利下焦，行气活血孕育成）

王某，女，29 岁，已婚，初诊日期：1972 年 3 月 18 日。

主诉：结婚 10 年不孕。

现病史：平素月经周期正常，色正，量中等，白带量多色黄，有臭味。两侧少腹痛，腰痛，伴有手足心热，头痛，恶心，不爱睁眼，尿频数，结婚已十年未孕，经妇科检查，双侧输卵管不通。

舌象：舌质暗红，脉象：脉滑。

西医诊断：原发性不孕症。

中医辨证：湿热下注，气滞血瘀。

治法：清热利湿，疏通气血。

方药：瞿麦 20g，萹蓄 20g，木通 5g，车前子 15g，川楝子 15g，乌药 15g，延胡索 15g，萆薢 20g，赤白芍各 15g，银花 25g。

治疗经过：3 月 22 日，服上方 3 剂后，双侧少腹痛减轻，小便次数减少，脉缓。上方去赤白芍，加地丁 25g，败酱草 25g，继服。3 月 27 日，药后腹痛、尿频基本消除，黄带已尽，仍有腰痛，上方加强行气活血之力，方药如下：

制香附 15g，川楝子 15g，乌药 15g，延胡索 15g，五灵脂 15g，没药 5g，桃仁 10g，木香 7.5g，橘皮 10g。

上方继服 12 剂后，于 5 月 12 日闭经 1 个多月，检查妊娠免疫试验阳性。而后足月分娩一子。

（北京市中医医院编．刘奉五妇科经验．人民卫生出版社）

【诠解】 患者热症明显，伴有少腹疼痛，高度怀疑盆腔炎症，内诊示带下量多色黄。《傅青主女科》记载："妇人有带下而色黄者，宛如黄茶浓汁，其气腥秽，所谓黄带是也。夫黄带，乃任脉之湿热也。……带脉横生，通于任脉，任脉直上，走于唇齿。唇齿之间原有不断之泉，下贯于任脉以化精，使任脉无热气之扰，则口中之精液，尽化为精，以入于肾矣。唯有热邪存于下焦之间，则精液不能化精，而反化湿也。夫湿者，土之气，实水之侵；热者，火之气，实木之生。水色本黑，火色本红。今湿与热合，欲化红而不能，欲返黑而不得，煎熬成汁，因变为黄色矣。"因此诸多医家认为，黄带为脾之湿热，湿热阻碍气血运行，久则气滞血瘀，故治疗应予以清热利湿，疏通气血，首诊重用瞿麦、萹蓄、木通、车前子、萆薢利湿之品，待湿除去，则加强行气活血之力，服药10余剂即孕。

朱南孙医案

（清热疏化利湿热，理气通络解粘连）

沈某，女，26岁，已婚。2005年8月29日初诊。

患者人工流产术后继发不孕2年半。

初诊：患者平素月经规律，1月一潮，每次4~5天，痛经（±）。结婚2年，婚前20岁行人工流产术，22岁孕2月再行人工流产术，23岁子宫内置节育环，2年前取环，未避孕而未受孕。2005年6月在外院输卵管造影提示双侧输卵管张力高。平素双侧下腹部有不适感，经期加重。男方精液检查正常。妇检：外阴正常；阴道畅；宫颈中糜；宫体前位，稍大；双侧附件区有增厚感，压痛（±）。2005年8月31日我院行腹腔镜探查术＋盆腔粘连分解术＋宫腔镜下双侧输卵管通液术＋右侧输卵管囊肿切除术。术中见：双侧输卵管粘连于子宫壁、直肠窝，左侧附件与部分肠管粘连，伞端包裹，右侧见系膜囊肿2枚为10mm×10mm×10mm，双侧卵巢包埋于其中，正常大小，子宫外观正常。术后诊为盆腔炎；左侧输卵管积水，不通。右侧输卵管通而不畅。术后第二天察其舌淡，苔薄腻少津，脉细。诊其为不孕症（继发性不孕症），证属湿热瘀滞。患者因数度人工流产刮宫，冲任受损，加之摄生不慎，感受外邪，湿热瘀滞壅于胞络，致胞络阻塞，继发不孕。给予腹腔镜分解盆腔粘连，局部用药后为患者药物治疗奠定了良好的基础。术后清养肝肾，理气通络。

处方：皂角刺30g，威灵仙12g，鹿角片12g，娑罗子12g，山甲片12g，蒲公英30g，红藤30g，黄芪30g，青皮5g。7剂，水煎服，日1剂。

复诊：出院后予上方加减连续调治3个月余，2005年12月12日，再次宫腔镜检查提示双侧输卵管通畅，但左侧仍有阻力，如此请患者继续门诊治疗。3个月后受孕。

（孙光荣，鲁兆麟，雷磊.当代名老中医典型医案集·妇科分册.人民卫生出版社）

【诠解】正常妊娠的必备条件为：①要有成熟健康的精子和卵子；②输送精

卵的道路必须通畅；③精卵必须在一定时间相结合；④受精卵要有良好的种植环境。输卵管不通是导致不孕症的重要原因之一。且随着人们性观念的改变，输卵管不通致不孕的发病率呈上升趋势。该例患者多次宫腔操作史，湿热之邪内侵，阻碍气血运行，最终致湿热瘀滞阻于冲任胞宫，不通则痛，故下腹疼痛，瘀阻冲任，不能摄精成孕，故数年无子。患者先行盆腔粘连分解术＋宫腔镜下双侧输卵管通液术。术后中药调理一是清热利湿化瘀通络以治本，二可以防止疏通后输卵管的再次粘连。主要治疗原则为疏通冲任，冲任瘀滞，以大剂清热利湿，理气通络之剂治疗，药用蒲公英、红藤为主，清热解毒具攻破之力；皂角刺、山甲片为辅，善能消散胞络之瘀滞，娑罗子、路路通、王不留行疏肝理气通络。治疗后再次通液提示双侧输卵管已通畅。不孕原因得以根除，受孕则情理之中。

许芝泉医案

（清热利湿消腹痛，行气活血通胞络）

王某，女，29岁，休宁人。初诊：1974年3月18日。

平素月经周期正常，色正，量中等，白带量多色黄，有臭味。少腹两侧疼痛，腰酸伴有手足心热，头痛，恶心，不爱睁眼，尿频数，结婚已10年未孕。妇科检查：双侧输卵管不通。脉滑。证属湿热下注，气滞血瘀，治拟清热利湿，疏通气血。

瞿麦12g，萹蓄12g，木通3g，车前子9g，川楝子9g，乌药9g，延胡索9g，川芎9g，赤芍、白芍各9g，金银花15g，桃仁4.5g，红花3g，3剂。

二诊：3月22日。

服上方后，两侧少腹疼痛减轻，脉缓。再从前法加减。

原方加紫花地丁15g，败酱草15g，去川草薢，5剂。

三诊：3月27日。

药后腹痛、尿频基本消除，黄带已尽，仍感腰痛，再方加强行气活血之力。

制香附9g，川楝子9g，台乌药9g，延胡索9g，五灵脂9g，没药4.5g，桃仁6g，广木香4.5g，陈皮6g，川芎4.5g，当归9g，红花3g，10剂。

上方服10剂后，从5月12日起停经一个多月，检查妊娠免疫试验阳性。而后是足月分娩一女。

（许从真，王海波. 许芝泉五十年临证医案精粹. 人民军医出版社）

【诠解】此为十年不孕症。患者白带量多色黄，有臭味。为脾虚湿热下注所致，头痛，恶心，少腹两侧疼痛，为脾虚生痰，日久化瘀，痰瘀互结。腰酸伴有手足心热，不爱睁眼，尿频数，为肾阴虚之象。证属湿热下注，气滞血瘀，治拟清热利湿，疏通气血。方为八正散加减，佐以疏肝理气之乌药，活血化瘀之桃仁、红花、川芎等，佐以柔肝止痛之赤白芍，加车前子，清热利湿，消除尿频，黄带等热症。继用上方加减，治疗一定时间，受孕指日可待。

梁文珍医案

（活血祛瘀化痰湿，补肾减重助生殖）

患者，女，29岁，已婚。初诊时间：2008年1月16日。结婚2年，同居未避孕，未孕。平时月经7天/1~2个月，量中等，色红，无痛经。末次月经2007年12月2日，量中等，色红，有痛经，8天干净。2007年3月13日市保健院行子宫输卵管造影术显示：双侧输卵管梗阻。2次IVF-ET失败。2007年12月4日外院第2次IVF-ET，予黄体酮60mg，肌内注射，每日1次，持续至1月15日，各项检查考虑助孕失败，今停止注射黄体酮。2007年8月首次IVF-ET，失败。0-0-0-0，结婚2年，同居未避孕，配偶生殖功能正常。身高1.60m，体重76kg。妇检：子宫体平位，饱满，质中，无压痛，活动可；附件：双侧略增厚，质软，无压痛。诊断：原发性不孕症（双侧输卵管阻塞）。舌淡红边稍暗苔白，脉细滑。中医证属痰湿瘀阻冲任、胞宫，冲任不畅，两精不能相搏，故而不孕。治以活血化瘀，通络调经，拟方通络汤加减，并嘱病人控制体重。当归10g，川芎6g，赤芍10g，三棱10g，莪术10g，薏苡仁20g，桂枝6g，透骨草15g，皂角刺15g，刘寄奴15g，王不留行10g，川牛膝10g，姜半夏10g，泽兰10g。15剂，水煎服，每日1剂。

二诊：2008年2月13日。末次月经1月19日（2次IVF-ET停黄体酮后），量中等，色暗红，7天净，值月经25天，阴道彩超示：子宫47mm×27mm×39mm，内膜7mm，舌淡红，苔薄白，脉滑。继拟通络汤加减，祛瘀调经，通络助孕，佐滋肾养精、祛湿化痰之品。上方加菟丝子10g，山药10g，陈皮10g，白芥子10g。共7剂，水煎服，每日1剂。同时予野菊花通络颗粒保留灌肠，每晚1次。

三诊：2008年2月27日复诊。末次月经2月23日，量少，色暗，5天净。2月26日查性激素：PRL 39.17ng/ml，其余正常。舌脉同前。拟方通络汤加生麦芽20g，泽兰10g，川牛膝10g，陈皮10g，清半夏10g，胆南星5g，活血化瘀通络，和胃除湿化痰。继续野菊花通络颗粒保留灌肠，并嘱病人每月经后行下腹部理疗（选择中频加超短波）10 天。

上方案（通络汤随证加减加野菊花通络颗粒保留灌肠加下腹部理疗）病人时断时续治疗至 2009 年 7 月 20 日复诊：末次月经 2009 年 5 月 16 日，停经后于 7 月 15 日宿州市人民医院 B 超示：宫内妊娠囊（18mm×10mm×23mm，囊内见胚胎及原始心管搏动）。诊断为早孕。于是 2010 年 3 月 1 日剖宫产分娩一女婴，母女健康。

［刘春丽．梁文珍治疗输卵管阻塞性不孕症经验．中医药临床杂志，2010，22（12）］

【诠解】输卵管阻塞性不孕证，是妇科常见的、难治的不孕症，西医学多通过手术或助孕技术治疗，然疗效多不令人满意。梁老认为，导致输卵管阻塞不通的原因主要是经期及其前后、产后不洁。妇科手术不慎，感受病邪，与血相搏结，以致冲任胞宫瘀滞。一旦瘀滞形成，阻碍气机，使津液输布异常，从而引起冲任胞宫瘀血阻滞，气郁湿聚。针对此病机，梁老的拟通络汤方中当归、川芎活血化瘀，并善血调经；三枝、莪术为化瘀血之要药，善治好瘀血；透骨草祛风湿，活血，止痛；皂角刺、薏苡仁利水渗湿通络，全方活血化瘀通络，理气行滞除湿，配合中药保留灌肠及下腹理疗，可使慢性盆腔炎的炎性诊治、纤维增毛、粘连等盆腔炎性改变得到改善，恢复输卵管功能，同时滋肾养精助孕，从而取得满意临床疗效。

赵荣胜医案

（清热利湿化瘀血，瘀化络通孕育成）

患者，女，28 岁，1999 年 5 月底初诊。患者结婚 2 年，同居未孕，婚前曾人流 3 胎。月经 4~5/30 日，经量中等，色紫红，有血块，经期腰腹坠痛，末次月经 1999 年 5 月 11 日。平时带下量多色黄，质稠。妇检：外阴已婚式，阴道通畅，宫颈光滑，宫体前位，大小正常，右侧附件增厚，有压痛，左侧附件（－）。输卵管通水术检查：宫腔深 7cm，注入液体 8ml，其余液体均外溢，术中患者诉小腹两侧疼痛难忍，提示输卵管不通。苔薄黄，脉弦。证属湿热瘀互结，治以清热祛湿化瘀。处方：丹参 30g，赤芍 20g，金银花 15g，王不留行 20g，红藤 30g，败酱草 15g，皂角刺 10g，川楝子 10g，延胡索 12g，白花蛇舌草 15g。7剂，每日 1 剂，水煎服。建议结合通水术治疗。1999 年 6 月 3 日二诊：进上方后带下明显减少，色转白，脉弦。患者因怕疼，拒绝通水术，要求服中药治疗，原方去白花蛇舌草，加桃仁 15g、红花 10g。上方每日 1 剂。经期酌加土鳖虫、枳壳，平时加续断、杜仲，共服 65 剂。1999 年 8 月 23 日复诊，末次月经 7 月 18 日，停经 35 日，尿妊娠试验阳性，后分娩一男婴。

［叶脉延，王红梅，汪江云．赵荣胜治疗输卵管阻塞性不孕症经验．中国中医药信息杂志，2009，16（6）］

【诠解】人工流产后，因致病菌感染而引起输卵管化脓性炎症，形成输卵管积水、积脓，继而输卵管壁肥厚、僵硬，并长出肉芽肿或小结节，往往与附近器官和组织紧密粘连，致使输卵管管腔闭塞。该案证属湿热瘀互结，治以清热祛湿化瘀。方中红藤、败酱草、金银花、蛇舌草清热利湿解毒，湿性黏滞，易阻碍血液运行致湿瘀互结，故加入活血之丹参、赤芍，皂刺、王不留行通络，诸药合用，达热去湿消，瘀化络通之效。

罗明察医案

（祛湿利水化瘀血，五苓散方消积液）

邵某，30 岁，生育一女孩后，5 年未继孕，经某院妇科检查，发现其左侧输卵管增大如鸡蛋，疑为囊肿，后做超声波检查有液平，确诊为"输卵管积液"，留院观察。余以温养行水之五苓散加小茴香 10g、莪术 10g、葶苈子 10g。患者服药后，腹部较前舒适。继进原方，共服 30 剂。复查：患者左侧输卵管肿块消失，超声波未见液平，住院 1 个月，出院后不久受孕，生一男孩。

（詹文涛．当代中医名家医案·妇科卷．北京科学技术出版社）

【诠解】输卵管积液是指输卵管在炎症消退后，脓液逐渐被吸收，腔内积液由脓性变为浆液性，则成为输卵管积液，其表现主要有痛经和不孕症。输卵管受到病灶的侵害，进一步造成输卵管梗阻，而导致不孕。通过输卵管造影和超声诊断很容易就能诊断出来。中医通过祛湿利水，止痛，活血化瘀，方用五苓散行气利水，再加小茴香温阳利水，加莪术、葶苈子活血化瘀止痛。水去管自通，管通精卵聚。

宛树修医案

（屡孕屡堕热毒侵，清热解毒散瘀滞）

郑某，28 岁，人工流产后 3 年，未避孕但未孕，月经对月，经量中等，有血块，经前乳房胀痛。在某医院碘油造影，结果：双侧输卵管不通。用当归12g、桃仁12g、红花9g、川芎9g、赤芍12g、茜草9g、川牛膝12g、香附12g、益母草12g、路路通18g、蒲公英15g，经前加柴胡9g。患者守方服药四十余剂后受孕，后因负重胎堕。半年后复受孕，顺产一男婴。

（詹文涛. 当代中医名家医案·妇科卷. 北京科学技术出版社）

【诠解】患者经期尚准，除经前乳房胀痛外，无其他不适。随着时间的推移，求子心切，为排除器质性病变，患者做了各项检查，其中输卵管碘油造影示：双侧输卵管不通，这就是患者3年来未避孕未孕的根本原因，因此，只需要应用清热解毒，活血祛瘀散结的方法，使输卵管通畅即可。

沈允浩医案

（宫腔操作致湿热，清热化湿通胞络）

王某，女，27岁。2004年10月12日初诊。患者婚后3年，婚前曾人工流产3次，至今未孕。曾先后至沪、杭等地三甲医院就医，诊断为继发性不孕症、慢性盆腔炎、输卵管阻塞。行输卵管通液术：左侧完全性阻塞，右侧不完全性阻塞。近1年来小腹反复胀痛，时轻时重。神疲腰酸，带下绵绵。舌淡、苔微腻，脉细。证系不孕，气机不畅，湿热下注下焦，病程缠绵。治宜化瘀通络，清热化湿，处方：红藤25g，败酱草、白花蛇舌草、炒杜仲各18g，制香附、川牛膝、炙鳖甲各12g，三棱、莪术、川芎各5g，当归15g，桂枝、赤芍、白芍各9g。上方服14剂后，症状有所好转，守法续进，连服2个月，少腹胀痛基本消失，精神亦爽，B超复查示：盆腔积液消失。舌淡、苔薄，脉细，仍以上方佐入温肾益精之品，处方：红藤25g，败酱草、白花蛇舌草、石见穿、炒杜仲各20g，制香附、川牛膝、补骨脂、淫羊藿、菟丝子、生地各12g，鹿角霜、怀山药各15g，制萸肉10g，炙甘草5g。续服1月余后，孕一男婴。

[龚红叶. 沈允浩治疗输卵管阻塞性不孕症经验. 浙江中医杂志，2001，46（12）]

【诠解】患者婚前行3次人流后未孕。《褚氏遗书·求嗣》：合男女必当其年，男虽十六而精通，必三十而娶；女虽十四而天癸至，必二十而嫁，皆欲阴阳气完实而交合，则交而孕，孕而育，育而为子坚壮强寿。该患者年过小有性生活，并且多次行人工流产，损伤冲任，故土不肥沃，子不生。患者小腹疼痛1年，带下绵绵，综合舌脉，证属湿热下注，使盆腔发生炎症，从而使输卵管不通，导致不孕，故以清热化湿、化瘀通络之法治疗，必定会取得良好的效果。

王自平医案

（活血散结兼温阳，胞络通畅积液消）

某女，30岁，小学教师，2001年11月初诊。自诉1998年3月份怀孕，人流术后未采取避孕措施，但一直未孕，上个月做子宫输卵管造影，显示子宫大小正常，双侧输卵管炎，左侧输卵管不通，右侧通而不畅，盆腔少量积液。男方精液常规检查正常。月经周期基本正常，每次行经5~6天，月经量少色黯，经期下腹疼痛，饮食睡眠可，大小便正常，曾用西药治疗（不详），效果不明显。患者来诊时，舌质黯，苔薄白，脉涩。治宜活血化瘀、散结通络。处方：当归20g、桃仁10g、赤芍15g、穿山甲10g、土鳖虫6g、金银花15g、败酱草20g、卷柏15g、刘寄奴15g、皂刺30g、枳壳15g、黄芪30g、乌药10g、桂枝10g、三棱20g、莪术20g，每日1剂内服。另用樟脑3g，嘱患者每晚将樟脑拌入药渣，热敷下腹半小时，注意切勿烫伤。10日后患者二诊，诉服上药后无不适，因平时稍有腰疼，守上方加川断20g、狗脊20g继服，治疗3个半月后，2002年4月做子宫输卵管造影检查，显示子宫大小、形态正常，两侧输卵管通畅，与前次造影对比炎症明显吸收好转，为巩固疗效继续服药半月。后随访，知其2002年10月份已怀孕4个月，后顺产一男婴。

（王自平教授治疗输卵管阻塞性不孕症经验.中国中医药报，2003，9）

【诠解】输卵管炎是盆腔炎症性疾病的主要发病部位，大多发生在性活跃期，有月经的妇女，初潮前、绝经后或者未婚者很少发生。若发生也是临近器官炎症的扩散。若未能得到及时正确的治疗，则会由于盆腔粘连、输卵管阻塞而导致不孕等后遗症。其临床表现是下腹痛、发热、阴道分泌物增多等。根据患者的病史、症状、体征和实验室检查可初步做出诊断。上述案例就是典型的输卵管炎导致的输卵管阻塞性不孕，治宜活血化瘀，散结通络，配合金银花、败酱草为清热利湿，解毒散结，共同消除炎症病灶。樟脑合药渣热敷，使药物直接作用于局部，加速炎症吸收，经济实用，大大缩短疗程，提高疗效。

八、脾虚痰阻

王渭川医案
（温肾运脾消痰湿，化瘀通络调冲任）

曾某，女，36岁，大学教师。1977年4月29日初诊。

症状：结婚10余年未孕。经某某医院诊断为输卵管不通。一侧输卵管积水，附件炎，宫颈炎。形体肥胖，精力疲乏。脉濡弱，苔润滑。腰痛耳鸣，畏寒肢冷，胸闷乳胀，食少便溏，带下清稀。月经紊乱，量少色污有块，脉型沉弱，舌质淡，苔润滑。

诊断：不孕症。

辨证：痰脂阻塞，兼湿热蕴结下焦，导致输卵管阻塞。

治则：消脂祛湿，通络，温肾运脾，调冲化湿，佐以祛瘀。

处方：河间地黄饮子合理冲汤加减。

党参30g，生黄芪30g，桑寄生15g，菟丝子15g，熟附片10g，肉苁蓉12g，鸡内金10g，杜仲10g，土鳖虫10g，炒蒲黄10g，清半夏10g，大血藤24g，蒲公英20g，炒川楝子9g，炮姜9g。

嘱1周6剂，连服2周。精神好转，各项症状显著减轻。

二诊（8月10日）：服上方3个月，仍未受孕。精神好转，体重减轻，炎症消失。

处方：党参30g，生黄芪30g，淫羊藿15g，鹿角胶15g，紫河车粉12g，桑寄生15g，菟丝子15g，鸡内金10g，杜仲10g，土鳖虫10g，炒蒲黄10g，法半夏10g，大血藤24g，蒲公英24g，炒川楝子10g。

1周6剂，连服2周。同时煎服化瘀回升丹。疗效：继服2个月，终于受孕。

（李禾. 古今名医临证实录丛书·不育不孕症. 中国医药科技出版社）

【诠解】此为十年不孕症。患者形体肥胖，胖人多痰，痰为有形之邪，易于阻滞管道，导致不通。此外《傅青主女科》说："妇人忧思伤脾，又加怒气伤肝，于是肝经郁火内炽，下克脾土，脾土不能运化，致湿热之气，蕴于带脉之间。"故患者带下清稀。带下异常皆由肝脾郁热而起者，临床最多见，故根据带下的性质可帮助对不孕症的临床辨证。患者还有腰痛耳鸣、恶寒怕冷、乏力的症状，都是因痰湿阻滞，清阳不升，胸部满闷。故治宜消脂祛湿，通络，温肾运脾，调冲化湿，佐以祛瘀。方选河间地黄饮子合理冲汤加减。服 6 剂后，诸症有所好转，因此继续使用上方加减，连续治疗 3 个月，未受孕，嘱加服化瘀回升丹 2 个月，终于受孕。

九、肝肾阴虚

班秀文医案

（肝肾亏损胞脉闭，攻补并施有法度）

陈某，女，33 岁，已婚，1991 年 5 月 7 日初诊。婚后 6 年不孕。经量偏少，经色暗红，经前乳房胀痛、痒，小腹胀痛，肛坠欲便，经后诸症减轻。现经行第 4 天，量少未经，伴食欲不振，夜寐欠佳，脘腹胀满，得矢气则舒，大便溏薄，舌质淡，苔薄白，脉细。婚前曾做人工流产术 2 次，自然流产 1 次。就诊前 2 个月曾在市某医院行输卵管通水术，提示：双侧输卵管不通，子宫小。子宫输卵管碘油造影，提示：双侧输卵管伞端堵塞。基础体温测定 3 个月均成单相。西医诊断为继发性不孕。中医辨证属肝肾亏损，冲任损伤，气血不足，胞脉不通之不孕症。先拟一法。

处方：鸡血藤 20g，丹参 15g，当归 10g，川续断 10g，川芎 6g，益母草 10g，合欢花 10g，谷芽 20g，蜜甘草 6g。

水煎服，每日 1 剂，连服 3 剂。

5 月 14 日二诊：药后月经于 6 月 9 日干净，乳房胀痛消失，仍腹胀，时有便意，纳少，便溏，舌质淡红，苔白稍厚，脉细。拟补益肝脾，活血通脉之法。

处方：当归 10g，白芍 10g，川芎 10g，茯苓 10g，泽泻 10g，白术 10g，路路通 14g，皂角刺 10g，甘草 5g，穿山甲（冲服）6g。

水煎服，每日 1 剂，连服 6 剂。

5 月 21 日三诊：药已，腹胀坠感大减，但久立后腰腹仍胀，大便溏薄，舌质淡，苔薄白，脉细。此为脾肾之气尚未恢复，肝血不足所致。拟益气养血，养肝健脾益肾，佐以通行。上方加入补肾之品，药进 4 剂，上证有减。

5 月 25 日四诊：四诊时改用补肾通行之法。

处方：菟丝子 20g，枸杞子 10g，覆盆子 10g，茺蔚子 10g，党参 15g，穿破石 10g，桃仁 6g，仙茅 6g，红花 3g，丹参 15g，大枣 10g。

水煎服，每日 1 剂，连服 39 剂。

7月16日五诊：诉7月5日月经来潮，经量仍偏少，但经色红，无血块，经前，经期无不适，胃纳一般，大便正常，舌质淡红，苔薄微黄，脉细弦。此乃肝肾两虚，精血不足之症。遂停用化瘀通行之品，改用温养肝肾，补血生精为主，以促进气血的恢复而易于摄精。

处方：菟丝子20g，枸杞子10g，茺蔚子10g，当归10g，山药14g，杜仲15g，党参15g，柴胡3g，熟地黄15g，蜜甘草5g。

水煎服，每日1剂，

连服21剂后即受孕，1992年足月分娩一男婴。

（吴大真，杨建宇．国医大师治疗妇科病经典医案．中原农民出版社）

【诠解】肾藏精，主生殖，肝主生发，冲脉主血海，任脉主胞胎。肝肾精血充盈，冲任二脉通盛，胞宫得以温煦，则能摄精成孕。本例患者因3次流产而继发不孕，属肝肾亏损，冲任损伤气血不足，胞脉遇阻，本虚标实，虚实夹杂之症。如一味攻瘀，则虚者更虚，气血难以恢复，若单纯温补肝肾，调养冲任，则胞脉瘀积难除，故治疗应以攻补并施为原则。初诊症见经量偏少，纳食不振易乳房、小腹胀痛等，为虚中有瘀，虚瘀夹杂之象，故投鸡血藤、丹参、当归生化血瘀，川芎、益母草活血调经；川续断补肝肾通血脉，合欢花疏肝解郁，顺气调经，以期达到调养之中有通行，通瘀而不伤正的目的。二诊气血渐复，肝能调达，但恐一诊之方化瘀通络之力不足，故在调肝脾，理气血方剂之中，加入路路通、皂角刺、穿山甲粉以加强活血化瘀通行之力。三四诊，投菟丝子、枸杞子、仙茅、淫羊藿、党参、白术等养肝补肾，健脾益气，填精补血，使肝肾得补，气血调和，同时佐配活血化瘀通行走窜之桃仁、红花、皂角刺、穿破石、路路通、穿山甲粉以化瘀通络。五诊改用以补肾养血为主，以促进气血的充盈而易于摄精，药选菟丝子，枸杞子、当归、党参、山药、熟地黄等，连服21剂。如次标本并治，气血调达，胞脉畅通，冲任通盛，故药后受孕顺产。

蔡小荪医案

（滋补通利法不同，经前经后有侧重）

李某，女，33岁。2003年1月7日初诊。不孕7年。经期正常，经行腹微痛，经前乳胀，或见头痛，带下量中，色白；末次月经：2002年12月13日；舌红，苔薄白，脉细弦。去年秋天外院输卵管碘油造影（HSG）提示：双侧输卵管伞端周围粘连，包裹不通，可能因盆腔炎症所致。男方精液检查正常。辨证为肝肾阴虚，湿热瘀滞，胞络受阻。治疗：每于月经期以四物汤加败酱草、王不留行子、路路通等理气调经佐以清热。经净后用通络方加减：云茯苓、生地黄、怀牛膝、路路通、炙山甲片、公丁香、淫羊藿、石楠叶、制黄精、桂枝、王不留行子、广地龙、皂角刺、败酱草、牡丹皮、赤芍等，重在清化湿热、行瘀导滞、育肾通络。续用益肾培元方加减，药用云茯苓、生地黄、熟地黄、仙茅、淫羊藿、鹿角霜、女贞子、紫石英、巴戟天、麦冬、山萸肉等，或加柴胡、白芍药，以疏肝育肾培元。如此顺应周期调理近 8 个月，末次月经 7 月 21 日，于 9 月 2 日来复诊：月经过期，尿妊娠试验阳性。诊断为早孕。1 年后随访，生育一健康女婴。

[付金荣. 蔡小荪辨治输卵管阻塞不孕症经验. 上海中医药杂志，2008，42（5）]

【诠解】输卵管阻塞形成的主要原因是湿热、瘀血阻滞，胞络闭阻不通。有因情志所伤或热毒、湿浊之邪侵及胞宫胞脉，影响胞宫胞脉的气血运行，致使胞脉闭阻；或人流术，刮宫术直接损伤胞宫，胞脉，使气血失和，聚而不散，在局部形成瘀滞；或经期，产后摄环慎，湿热之邪乘虚而入，最终导致胞脉闭阻不通，不能摄精或孕。输卵管阻塞、充血、水肿等不仅可由瘀血及湿热外邪盘踞所致，肾虚亦可导致络通受阻。依据湿热瘀血阻滞胞络之病机，输卵管阻塞不孕症治当以活血利气通络之剂合清热化湿之品，同时兼顾肾以恢复输卵管功能为治疗之关键。治疗上主张根据月经周期分三步。首先经期治疗是关键，此期宜用活血化瘀，理气通滞清热法，以利于病灶局部血流通畅、消除局部瘀滞，使瘀血湿热病邪随经血排出体外。用药多选四物汤加败酱草，王不留行，路路通等，服至经期干净。其二，经净的 3~7 天，此期是治疗的主要时期，采用活血通络佐以育肾，予通络方加减。该方具有通利胞络，兼有阴阳并调之功，冀使阳施阴化，阴精充盈而利于外泄。其三为月经周期的中后期，此时不能一味清热活血通络，而是从益肾温煦为主，以其暖宫摄精，有助于胞胎受孕，选益肾培元方加减。

张丽蓉医案

（活血通络调肝肾，针药合治显成效）

崔某，30 岁，2008 年 6 月 25 日初诊。婚后 4 年不孕。诊见：患者面黄不泽，神情忧郁，舌暗淡、苔白，脉弦。13 岁月经初潮，周期 4~5/28~35 天，月经量中等，腹冷痛，轻度痛经，经色紫黑有块。基础体温双相，黄体期不稳定。其夫精液检查活力 0.64，计数 60×10^9/L，液化正常。妇科检查：外阴已婚未产型，阴道通畅，宫颈轻糜，子宫偏右稍小，双侧附件增厚无压痛。子宫输卵管造影示：两侧输卵管远端周围粘连。诊断：原发性不孕症；双侧输卵管不通。证属肝肾虚弱，络脉痹阻。治以活血通络，调补肝肾。中药给予少腹逐瘀汤加通管药加减。处方：小茴香、干姜、延胡索、五灵脂、蒲黄、菟丝子、当归、肉桂、熟地、香附、白芍、黄芪、路路通、王不留行、皂刺、鹿角霜。每天 1 剂，水煎分 2 次服。针刺取穴针灸治疗。操作同上法，补虚泻实。

7 月 3 日二诊：腹痛明显好转，续以针刺治疗，针刺穴位使小腹局部热感。处方：小茴香、干姜、延胡索、五灵脂、蒲黄、桂枝、香附、当归、赤芍、麦冬、玄参、枸杞子、菟丝子、二仙、益母草。

三诊：7 月 9 日月经来潮，色鲜红、无块且畅顺。治疗半年于次年 2 月 5 日复查输卵管造影示：两侧输卵管通畅。续以滋阴补肾，通经活络法治疗。

于 2009 年 8 月来诊：停经 70 余天，尿检 hCG（＋）。B 超检查示：早孕。于次年 2 月剖宫产一健康男婴。

［王定寅. 张丽蓉治疗输卵管阻塞型不孕症经验. 四川中医，2011，29（4）］

【诠解】患者宫颈轻度糜烂，通道不畅，精子与卵子相遇的第一关就受到了阻碍，本身就降低了受孕的几率。而患者子宫偏小，不易受孕，再加上双侧输卵管不通，怀孕几乎是不可能的了。张老师认为输卵管阻塞性不孕症病机为胞脉瘀阻，肾虚肝郁，治宜行全活血通络，调补肝肾。中药予以少腹逐瘀汤加通管汤加减，配合针灸治疗，补肾助孕，使输卵管通畅受孕。

支原体感染不孕

一、脾肾气虚，复感邪毒

杨宗孟医案

（内外合邪致不孕，化湿通络健脾肾）

谢某，女，29 岁。2003 年 7 月 17 日初诊。

因结婚5年，继发不孕4年余而就诊。

初诊：1998年11月结婚同居，1999年4月孕43天后，行药物流产术。至今未孕。2002年于市医院查：宫颈糜烂Ⅱ度，用保妇康栓，沙棘籽油栓未效。于2003年4月于本院行激光治疗，现已痊愈。月经史：15（7）/（30~50）日，量中，色正常，血块（±），无痛经。沙眼衣原体（+），解脲支原体（+）。察其舌淡，苔少薄白，脉弦滑较大无力。诊其为不孕症（继发性不孕症），证属脾肾气虚，湿毒内蕴。此为肾气虚，冲任失调，脾气虚，水湿不化，复感邪毒，内外合邪而致不孕。治宜健脾益气化湿，通络祛瘀止痛，拟以理冲汤加减。

处方：党参25g，白术15g，茯苓25g，黄芪30g，山药25g，三棱15g，莪术15g，败酱草25g，薏苡仁25g，川牛膝15g，车前子15g，桂枝15g，蜈蚣2条，土鳖虫10g，鸡血藤50g，穿山甲10g，皂刺10g，细辛3g，通草15g。4剂。水煎200ml，灌肠，日1剂，后怀孕生子。

（孙光荣，鲁兆麟，雷磊．当代名老中医典型医案集·妇科分册．人民卫生出版社）

【诠解】支原体感染是引起不孕症的常见原因之一，泌尿生殖道感染支原体后，女性主要为非淋菌泌尿生殖道炎，表现为白带增多，尿道灼热或引起盆腔炎，输卵管炎等而引起不孕、流产和宫外孕。本病为继发性不孕症，患者先有脾肾虚在先，后复感邪毒。四诊合参辨证为脾肾气虚，湿毒内蕴证。为肾气虚，冲任失调，脾气虚，水湿不化，复感邪毒，内外合邪而致不孕。治宜健脾益气化湿，通络祛瘀止痛，拟以理冲汤加减。方中党参、白术、黄芪、山药、茯苓益气健脾；三棱、莪术破瘀消癥通络；败酱草、薏苡仁、车前子清热解毒利湿；川牛膝补肾调冲；桂枝温通经脉；蜈蚣、土鳖虫搜剔，畅通胞络；鸡血藤养血活血，调理冲任。山甲珠、皂刺、通草疏通胞络，破瘀消癥，细辛温通经脉。全方共奏健脾益气，活血化瘀，化湿通络止痛之功。

二、肝肾阴虚，邪毒内蕴

杨宗孟医案

（清热解毒驱外邪，滋补肝肾治内虚）

遇某，女，25岁。2000年5月11日初诊。结婚1年半，继发不孕。

初诊：1998年11月结婚，婚后未避孕而未孕已1.5年，婚前于1997年7

月孕 30 余日行药物流产术后清宫。月经史：13（7~8）/（30~40）日，量多，色鲜红或黯红，有块，伴腰腹痛。Lmp：3 月 18 日，周期 43 天，量少，色鲜红，无块，持续 5 天净，净后近 2 月未行。宫内膜病理：子宫内膜增生反应差。丈夫精液常规：精子数略少，活力活率偏低。察其舌质红绛，苔少薄黄，脉弦滑。UU 检查（+），诊为不孕症（继发性不孕症），证属肝肾阴虚，邪毒内蕴。此为肝肾阴虚，精血不足，冲任失调，不能摄精成孕；邪毒内蕴，阻于冲任、胞宫。阴虚生内热，内外合邪而致不孕。治宜清热解毒，活血通络，方拟柏子仁加减。

处方：丹参 25g，赤芍 15g，丹皮 15g，生地黄 25g，熟地黄 25g，怀牛膝 15g，车前子 15g，枸杞子 25g，当归 15g，白芍 25g，菟丝子 20g，覆盆子 25g，柏子仁 15g，甘草 10g。4 剂，水煎 200ml，灌肠，日 1 剂。并灸疗神阙穴。

复诊：治疗 3 个疗程后，症状明显好转，UU（-）。现停经 43 天，恶心不欲食，考虑为早孕，尿 hCG（+）。治宜滋阴清热，养血安胎，故拟保阴煎加减。

处方：当归 15g，白芍 25g，熟地黄 25g，生地黄 25g，山药 25g，山茱萸 20g，白术 15g，黄芩 15g，黄柏 10g，菟丝子 20g，桑寄生 25g，川断 15g，阿胶 15g（烊化），甘草 10g。4 剂，水煎服，日 1 剂。

（孙光荣，鲁兆麟，雷磊. 当代名老中医典型医案集·妇科分册. 人民卫生出版社）

【诠解】患者平素月经延后，经期腰痛，阴道支原体检查（+），舌质红绛，苔少薄黄，脉弦滑，证属肝肾阴虚，邪毒内蕴。此为肝肾阴虚，精血不足，冲任失调，不能摄精成孕；邪毒内蕴，阻于冲任、胞宫。阴虚生内热，内外合邪而致不孕。精亏血少，故月经后期，肾虚则腰痛。治宜清热解毒，活血通络，方拟柏子仁加减。方中丹参、当归、赤芍活血通络；丹皮、车前子清热利湿；当归、生地黄、熟地黄、白芍养血和营；怀牛膝、枸杞子、菟丝子、覆盆子补益肾精；柏子仁养心安神；甘草调和诸药。全方共奏滋补肝肾，养血调经，活血通络之功，配合灸疗神阙穴 3 个疗程后临床症状缓解，病情好转，冲任二脉相资而孕。复诊时已孕，患者本阴血不足，孕后阴血聚以养胎，阴血益发不足，故投以保阴煎加减治疗。方中当归、白芍、生地黄、熟地黄养血敛阴；山药、白术健脾益气；山茱萸、菟丝子、桑寄生、川断补肾安胎；黄芩、黄柏坚阴安胎；阿胶滋阴养血；甘草调和诸药，全方共奏滋阴清热，养血安胎之效。

带下过多

一、湿热下注

刘云鹏医案

（湿热交蒸带色绿，清热利湿终受孕）

罗某，女，23岁，工人。门诊病历号21266。初诊：1992年5月6日。

患者婚后2年未孕，白带量增多年余。带下色绿，带多时外阴略痒，小腹时胀痛，月经每提前1周来潮，量适中，色暗红，无块，5天净，经行腰腹略痛。诊时经净6天，舌红，苔黄，脉弦有力。妇检：外阴未产型，阴道轻度充血，中等黄带，宫颈充血，Ⅱ度糜烂，宫体后位，常大，欠活动，无压痛，双侧附件（－）。查白带：脓球（+++），清洁度Ⅲ度。

诊断：带下（阴道、宫颈炎）；原发性不孕。

治则：清热利湿止带。

方药：止带汤加减。

茵陈15g，车前子9g，猪苓9g，泽泻9g，炒栀子9g，丹皮9g，牛膝9g，白芍15g，茯苓9g，枳实9g，黄柏9g，蒲公英30g。

12剂，水煎服。

二诊：1992年6月3日。

诊时月经已净10天，白带色绿，量少，有气味，小腹时掣痛，胀气，阴痒。查白带常规：霉菌（+），脓球（+++），清洁度Ⅳ度。此复感毒邪。守上方加苦参30g、地肤子30g、蛇床子30g，6剂，煎服。配妇安泡腾片阴道上药，日1次，7天1疗程。

三诊：1992年6月12日。

经以上治疗后，白带少，色白，无气味，腰腹不痛，舌红苔黄，脉弦软。复查宫颈Ⅱ度糜烂，守止带汤加黄芪18g，5剂，水煎服。

四诊：1992年7月6日。

白带色白，量少，阴痒未作，诉少腹时掣痛，隐隐不适，小便短黄，舌红偏淡，苔薄黄，脉弦软（78次/分）。妇检：宫颈Ⅰ度糜烂，子宫正常，双侧附件略厚，左侧轻压痛。B超示：双侧附件炎。时月经已净5天，舌暗红，苔黄，脉弦软（80次/分）。治宜调肝和血、健脾利湿、清热止痛。方用当归芍药散加减。

车前子9g，川芎9g，白术9g，蒲公英30g，泽泻9g，延胡索9g，川楝子15g，黄柏9g，茯苓9g，甘草9g，赤白芍各18g，当归9g。

5剂，水煎服。

五诊：1992年7月14日。

左小腹时隐痛，白带不多，舌暗红，苔薄黄，脉弦软（78次/分），守上方去车前子，赤白芍各为30g，加黄芪30g，丹参30g，7剂，水煎服。

六诊：药后隐痛消失，白带正常。此后月经未再潮，出现时有恶心之反应，脉滑数，查晨尿hCG（+），诊为"早孕"。

（刘云鹏等．刘云鹏．中国中医药出版社）

【诠解】肝经湿热下注，症见带下量多色黄，阴痒；湿热蕴结，阻遏气机，则小腹作痛。湿邪重浊，热邪蒸散，湿热交蒸，阻滞胞宫，既能阻塞胞脉，又能灼伤络脉。湿热互结于胞脉，气机不畅而梗阻。方用用止带汤加减，清利湿热，佐以解毒杀虫。二诊原方加苦参、地肤子、蛇床子，加大解毒杀虫之力。三诊继用止带汤加减，再加黄芪以托毒扶正。带症渐有好转，但仍有炎症，湿热未净，遂用当归芍药散加减，调肝和血、健脾利湿、清热止痛。五诊时湿热之邪亦去，因左小腹隐痛，所以去车前子，加黄芪、丹参益气活血，重用赤白芍散瘀止痛。带下正常，隐痛消失，而受妊。

二、肝郁脾虚

张孝纯医案

（和肝健脾渗湿浊，带下正常受孕速）

张某，女，39岁。初诊：1963年3月。

主诉及病史：患者婚后20年未育，爱人检查无恙。后天失调，易感冒咳嗽。食纳欠佳，精神不振，经常腹痛便泻，白带如注，汛尚如期。

诊查：舌质淡，苔白腻，脉滑弱。

辨证：属肝之疏泄过甚，脾湿下陷，病久及肾，带脉不能约束。

治法：治当先和肝健脾、渗湿止带为主。

处方：北柴胡 9g，白芍 9g，木瓜 9g，车前仁 9g，香附 9g，扁豆 12g，芡实 12g，莲米 12g，砂仁 6g，陈皮 6g，牡蛎 12g，楂曲各 9g。

二诊：初服药 2 剂，自觉甚适。再续服 6 剂。仍宗原法，去木瓜、香附，加白果 9g、白芷 9g，续服药 4 剂。

三诊：之后 2 个月，觉有恶心厌食，然已廿载未育，不以为受孕。审其脉缓和流利，颇疑已受孕，姑以安胎和气为是。

处方：焦白术 9g，云苓 9g，黄芩 9g，白芍 9g，枳壳 9g，砂仁 6g，竹茹 9g佩兰 9g，苏梗 9g，陈皮 6g，炙甘草 4.5g。

嘱进服药 4 剂。

四诊：3 个月后，偶触风寒咳嗽，并兼头昏腰痛。询症凭脉，果已麟珠暗结。疏为轻宣疏表，仍兼固胎。

处方：荆芥 9g，杏仁 12g，蒌皮 9g，枳壳 9g，桑寄生 9g，白术 9g，茯苓 9g，陈皮 4.5g，炙甘草 4.5g。

2 剂而安，又逾 2 个月，孕已五月矣，始自觉腹中胎动。乃赴产科检查，证实为胎。不胜其喜。届期足月顺产一男婴。

（董建华．中国现代名中医医案精粹·第 1 集．人民卫生出版社）

【诠解】本例患者肾虚则后天失养；脾虚则食纳欠佳，精神不振；肝之疏泄太过，肝脾不调则经常腹痛便泻；湿浊流注于下焦，带脉失约，任脉失司，则白带如注。证属肝之疏泄过甚，脾湿下陷，病久及肾，带脉不能约束。治当先和肝健脾、渗湿止带为主。二诊原方去木瓜，香附，加白果、白芷收涩燥湿止带《医宗心鉴·妇科心法要诀》云："不子之故伤任冲，不调带下经漏崩，或因积血胞寒热，痰饮脂膜病子宫。"带下调，则有孕。

三、肾虚宫寒

班秀文医案

（阳虚不摄带绵绵，温肾扶阳气血旺）

陈某，女，30 岁，南宁某厂工人，已婚。

初诊：1983 年 11 月 29 日。已婚 3 年不孕。双方共同生活，一向性欲冷淡，月经周期正常，量一般，色暗红，持续 3 天净。近 2 月来，带下量多，色白质稀。经医院妇科检查，子宫稍小，后位。其爱人检查精液、精子总数、活动力偏低，其余尚可。脉虚迟，苔薄白，舌质淡嫩。

诊断：不孕症。

辨证：肾虚宫寒，阳虚不能摄精。

治则：温肾扶阳，补血暖宫。

处方：鹿角霜20g，菟丝子20g，当归身9g，熟地15g，仙茅9g，白术9g，党参15g，车床子3g，艾叶5g，小茴香2g，川椒2g。每日1剂，水煎服，连服3剂。

二诊：1983年12月7日。小腹隐隐作痛，按之则舒，大便溏薄，脉细，苔薄白，舌质淡嫩。

处方：守上方去熟地、白术，加首乌15g，佛手9g。每日1剂，水煎服，连服3剂。

三诊：1983年12月14日。除腰胀之外，余无不适。脉细，苔薄白，舌质淡嫩。仍以温肾暖宫之法。

处方：菟丝子20g，蛇床子3g，鸡血藤15g，骨碎补15g，淫羊藿15g，覆盆子9g，川楝子9g，当归身9g，狗脊9g，荆芥2g。每日1剂，水煎服，连服3剂。

四诊：1983年12月21日。今日少腹、小腹胀痛，按之则舒，舌苔如上。拟养血调气。

处方：当归身9g，川芎5g，白芍9g，熟地15g，益母草9g，郁金9g，佛手9g，小茴香2g，炙甘草5g。每日1剂，水煎服，连服3剂。

五诊：1984年1月2日。上方服1剂之后，经水即行，经色暗红，夹紫块，持续3天干净，现腰坠胀痛。脉弦细，苔薄白，舌质淡。仍遵温肾暖宫之法。

处方：菟丝子20g，首乌15g，白芍10g，鸡血藤15g，丹参15g，川续断9g，桑寄生15g，川杜仲15g，狗脊9g，独活5g，细辛2g（后下）。每日1剂，水煎服，连服3剂。

六诊：1984年1月24日。无特殊症状，脉弦滑，苔薄白，舌边尖红。以温肾为治。

处方：菟丝子20g，茺蔚子9g，覆盆子9g，川楝子9g，太子参15g，五味子3g，桑寄生15g，川杜仲5g。每日1剂，水煎服，连服3剂。

七诊：1984年2月7日。经期已逾20天，无不适。脉沉细滑，苔薄白，舌淡嫩。是已孕之兆。拟用补气养血之法。

处方：党参20g，菟丝子20g，白术12g，炙北芪15g，首乌15g，覆盆子

9g，川楝子9g，怀山药15g，红枣9g。每日1剂，水煎服，连服3剂。

八诊：1984年2月23日。半月来疲惫乏力，呕吐，不能食，腰胀，大便正常，小便多。脉细滑，舌质如平。妇科检查后证明已受孕。用补气壮腰、顺气止呕之法。

处方：党参20g，菟丝子20g，白术9g，怀山药15g，炙黄芪15g，川杜仲15g，川续断9g，陈皮3g，砂仁3g，苏叶2g（后下）。

（班胜，黎敏，李莉．国医大师班秀文．中国医药科技出版社）

【诠解】肾为生殖之本，肾阳虚衰，冲任失养，故婚久不孕；肾为作强之官，肾虚精亏，故性欲淡漠；脾肾阳虚，则带下量多。《妇科玉尺·求嗣》阴万全语曰："男子以精为主，女子以血为主，阳精溢泻而不竭，阴血时下……精血合凝，胚胎结而生育滋矣。"患者肾阳虚衰，其夫精液分析活力偏低，均为不孕的原因。治宜温肾扶阳，补血暖宫。初诊方加减治疗6次，成功妊娠。

四、肾虚血瘀

刘云鹏医案

（益肾补精化瘀血，脾肾两旺得孕育）

余某，女，34岁。

初诊：2003年11月24日。继发性不孕6年，配偶检查正常，平时感小腹痛，白带量多。B超提示：子宫内膜薄，右附件囊性包块（3.5cm×2.6cm）。输卵管通液检查提示：双侧输卵管通畅。末次月经2004年11月19日，4天净，量中，色红，无血块，无痛经。舌红苔黄，齿痕，脉滑数，88次/分。证属肾虚血瘀。拟益肾补精活血。促排卵汤（柴胡、赤白芍、菟丝子、覆盆子、枸杞子、女贞子、鸡血藤、牛膝、泽兰、苏木、蒲黄、益母草、刘寄奴）加味。柴胡9g、赤白芍各15g、菟丝子20g、覆盆子10g、枸杞子20g、女贞子15g、鸡血藤15g、牛膝10g、泽兰10g、苏木9g、蒲黄9g、益母草15g、刘寄奴10g、黄芪20g、淫羊藿15g，7剂。

二诊：2003年12月8日。白带量仍多，色白，夜寐欠安，纳可，二便调，舌红，苔灰黄，脉沉软，76次/分。守上方加白术、山药，7剂。

三诊：2003年12月15日。舌红，苔灰，齿痕，脉沉，72次/分。桂己合方加味。桂枝9g、茯苓9g、桃仁9g、牡丹皮9g、赤芍15g、防己15g、椒目

9g、葶苈子 9g、酒大黄 9g、南参 15g、昆布 15g、海藻 15g，7 剂。

四诊：2003 年 12 月 29 日。患者偶感右下腹轻度不适，大便干结，3~4 日 1 次，末次月经 2003 年 12 月 17 日，4 天净，舌红，苔灰黄，脉沉软，72 次 / 分。处方：守上方加黄芪 20g，10 剂。

五诊：2004 年 2 月 9 日。B 超提示：附件包块消失，继以促排卵汤加味治疗，柴胡 9g、赤白芍各 15g、菟丝子 20g、覆盆子 10g、枸杞子 20g、女贞子 15g、鸡血藤 15g、牛膝 10g、泽兰 10g、苏木 9g、蒲黄 9g、益母草 15g、刘寄奴 10g、黄芪 20g、淫羊藿 15g，7 剂。

随访：患者于 2004 年 3 月受孕后未再治疗，6 月因过期流产行清宫术。

（黄缨．刘云鹏妇科医案医话．人民卫生出版社）

【诠解】《医学衷中参西录》说："男女生育，皆赖肾气作强……肾旺自能荫胎也。"子宫内膜薄、平时小腹痛，盖由肾气素虚；脾阳虚衰，久病及肾，肾阳不振，气化不利，水湿停聚，伤及任带，下注而为带下量多；瘀血久积，化精乏源，肾虚血瘀则致右附件囊性包块。故首诊时补肾活血，肾气足，则诸症减。二诊时白带量多仍多，前方加白术、山药，健脾燥湿利水止带。三诊、四诊以桂己合方加味，针对右附件囊性包块化瘀、逐水、软坚。五诊时包块消失，故继以促排卵汤加味。最终肾气盛、脾健运，瘀血温化，得以孕育。

五、脾肾两虚

何任医案

（调经止带健脾肾，血海充盛易妊娠）

郑某，女，26 岁。

初诊：1973 年 1 月 1 日。

3 年前育有一子后未再怀孕，平时带多，经期延长，末次月经 80 日未行，面色㿠白，治以益肾调经法。

鸡血藤 12g，制香附 9g，当归 9g，菟丝子 9g，补骨脂 12g，川断 6g，紫石英 12g，覆盆子 9g，丹参 12g。5 剂。

二诊：1 月 14 日。

药后月事已行，带下减少，仍予原法调治。

鸡血藤 12g，制香附 9g，当归 9g，菟丝子 9g，补骨脂 12g，川断 6g，紫石英 12g，淫羊藿 12g，黄芪 9g，茯神 9g，丹参 12g，千金止带丸 24g（分吞）。6 剂。

三诊：1 月 21 日。

症有好转，效不更方，原意再续。

原方加川芎 4.5g，制首乌 9g，覆盆子 9g，杜仲叶 9g。6 剂。

四诊：2 月 25 日。

汛事四旬未行，饮食少进，思呕，有孕象，暂且安益之。

党参 9g，珍珠母 15g，白术 9g，茯苓 9g，春砂仁 3g，当归 12g，苏梗 6g，广木香 4.5g，炙草 6g。6 剂。

五诊：3 月 25 日。

经停七旬余，乳胀偶见，左手脉有动象，再以安益，防见红也。

太子参 9g，白术 12g，苏梗 6g，珍珠母 30g，陈皮 4.5g，姜夏 6g，炙甘草 6g，黄芪 9g，当归 12g。3 剂。

（何若苹，徐光星. 何任医案实录. 中国中医药出版社）

【诠解】该例属继发性不孕症。脾虚湿盛，故见带下量多。脾为气血生化之源，肾藏精，精生血，精血同源而互生。脾肾两虚则营血亏虚，冲任不充，血海不能如期满溢，故月经周期延后；血虚不能上荣于头面，故面色㿠白。故初诊治以益肾调经。二诊加用千金止带丸健脾补肾、调经止带。三诊补血活血、补益肝肾之品。"肾虚冲任失养，血海不充，故婚久不孕。益温肾补气养血，调补冲任治之"。本病案从脾肾着手，调治月余，而见妊娠。

第四章　免疫性不孕

一、肾虚血瘀

蔡小荪医案

（免疫不孕首责肾，育肾通络兼化瘀）

李某，37岁，初诊时间：2011年9月29日。

继发性不孕2年。患者平素月经易后错，12岁初潮，5~6/28~45日，量中，有血块，痛经（+）。Lmp：9月3日。婚5年，未避孕3年而未孕，男方精液检查正常。0-0-0-0。2010年B超提示：子宫常大，子宫肌瘤，内膜厚度：15mm，肌层回声不均匀。2011年查抗子宫内膜抗体均阳性。LH：1.63IU/L，FSH：1.65IU/L，E_2：244μmol/L，T：0.37nmol/L，PRL：446.4mIU/L，白带尚可，小腹偶有隐痛，余无所苦。经期将届，嘱其测量基础体温，脉略细弦，苔薄，尖赤。湿瘀交阻，络痛欠畅。拟育肾通络，兼化瘀。经净后服下方。

云茯苓12g，生地10g，桂枝3g，赤芍10g，丹皮10g，桃仁10g，炒怀牛膝10g，鬼箭羽20g，麦冬10g，公丁香2.5g，淫羊藿12g，肉苁蓉10g，7剂。

二诊：10月13日，Lmp：9月30日。时近中期，余无所苦，舌质红，苔略厚，边尖赤，脉细。拟育肾培元，即服下方。

云茯苓12g，生地、熟地各10g，川石斛12g，泽泻9g，仙茅10g，淫羊藿12g，炙龟甲10g，鹿角霜10g，巴戟天10g，肉苁蓉10g，女贞子10g，14剂。

三诊：10月27日，经期将届，BBT双相，爬行缓慢，脉细、苔略厚，边尖赤。拟育肾通络，经净后服下方。

云茯苓12g，生地10g，桂枝3g，赤芍10g，丹皮10g，桃仁10g，怀牛膝10g，路路通10g，麦冬12g，淫羊藿12g，巴戟天10g，肉苁蓉10g，7剂。

四诊：11月17日，Lmp：11月1日，血块多。时届中期，BBT上升，不稳，脉细，舌尖红，苔薄。拟育肾培元，即服下方。

云茯苓 12g，生地、熟地各 10g，川石斛 12g，仙茅 10g，淫羊藿 12g，巴戟天 10g，肉苁蓉 10g，鹿角霜 10g，炙龟甲 10g，女贞子 9g，川续断 9g，14 剂。

五诊：12 月 1 日，经尚未行，基础体温双相，上升较迟，脉略细，舌中根苔略厚，尖偏红。拟化瘀消坚，育肾通络。经净后服下方。

云茯苓 12g，桂枝 3g，赤芍 10g，丹皮 10g，桃仁 10g，皂角刺 20g，路路通 10g，麦冬 10g，淫羊藿 12g，肉苁蓉 10g，鬼箭羽 20g，海藻 12g，7 剂。

2012 年 2 月 24 日复诊：经调治 3 个月，复查：抗子宫内膜抗体转为阴性。2012 年 6 月经水过期，尿 hCG 阳性，后随访已剖腹产一子，母子平安。

（付金荣．蔡小荪论治不孕症．上海科学技术出版社）

【诠解】免疫功能的失调主要责之于肾，与肾虚关系尤为密切，其病因病机是肾虚还包括瘀血、湿毒。在异位子宫内膜刺激下，或机体自身的免疫缺陷，导致抗子宫内膜抗体阳性。考虑为免疫反应，湿热之邪与血相搏结，湿热之邪与血相搏结，湿瘀交阻，气血不通所致。该患者平素月经错后，痛经（＋），小腹偶有隐痛，余无所苦。脉略细弦，苔薄，尖赤。蔡老师不一味使用大苦大寒之清热解毒药，而是用桂枝茯苓丸为基础方，化瘀消坚，缓消瘀结，兼具有清利湿热活血功效。更加鬼箭羽破血通经，解毒杀虫；佐以大生地、麦冬、炒怀牛膝育阴养血，促进卵泡生长发育，育肾通络。二诊、三诊时患者 BBT 上升迟缓乃肾虚不足之征，故以育肾培元方激发机体阳气，健黄体，维持基础体温的高相水平，为受孕或下次月经来潮做好准备，经过如此化瘀消坚，育肾培元调治 3 个月后，湿热宿瘀得消，若交接合时则能成功受孕。

张玉珍医案

（补肾活血消抗体，补肾健脾妙安胎）

李某，女，因"人流术后未避孕未孕 3 年余"于 2004 年 8 月 2 日就诊，患者平素月经较规律，约 28~30 日一次，量少，色暗红，少许血块，5~7 日干净，无痛经，末次月经时间：2004 年 7 月 22 日，量少，色暗红有血块，淋漓 7 日方净。来诊时症见：腰酸，纳眠可，夜尿多，大便调，舌淡暗略胖边有瘀点，苔白，脉沉细。6 月份查内分泌：正常；子宫输卵管造影提示：双侧输卵管通畅；近 3 个月基础体温显示不典型双相，查抗精子抗体：阴性；抗心磷脂抗体：阳性。诊断为继发性不孕症，辨证为肾虚血瘀证，遂以补肾活血法治疗，方药如下：菟丝子 20g，淫羊藿、枸杞子、熟地、山茱萸、山药、桃仁、香附各 15g，柴胡、当归、川芎各 10g，炙甘草 6g。服上方 7 剂，再诊时自述腰酸减轻，夜尿较前次数减少，加减调治 3 月余，于 2004 年 12 月 14 日因停经 43 天就诊，查尿妊娠试验阳性，B 超提示宫内妊娠约 6 周，隐约见胎心搏动。遂以补肾健脾法安胎治疗。

[史云，曾诚，陶莉莉．张玉珍教授治疗抗心磷脂抗体阳性不孕症经验介绍．中国医药指南，2008（24）：353-354．]

【诠解】患者血清检查时发现抗心磷脂抗体阳性，属于免疫性不孕，不论何病，辨证施治为中医核心，患者曾有流产史而继发不孕，经量少、腰膝酸软实属一派肾虚之象，经色暗红有血块，色淡暗有血块，综合患者舌脉，辨证为肾虚血瘀，治以补肾养血，活血化瘀，消除抗体，顺利受孕。一旦发现受孕，就要用补肾健脾法以安胎，保证胎儿发育正常。

褚玉霞医案

（精邪内扰抗体成，补肾活血抗体消）

方某，女，30 岁，2007 年 3 月初诊。不孕 3 年。于 2004 年行人工流产术后，至今未孕。在外院治疗 2 年余，效果不佳。月经初潮 13 岁，月经周期为 4~6/25~28 日，色红，量中等，夹少量血块。经前感腰酸；舌质红，苔黄腻，脉滑数。妇科检查无明显异常。盆腔 B 型超声示：子宫、附件未见明显异常。输卵管通畅试验显示双输卵管通畅。内分泌检查未见明显异常。女方查血清抗精子抗体及抗子宫内膜抗体均阳性，男方诸项检查均无异常。西医诊断：免疫性不孕症。中医辨证属肾虚血瘀。治以益肾补气、活血化瘀。处方：紫河车 30g，紫石英 30g，淫羊藿 20g，生地黄 20g，枸杞子 30g，黄芪 30g，当归 15g，丹参 30g，赤芍 15g，香附 15g，砂仁 6g，川牛膝 15g。每日 1 剂，水煎服。肠溶阿司匹林片 25mg，每日 3 次，口服。此方加减服用 1 个月后复查，血清抗精子抗体及抗子宫内膜抗体均阴性。并指导其在排卵期同房。2007 年 7 月月经未潮，查尿 hCG 阳性，B 型超声示宫内见孕囊。嘱其注意休息，禁剧烈活动，禁房事。2007 年 11 月复查 B 型超声示：双顶径 3.2cm，胎心胎动可见，胎盘附着于宫体前壁，厚约 1.8cm，羊水最大暗区厚约 4.5cm。提示：宫内孕，单活胎。

[杨宝芹．褚玉霞辨治免疫性不孕症经验．上海中医药杂志，2008，42（11）]

【诠解】此例属于免疫性不孕。丈夫的性功能正常、精液常规检查正常，妻子生殖道功能正常、有正常排卵，似乎无致病因素可寻，但有抗生育免疫证据的不孕症。女方查血清抗精子抗体及抗子宫内膜抗体均阳性。抗精子抗体（AsAb）是引起免疫性不孕症的最常见的原因。AsAb可引起精子凝集，降低精子的活动能力，影响精子的获能及顶体反应，抑制透明质酸酶，阻断卵丘消散及精子在卵丘细胞上识别位点，干扰精子与卵丘细胞的黏着，从而影响精子穿透卵丘，造成不孕。中医认为证属肾虚血瘀型，先天禀赋不足，肾气不足，不能摄精，精不循常道，反变为精邪内扰气血，而致不孕。治以益肾补气，活血化瘀而获良效。

二、肝郁脾虚

张淑亭医案

（中西结合消抗体，疏肝理脾治滑胎）

田某某，女，33岁，河北省某某医院，医生。

2000年5月9日初诊。习惯性早期流产伴稽留流产6次（时间为1993年10月，1994年4月，1994年11月，1997年5月，1997年11月，1998年10月）。后一直避孕。月经不准，45~100天1行，每次带经5~6天，血量不多，色淡，经前乳房胀痛连及胸胁，腰酸腹坠，头晕乏力。末次月经5月6日。脉弦，舌淡胖嫩有齿痕，苔薄白。

夫妇检查情况：弓形体（IgM）均阳性。女方：血清抗子宫内膜抗体（+），血清抗精子抗体（+）。血型：男"A"型，女"B"型。抗体检查：IgG抗A（-），ABO以外抗体（-），自身抗体（-）。余均正常。

证属肝郁脾虚，肾气不足。治以疏肝理脾，补肾调经。拟逍遥散加味治之。

柴胡12g，白术10g，茯苓10g，当归12g，白芍12g，牡丹皮10g，何首乌10g，甘草6g，菟丝子10g，橘皮6g，薄荷3g，炮姜6g。

每日1剂，服至再诊。避孕，测基础体温。

加服西药：乙酰螺旋霉素，每次1g，每日3次；维生素C，每次100mg，每日3次；维生素E，每次100mg，每日1次。男女同服。

消炎痛，每次25mg，每日3次，泼尼松，每次5mg，每日3次，连服3天；消炎痛、泼尼松，每日2次，连服3天；消炎痛、泼尼松，每日1次，连服4天。共服10天，然后停10天。再照上法服10天。再复查血清抗子宫内膜抗体及抗精子抗体。

2000年8月11日二诊。复查血清抗子宫内膜抗体，抗精子抗体及夫妇弓形体等均已消失，经期乳胀腹坠腰痛已减。7月29日行经，色量正常。B超（TVS）监测卵泡成熟情况：后位子宫，大小约5.2cm×5.2cm×2.9cm，内部回声均匀，内膜回声呈三线征，厚0.7cm，左卵巢大小为2.6cm×1.1cm，内见直径为1.3cm×1.1cm大小卵泡回声，右卵巢大小为2.3cm×1.5cm，内见直径为1.3cm×1.2cm大小卵泡回声。基础体温呈低温相。

8月11~16日，再服上方6剂。8月13日、15日，针刺2次，乘时同床。8月17日以后，服保胎优生丸，每次1丸，每日3次，服至再诊。

2000年9月26日三诊。闭经59天，基础体温升高不降，身无不适。B超检查：子宫体增大，宫内探及孕囊3.2cm×3.5cm×1.9cm，囊内可见胎芽及心管搏动。

为保无恙，继服保胎优生丸2个月，每次1丸，每日2~3次。

2001年，剖宫产一男婴。

（张淑亭，张文钊，刘桂宇. 张淑亭延嗣医案. 河北科学技术出版社）

【诠解】该患者弓形体（IgM）阳性，血清抗子宫内膜抗体（＋），血清抗精子抗体（＋）。月经45~100日1行，经前乳房胀痛连及胸胁，腰酸腹坠，头晕乏力。脉弦，舌淡胖嫩有齿痕，苔薄白。屡孕屡堕史。中医辨证属肝郁脾虚，肾气不足。治以疏肝理脾，补肾调经，同时结合西药糖皮质激素消抗体，效果明显，预后即予以保胎治疗，与中医治疗滑胎的原则之一"孕后即保"一致。

三、肾虚肝郁

许润三医案

医案1（不孕治疗首从肾，因病致郁疏肝经）

蒋某，女，39岁。1998年12月28日初诊。

结婚5年，近1年未避孕而未怀孕。

初诊：患者结婚5年，一直工具避孕。今年1月夫妇同居，未避孕而未怀孕。丈夫在鼓楼医院查各项指标正常。患者今年9月输卵管通液检查示输卵管通畅。月经规律，测BBT为典型双相，Lmp：11月26日。今查抗精子抗体（＋）。经前无乳房胀，饮食二便正常。舌质正常，脉沉细。辨其为肝郁肾虚，诊其为不孕症（原发性不孕症），证属肝郁肾虚。

处方：柴胡10g，当归10g，白芍10g，菟丝子30g，山药15g，枸杞子20g，首乌20g，丹参30g，巴戟天10g，制香附10g，益母草15g。

7剂，水煎服，日1剂。

复诊：服中药后，患者食欲稍减，腹胀，考虑为脾失健运所致。上方加党参10g、生黄芪30g、砂仁3g，健脾理气，兼顾后天，以养先天。依此方加减出入共服药49剂，于1999年2月8日查尿妊娠(＋)。3月17日盆腔B超：宫内孕，活胎，符合孕周。1999年11月剖宫产一健康女婴。

（孙光荣，杨龙会，马静．当代名老中医典型医案集·妇科分册．人民卫生出版社）

【诠解】肾主藏精生髓，奠定生殖基础，与免疫功能密切相关，并可通过生长激素、皮质激素等调节免疫功能；敏感体质易发生免疫反应。患者无证可辨，仅抗精子抗体阳性，治宜调肝补肾。肾主生殖，冲任之本在肾，故生殖异常，首先要从肾论治，患者婚后不孕，因病致郁，故治宜补肾疏肝，终获良效。

医案2（免疫不孕重化瘀，补肾疏肝治根本）

患者王某，女，34岁，病案号：1125264。初诊日期2004年11月4日。

主诉：患者行人流术后7年，近1年余未避孕而未怀孕。

现病史：患者1997年结婚，于1998年10月底怀孕，伴见咳嗽、咯痰、呼吸困难，于1998年11月在潍坊某医院诊断为肺结核，给予抗结核治疗，并行人流术，经治疗痊愈后出院。近1年余未避孕而未怀孕。于2001年在潍坊某医院行输卵管通液检查示双侧输卵管通畅，而后口服克罗米芬3个月，但一直未妊娠。2002年患者出现月经后期，在潍坊某医院服中药治疗2个月（具体用药不详），月经恢复正常。此后一直工具避孕至2003年9月。此后夫妇同居6个月未孕，在当地医院查抗精子抗体阳性。服中药仍未怀孕，且复查抗精子抗体仍为阳性。刻诊：近1年夫妇同居，性生活正常未避孕而未怀孕。平时无明显下腹部疼痛，白带不多，月经周期尚规则，食纳可，睡眠佳，大小便正常，经前乳房胀痛，时腰酸，舌质暗，苔薄白，脉沉细。

既往史：28岁患肺结核，经治疗痊愈。否认肝炎及其他传染病史。否认心脏病、高血压病史。无外伤史，无输血史。预防接种史不详。否认药物、食物过敏史。

月经婚育史：月经12岁初潮，6/30~32日，量中，色暗红，有血块，痛经

（－），人流术后近两年月经量略增多，经前乳房胀痛，且经期伴腰酸痛。Lmp：2004 年 10 月 27 日。配偶同岁，体健，1999 年查精液常规正常。性生活正常，否认性病史。G_1P_0。

查体：体温：36.5℃，血压：110/80mmHg。胸腹查体无明显阳性体征。妇科检查：外阴（－）；阴道：分泌物不多，清洁度Ⅰ度，未见滴虫、霉菌；宫颈：轻度糜烂；子宫：前位，正常大小，质中，活动可；附件：双侧条索状增厚，轻压痛。

实验室检查：抗精子抗体阳性。

西医诊断：①继发性不孕症（抗精子抗体阳性）；②宫颈炎；③附件炎。中医诊断：断绪（肾虚肝郁兼血瘀）。

治法：补肾疏肝，活血化瘀。

处方：柴胡 10g，当归 10g，白芍 10g，菟丝子 30g，女贞子 20g，枸杞子 20g，沙苑子 30g，丹参 20g，生黄芪 20g，制香附 10g，益母草 10g，莪术 10g。14 剂。

二诊：2004 年 10 月 18 日。服上方后未诉不适，基础体温上升，高度可，舌质暗，苔薄白，脉沉细。上方加巴戟天 10g，14 剂。

此后患者用上方回当地服用 2 个月，电话告知妊娠。

（王清，经燕．许润三．中国中医药出版社）

【诠解】免疫性不孕一般是由于行经、分娩、人流术引起生殖道损伤、出血、炎症，或房事不节，邪热乘机入侵所致。患者经前乳房胀痛，偶有腰酸，辨证为肾虚肝郁兼血瘀。治疗予以补肾疏肝，活血化瘀。对于免疫性不孕需重视化瘀药物的应用，才能获得良效。该病案在紧扣肾虚肝郁的基础上，予以补肾疏肝的同时，加以化瘀之益母草、莪术，就诊 2 月即孕。

四、肾虚

刘云鹏医案

（补肾扶正强体质，正气存内邪自消）

丁某，女，28 岁。

初诊：2006 年 3 月 3 日。结婚 3 年未避孕而未受孕。平素月经正常，2005 年检查双侧输卵管通畅，B 超检测排卵正常，抗精子抗体阳性，抗子宫内膜抗体阴性。末次月经 2006 年 2 月 15 日，5 天净，舌红，苔薄，脉沉软，74 次 / 分。治以促排卵汤合玉屏风散。柴胡 9g、赤白芍各 15g、菟丝子 20g、覆盆子 10g、枸杞子 20g、女贞子 15g、鸡血藤 15g、牛膝 10g、泽兰 10g、苏木 9g、蒲黄 9g、益母草 15g、刘寄奴 10g、黄芪 30g、防风 9g、白术 9g，28 剂。

二诊：2006 年 3 月 31 日。末次月经 2006 年 3 月 19 日，5 天净，色量正常。舌红，苔薄黄，脉沉软缓，68 次 / 分。守上方 28 剂。

三诊：2006 年 4 月 28 日。末次月经 2006 年 4 月 24 日，4 天净，色量正常。舌红，苔薄黄，脉沉软，72 次 / 分。益五合方合玉屏风散。当归 10g、川芎 10g、熟地 12g、白芍 10g、丹参 20g、白术 9g、茺蔚子 12g、香附 10g、益母草 15g、覆盆子 10g、菟丝子 20g、枸杞子 20g、车前子 10g、五味子 9g、黄芪 30g、防风 9g，14 剂。

四诊：2006 年 5 月 12 日。2006 年 4 月 29 日复查抗精子抗体阴性，舌红，苔薄黄，脉沉软，72 次 / 分。益五合方加味。当归 10g、川芎 10g、熟地 12g、白芍 10g、丹参 20g、白术 9g、茺蔚子 12g、香附 10g、益母草 15g、覆盆子 10g、菟丝子 20g、枸杞子 20g、车前子 10g、五味子 9g、黄芪 30g、淫羊藿 15g、柴胡 9g、巴戟天 15g，14 剂。

七诊：2006 年 7 月 5 日。查尿 hCG 阳性。

（黄缨．刘云鹏妇科医案医话．人民卫生出版社）

【诠解】中医所说的"正气"即是西医所指的免疫力抗病力，"正气内存，邪不可干"——《黄帝内经·素问·刺法论》的思想，强调了体质的调理，提示我们治疗免疫性不孕，不论是活血化瘀还是利湿解毒，均别忘了补肾扶正。扶正，提高和改善了机体的免疫功能，祛邪力也就强了，能清除已形成的抗体并抑制新的抗体产生，修复被破坏的生殖道屏障。该患者无特殊不适，无证可辨，治疗以补肾扶正为思路，获得较好临床效果。

田淑霄医案
（免疫性不孕无证辨，从肾论治取佳效）

杨某，女，28 岁，已婚。

2009 年 8 月 1 日初诊：结婚 2 年未避孕未孕。2009 年 7 月 28 日，市妇产医院检查：抗精子抗体、抗心磷脂抗体、抗核抗体、抗内膜抗体、抗卵巢抗体均是弱阳性。

月经正常，无明显症状。舌正常，苔薄白，脉无力，尺尤甚。

证为肾虚不孕。治以补气养血、补肾助孕，方用圣愈汤加补肾之品。

当归15g，川芎10g，生地10g，白芍10g，黄芪15g，党参15g，女贞子20g，覆盆子16g，山萸肉20g，巴戟天10g。

9月5日二诊：上方连服月余。9月4日又去市妇产医院检查。检查结果：抗核抗体及抗内膜抗体均呈弱阳性，其他抗体均正常。舌胖大，苔薄白，脉细无力。

女贞子30g，覆盆子12g，五味子10g，山萸肉20g，巴戟天10g，当归身15g，炒白术10g，紫河车10g，鹿角霜20g，黄芪15g，党参15g，砂仁8g。

10月7日三诊：上方连服月余，今日又去市妇产医院检查，所有抗体均已正常。舌正常，苔薄白，脉无力。

12月12日四诊：上方又服月余。经检查已怀孕40多天，舌正常，苔薄白，脉无力。予保胎治疗。

（田淑霄．田淑霄中医妇科五十六年求索录．中国中医药出版社）

【诠解】患者婚后2年不孕。抗精子抗体、抗心磷脂抗体、抗核抗体、抗内膜抗体、抗卵巢抗体均是弱阳性。但临床无明显症状。查脉无力，尺脉尤甚，结合肾主生殖，辨证为肾虚不孕，治以补气养血、补肾助孕。方中圣愈汤补益气血，女贞子、覆盆子、山萸肉、巴戟天补肾助孕。治疗2月余，即成功受孕。肾主藏精生髓，奠定生殖基础，与免疫功能密切相关，并可通过生长激素、皮质激素等调节免疫功能。临床上对于无证可辨之免疫性不孕，从肾论治可取的较好效果。

五、湿热蕴结

柴松岩医案

（免疫不孕重在消抗，清热利湿提高免疫）

卢某，女，34岁，已婚。初诊日期：2005年1月11日。

主诉：结婚4年未避孕而未孕。

病史与现状：患者既往月经周期25~30日一行，7日净，量少。末次月经2004年12月12月。结婚4年未避孕未孕。曾行腹腔镜检查，盆腔无异常，双侧输卵管通而不畅。纳可，眠佳，大便不爽。

舌苔黄白，脉细滑。

2004年2月6日查抗心磷脂酶阳性，风疹病毒抗体测定阳性。

辨证：湿热阻滞，胞脉不畅。

立法：清热利湿，活血通络。

处方：柴胡3g，枳壳10g，玫瑰花5g，益母草10g，冬瓜皮12g，杜仲10g，川芎5g，夏枯草10g，莱菔子10g，大腹皮10g，茵陈12g，茯苓10g，7剂。

二诊：2005年1月18日。末次月经2004年12月12日，基础体温单相。舌苔白干，脉沉滑。

处方：北沙参20g，阿胶12g，枳壳10g，茵陈10g，茜草10g，桃仁10g，泽兰10g，月季花6g，丝瓜络10g，通草10g，苏木10g，焦三仙30g，14剂。

三诊：2005年2月1日。末次月经2005年1月23日，现基础体温单相。二便调。舌肥红，脉沉滑。

处方：柴胡5g，鱼腥草10g，地骨皮10g，香附10g，远志6g，茯苓12g，菟丝子20g，细辛3g，蒲公英12g，连翘15g，桑寄生15g，14剂。

四诊：2005年2月22日。末次月经2005年2月20日，量少，基础体温单相。眠欠安。舌暗，苔薄白，脉细滑。

2005年2月11日复查抗心磷脂抗体阴性，风疹病毒抗体阴性。

处方：何首乌10g，益母草10g，川芎5g，阿胶12g，枳壳10g，杜仲10g，香附10g，冬瓜皮20g，泽兰10g，菟丝子12g，月季花6g，夏枯草12g，14剂。

五诊：2005年3月8日。末次月经2005年2月20日，基础体温单相。舌黯，脉细滑。

处方：菟丝子15g，菊花12g，金银花12g，女贞子12g，茵陈10g，百部10g，桔梗10g，桃仁10g，丹参10g，茜草10g，续断15g，连翘15g，14剂。

六诊：2005年4月5日。末次月经2005年2月20日，现基础体温上升21天。今查尿酶免（hCG）阳性，证实已妊娠。舌白干，脉沉细滑。

处方：柴胡5g，荷叶10g，藕节30g，地骨皮10g，百合12g，青蒿5g，女贞子20g，黄芩10g，侧柏炭10g，覆盆子12g，菟丝子10g，7剂。

（滕秀香.柴松岩妇科思辨经验录.人民军医出版社）

【诠解】治疗免疫性不孕关键要消除体内的免疫抗体，方中冬瓜皮、大腹皮、茵陈清利湿热；地骨皮、柴胡、炒白芍、丹参黄养阴柔肝，活血化瘀；覆盆子、菟丝子补肾，诸药合用使体内肾气旺盛，湿热化解，气血生化有源，达到提高免疫力，最终获得妊娠。

李祥云医案

（清热利湿消抗体，益肾活血助孕育）

黄某，女，34 岁。2000 年 5 月 13 日初诊。

原发性不孕 7 年。结婚 7 年，夫妇同居，丈夫生殖功能正常，不避孕而未孕。平时腰酸怕冷，少腹隐痛，带下较多，质黏腻，色淡黄，有秽臭，大便干结。舌偏红，苔薄黄微腻，脉细数。月经史：17 岁初潮，7/28~30 日，量中，色暗红，夹血块。Lmp：5 月 8 日，未净。本市某医院性交后试验：宫颈口活精子 1~2/HP，原地摆动 1~2/HP，死精子 3~4/HP，后穹窿死精子 5~7/HP。抗精子抗体（AsAb）阳性，抗子宫内膜抗体（EMAb）阳性。证属湿热蕴结下焦，热蕴胞宫，兼之肾气亏虚，肾精不足，精亏血少，冲任失调而不孕。治拟清热解毒，益肾除湿。自拟化湿消抗汤加减。

处方：菟丝子 12g，银花 9g，生甘草 6g，忍冬藤 30g，红藤 30g，茯苓 12g，香附 12g，米仁 12g，当归 9g，川芎 6g，鸡血藤 15g，胡芦巴 12g。

医嘱：平时用避孕套房事。

二诊：2000 年 7 月 17 日。经外院转方续服药物约 2 月，刻下腰酸、腹痛已少，带下清稀，稍黏，色白，大便通畅，时有神疲乏力，易感冒。苔薄白，脉细。复查结果 AsAb 阳性，EMAb 已转阴性。治拟益气补肾、清热化湿。

处方：菟丝子 12g，金银花 9g，生甘草 6g，忍冬藤 30g，红藤 30g，茯苓 12g，香附 12g，米仁 12g，当归 9g，川芎 6g，鸡血藤 15g，胡芦巴 12g，炒防风 9g，党参 15g，黄芪 15g。

三诊：2000 年 8 月 31 日。续服上方后测得 AsAb 转阴性，EMAb 阴性，现偶见腰膝酸软。苔薄白，脉细。治拟益肾助孕，清热活血。

处方：当归 9g，川芎 6g，香附 12g，赤芍 12g，丹皮参（各）12g，川楝子 12g，银花 9g，生甘草 6g，红藤 30g，鸡血藤 15g，胡芦巴 12g，菟丝子 12g，生地 12g，熟地 12g，补骨脂 12g。

医嘱：选择排卵期进行正常性生活。

再续治 2 个月后患者妊娠，孕期正常，随访产下一女，母子健康。

［上海市中医文献馆. 跟名医做临床·妇科难病（二）. 中国中医药出版社］

【诠解】免疫性不孕是指由于生殖系统抗原的自身免疫或同种免疫而女性免疫系统对精子无法发生反应引起的不孕症，占不孕症的 10%~20%。抗精子抗体是引起女性免疫不孕症最常见的原因，而其发病与某些女性在经期或有子宫内膜炎等疾患时发生性交则增加了精子及其抗原进入血液及精子与免疫活性细胞接触的机会，随之产生抗精子抗体。李老从中医学角度分析其病因病机，认为女性免疫性不孕症多与经行、产后感染邪毒或房事不节密切关系。邪毒内侵胞宫冲任，则其毒留而胞络易于受损，进而瘀毒内阻，影响冲任、胞脉胞络之通畅调达，失去纳精之力，使精子活力下降，甚至凝集难动，无力与卵子相合成孕。治疗应结合患者的月经量、色、质及生殖道炎症情况辨证用药。该患者辨证属湿热蕴结，兼肾气亏虚，肾精不足，治宜清热解毒，益肾除湿，以自拟化湿消抗汤加减，择时合阴阳，成功受孕。

六、肝肾亏虚

秦天富医案
（滋补肝肾化瘀血，冲任调畅抗体消）

张某某，女，28岁。山西省原平市闫庄村人。2003年5月10日初诊。

病史及检查：素体虚弱，月经20岁初潮。食少，体疲，形寒怕冷，月事或3月一至，或半年一行，色淡量少。婚后6年未孕（已排除丈夫因素），欲调经求嗣。经B超提示：子宫偏小，4cm×3cm。查抗子宫内膜抗体、抗精子抗体均为阳性。此乃肝肾亏虚，气血不足，冲任虚寒不能受孕。

自拟方：当归12g，川芎6g，白芍10g，熟地12g，黄芪15g，人参5g，菟丝子12g，韭子10g，覆盆子10g，枸杞子10g，五味子10g，女贞子10g，车前子10g（包），沙苑子10g，川断12g，焦杜仲12g，益母草20g，紫河车（胶囊）6g（另吞），炙草10g。

用法：水煎服。每月经前半月隔日1剂，连服7剂。上方连续治疗3个月后，月经的期、量、色、质皆有改善。患者食欲增，体重加，面色红润。B超复查，子宫增大为5cm×4cm。化验复查：抗子宫内膜抗体、抗精子抗体，皆转为阴性。后将上方改制蜜丸，每丸10g，每日2次，早晚服。连服3个月时经查已孕。

（秦天富. 秦天富老中医疑难杂症专辑. 山西科学技术出版社）

【诠解】该患者表现的月经证候及查体情况，辨证为肝肾阴虚夹瘀证。滋阴消抗汤方中生地、女贞子、枸杞子滋阴益肾；覆盆子、菟丝子补益肝肾调冲任；当归、益母草清肝热而养肝血，活血祛瘀，清补结合；甘草解毒清热。诸药相配，滋补肝肾，养血祛瘀，调畅冲任，消除抗体，达到肝肾精血充足、冲任相资，起到易于受孕之目的。

金季玲医案

（免疫不孕详辨证，滋补清利消抗体）

患者，27 岁，教师，2010 年 9 月 23 初诊。婚后 2 年未孕，平素月经周期正常，血量中等，色暗红，有少量血块，经前 7 日下腹胀，乳房胀痛，末次月经 2010 年 9 月 10 日。平素自觉烦热口干，小便黄，大便 3 日 1 行。妇科检查、盆腔彩超、性激素水平均未见明显异常，双侧输卵管碘油造影示通畅，基础体温测量呈双相。男方检查未发现异常。查免疫五项：抗精子抗体（＋），余均（－）。舌淡暗苔微黄腻，脉细弦。诊为抗精子抗体阳性所致不孕，辨证属肝肾阴虚，湿热夹瘀，治宜滋阴养血，化瘀清利。处方：黄柏 10g，车前子 10g，红藤 15g，蚤休 29g，薏苡仁 10g，茯苓 15g，丹参 15g，当归 10g，赤芍 10g，白芍 10g，熟地黄 15g，枸杞子 10g，菟丝子 10g，肉苁蓉 10g，川芎 10g。日 1 剂，水煎分 2 次服，早晚各 1 次。治疗期间，性生活男方使用安全套。用药 1 个疗程后复查抗精子抗体转阴，于 2011 年 12 月分娩一男婴。

［贾红伟．金季玲治疗免疫性不孕症经验．山东中医杂志，2012，31（11）］

【诠解】此症属于原发性不孕症，诊断前做了大量检查，男女同时检查，妇科检查、盆腔彩超、性激素水平均未见明显异常，双侧输卵管碘油造影示通畅，基础体温测量呈双相，男方检查未发现异常。查免疫五项：抗精子抗体（＋），余均（－），故诊为抗精子抗体阳性所致不孕，辨证属肝肾阴虚，湿热夹瘀，治宜滋阴养血，化瘀清利。黄柏、车前子、薏苡仁、茯苓清利湿热，红藤、蚤休、丹参、当归、川芎、赤芍、白芍养血活血，熟地黄、枸杞子、菟丝子、肉苁蓉补肝肾，调理气血，诸药合用，疗程后抗精子抗体即转为阴性。此案例提示治疗不孕不育，一定要多做检查，明确诊断，然后对症治疗，则效果佳。

七、脾肾两虚

张玉芬医案

（益气活血抗体消，益肾健脾胎孕成）

李某某，女，34岁，2005年4月10日初诊。结婚9年，1997年因劳累，妊娠4月流产，后因胎停育流产3次，均为50~60天。末次流产2002年1月，半年前输卵管造影，双侧输卵管梗阻，月经不调2年，50~60天一至，末次月经2005年2月15日，持续5日，经量中，色黯红，有血块，少腹胀痛，下坠，腰困，脉弦，舌质微暗，苔白。妊试：阴性。化验：抗精子抗体、抗心磷脂抗体、抗卵巢抗体，均为阳性。

诊断：继发不孕（免疫不孕）。输卵管梗阻，月经不调（后期），证属胞脉瘀阻、脾肾虚，治宜活血化瘀、软坚理气、益肾健脾。

药用：生牡蛎30g，夏枯草30g，莪术10g，益母草30g，当归10g，川芎6g，防风15g，白术12g，黄芪30g，山茱萸10g，枸杞子12g，菟丝子15g，荔核12g，香附10g。

先后治疗3个月，服中药65剂。经输卵管造影：双侧输卵管通畅，月经规律，排卵正常。抗精子抗体、抗卵巢抗体、抗心磷脂抗体均为阴性。

2个月后妊娠。

（智世宏．18位名老中医经验秘传．山西科学技术出版社）

【诠解】患者屡孕屡堕伤肾，结合腰困、小腹胀坠，舌脉，可明确辨证为脾肾虚兼血瘀，治疗上宜益肾健脾，活血化瘀，方中防风、白术、黄芪为玉屏风散，健脾益气固表，可提高机体的免疫功能，山茱萸、枸杞子、菟丝子补肾；当归、川芎养血调经。方中生牡蛎、夏枯草、莪术、益母草活血化瘀，软坚；荔核、香附理气散滞止痛。诸药合用，标本兼治，从而使抗体消，胎孕成。

第五章　其他杂病所致不孕

高泌乳素血症

一、肝郁血瘀

丁启后医案

（少腹逐瘀化瘀血，开育种玉疏肝郁）

彭某，女，29 岁。1991 年 11 月 5 日初诊。婚后 3 年未孕。

初诊：自述婚后 3 年，配偶生殖功能正常，未避孕而未孕。月经准月来潮，量中等，5 天干净，色暗红有块，经行下腹疼痛拒按，经畅块下痛减，常现乳房胀痛，口干苦。在某省医院查"催乳素偏高"（未见检查报告单），曾在某省医院"诊刮""输卵管通液"均未发现异常，服中药常间断。就诊时情绪悲观，面部黄褐斑明显，带下量不多，色黄。色暗红有瘀点，苔薄黄，脉细弦。诊其为不孕症（催乳激素偏高），证属肝郁血瘀化热证。此为婚久不孕，肝气不疏，气血瘀阻胞宫，使冲任不能相资，两精不能相合，故见婚久不孕，经行腹痛，块下痛减，乳房胀痛，口干苦，面部黄褐斑，带下色黄等肝郁血瘀化热之证。治宜活血化瘀，疏肝清热，方拟血府逐瘀汤加减治疗。

处方：赤芍 12g，当归 12g，丹皮 9g，山栀 9g，桃仁 12g，川芎 9g，郁金 12g，延胡索 12g，红花 12g，生蒲黄 12g，五灵脂 12g，小茴香 9g，生地黄 15g。10 剂，水煎服，日 1 剂。

二诊（1991 年 11 月 15 日）：上方服后无不适感，嘱其服上方 3 月复查。

三诊（1992 年 2 月 25 日）：近日经来下腹疼痛减轻，血块减少，口干苦好转，仍有乳胀，舌脉如前。上方去山栀，加北柴胡 9g。连服 3 月。

四诊（1992 年 5 月 28 口）：经来腹痛已不明显，经色转红，余症减轻。舌暗红瘀点已去，脉细弦。改服"开郁种玉汤"加味。

处方：当归 12g；白芍 15g，茯苓 12g，丹皮 9g，香附 12g，白术 12g，丹参 15g，月季花 12g，鸡血藤 12g，山茱萸 12g，菟丝子 15g。日 1 剂，水煎服，连服 3 月。

五诊（1992 年 9 月 10 日）：已停经 45 天，在某省医院诊为"早孕"。

（孙光荣，鲁兆麟，雷磊. 当代名老中医典型医案集·妇科分册. 人民卫生出版社）

【诠解】 引起高泌乳素血症的原因常见原因有下丘脑颅咽管瘤、垂体催乳激素瘤、特发性高催乳激素血症。其中以特发性高催乳激素血症最为常见。临床主要表现为：月经紊乱、不孕、溢乳。该案患者明确为"催乳激素偏高"所致不孕。因婚后久不孕致肝郁血瘀，气血瘀滞胞脉，使冲任不能相资，两精不能相合而成孕。中医辨证为肝郁血瘀化热，正如张景岳《妇人归·子嗣类》提出"情怀不畅，则冲任不充，冲任不充则胎孕不受"。故治疗予以疏肝清热，活血化瘀，投以血府逐瘀汤加减。方中郁金、延胡索疏肝解郁；丹皮、山栀、生地疏解肝热，赤芍、桃仁、红花、当归、川芎、生蒲黄、五灵脂活血化瘀。三诊时热势已消，肝郁血瘀仍明显，故去清泄肝热之山栀、加柴胡。四诊时，瘀象减轻，方改"开郁种玉汤"疏肝养血、补肾调经。该案治疗疏肝始终贯穿治疗整个过程，在疏肝同时，兼以化瘀血、清郁热，瘀去热消后则疏肝同时调经种子，故治疗仅 4 次，时间不足 1 年即孕，实因其辨证准确，紧扣病机而治也。

二、肾虚肝郁

杨宗孟医案

（丹栀逍遥清肝热，六味二至补肝肾）

赵某，女，29 岁。1994 年 9 月 2 日初诊。闭经 7 年，结婚近 1 年未孕。

初诊：1993 年 11 月结婚后同居未孕。婚前于 1992 年曾服避孕药 20 余天，月经 16（7）/（15~30）天，量多，色鲜红，无块，腰痛，小腹隐痛，经前 3~4 天乳房胀痛，经行痛减。1987 年开始闭经，后服中药月经来潮。连续 2 月量不多，色红，持续 5 天净。1990~1991 年又服中药月经来潮 1 次。1993 年 10 月肌注黄体酮，月经来潮，量多。Lmp：4 月（肌注黄体酮后来潮），量不多，色黯红，腰痛，持续 2 天净，净后至今未行。目前常感恶心、头晕、乳房痛，挤压两乳头有乳汁溢出。CT：垂体略增大。经来 24 小时内行诊刮术，术后病理：分泌晚期、月经期子宫内膜。察其舌质淡红，苔黄薄腻，脉弦数无力。诊其为不孕症（原发性不孕症），证属肝肾阴虚兼气滞。此为肾虚肝郁，不能摄精成孕而致不孕。治宜疏肝理气，清热调经，方拟丹栀逍遥散加减。

处方：当归 15g，白芍 20g，白术 15g，茯苓 25g，麦芽 50g，怀牛膝 50g，香附 15g，郁金 15g，香橼 15g，车前子 15g，丹皮 15g，栀子 15g，薄荷 10g，甘草 10g。4 剂，水煎服，日 1 剂。

复诊：以丹栀逍遥散清肝热散郁结，待其症状缓解后，治以补益肝肾，兼以疏肝。故拟以六味地黄丸合二至丸滋补肝肾，调理冲任。

处方：熟地黄 25g，生地黄 25g，当归 15g，白芍 25g，山茱萸 25g，山药 25g，丹皮 15g，茯苓 15g，女贞子 50g，旱莲草 25g，枸杞子 25g，菟丝子 20g，覆盆子 25g，车前子 25g，甘草 10g。4 剂，水煎服，日 1 剂。后怀孕生子。

（孙光荣，鲁兆麟，雷磊．当代名老中医典型医案集·妇科分册．人民卫生出版社）

【诠解】高泌乳血症表现为月经稀发、闭经、溢乳、不孕。中医认为乳房属阳明胃经，乳头属足厥阴肝经，经血、乳汁同源于脾胃，其排出溢泄均有赖于肝气调达，疏泄有度。肾为月经之本，月经调节又取决于肝，肝藏血主疏泄，肾气充盈，肝气调达，冲任通调则经乳正常。《女科撮要》云："夫，经水者，阴血也，属冲任二脉所主，上为乳汁，下为血水。"脾为气血生化之源，故高泌乳素血症亦与脾有密切关系。病机关键为肝郁肾虚为主，多因情志不遂而气血逆乱，冲任失调所致。根据该患者临床表现及舌象脉象辨证为肝肾阴虚兼气滞证。肾虚肝郁，不能摄精成孕而致不孕。肝郁气结，肝经布胸胁，乳络不畅故乳胀痛，挤压两乳头可有溢乳；肝气上逆则见头晕、恶心。治宜疏肝理气，清热调经，方拟丹栀逍遥散加减。方中当归、白芍、白术、茯苓补益气血；麦芽退乳以治闭经溢乳综合征；怀牛膝补肾并引血下行；香附、郁金、香橼疏肝解郁；车前子利湿；丹皮、栀子、薄荷、甘草清泄肝热。全方共奏清肝热，散肝郁之功。郁热症状缓解后以六味地黄丸加减，方中熟地黄、生地黄、当归、白芍、山药、茯苓补益气血，调补冲任；山萸肉、丹皮、女贞子、旱莲草、枸杞子、菟丝子、覆盆子、车前子滋补肾阴，养精调冲；甘草调和诸药。全方共奏滋补肝肾，调理冲任之效，故药后而孕。

赵智强医案

（清肝滋肾行气血，健脾培肾终遂愿）

韩某某，女，33 岁，江苏省南京市某公司经理，2007 年 4 月 10 日初诊。

婚后 5 年，至今未孕，曾有泌乳素增高症与胃窦炎病史。胸闷，急躁，乳胀且痛，饥饿或劳累后脘部刺痛，左上腕与少腹胀痛，肩臂痛（颈椎病），气色稍差，晦黯，咽中痰滞，口干。苔薄微黄，舌质稍红，脉小弦。

辨证：肾虚肝旺，气血瘀滞。

治法：清肝滋肾，行气活血。

处方：夏枯草 12g，香附 10g，郁金 10g，白芍 10g，牡丹皮 10g，乌药 6g，九香虫 5g，片姜黄 10g，葛根 15g，川芎 10g，白残花 10g，炙僵蚕 10g，制黄精 10g，炙女贞子 12g，瓜蒌皮 15g。

7 剂，每日 1 剂，水煎，分 2 次温服。

2007 年 5 月 29 日二诊：4 月 11 日查 PRL：664.8（正常为 0~460），咽中痰滞，体乏无力，夜寐欠安，梦多，痛经，夹血块。苔薄，边齿痕，脉细。近日妇科检查：慢性宫颈炎。其丈夫精液常规基本正常。

处方：夏枯草 10g，香附 10g，郁金 10g，白芍 10g，牡丹皮 10g，制黄精 10g，炙女贞子 12g，片姜黄 10g，葛根 12g，川芎 10g，夜交藤 25g，炙远志 10g，炒怀山药 15g，淫羊藿 8g，炙僵蚕 10g，挂金灯 6g。

7 剂，每日 1 剂，水煎，分 2 次温服。

2007 年 9 月 18 日三诊：诉 6 月初曾孕，但因胚胎停止发育不良而行流产，头痛寐差，体乏易疲，大便偏干，咽中不适，有时腰痛。苔薄，舌质黯，脉细。

处方：5 月 29 日方，去牡丹皮；加朱茯神 10g，陈皮 10g。7 剂，每日 1 剂，水煎，分 2 次温服。

2007 年 9 月 25 日四诊：诉嗜睡，梦多，头痛，以后项为主，体乏，腰酸（颈椎两侧），咽中痰滞。刻值经前，乳痛，双侧小叶增生，口腔有时溃疡。苔薄，舌质淡红，脉小弦。

处方：5 月 29 日方，去炙远志、夜交藤；加石菖蒲 12g，桑寄生 12g，白残花 8g，独活 15g。21 剂，每日 1 剂，水煎，分 2 次温服。

2007 年 10 月 16 日五诊：本月 13 日经临，量多色红，胃脘部不适，情绪欠佳，痰多口溃，咽干有烧灼感，肩颈不适。苔薄微黄，舌质稍黯，脉濡。

处方：柴胡 5g，香附 10g，郁金 10g，陈皮 10g，砂仁（后下）4g，半夏 10g，挂金灯 6g，炙僵蚕 10g，白残花 6g，川芎 10g，片姜黄 10g，生蒲黄（包煎）10g，牡丹皮 10g，炒白术 10g。

7 剂，每日 1 剂，水煎，分 2 次温服。

2007 年 10 月 23 六诊：胸背胀痛，胸闷喜太息，嗳气，腹部不适，晨起咽中痰滞，体乏。苔薄，舌质淡红，脉濡。

辨证：肝郁脾虚，气滞痰瘀，络脉失和。

治法：疏肝健脾，行气化痰，活血和络。

处方：柴胡 5g，香附 10g，郁金 10g，瓜蒌皮 15g，白芍 10g，炒白术 10g，茯苓 12g，炒薏苡仁 15g，川芎 10g，片姜黄 10g，葛根 15g，半夏 10g，白残花 6g，陈皮 10g。

14 剂，每日 1 剂，水煎，分 2 次温服。

（本方加减治疗 1 月余。）

2007 年 12 月 4 日十诊：近日体检：乳腺小叶增生，慢性咽炎，Hp（＋），激素水平已正常，口干舌燥，时欲寐，咽痛。苔薄，舌质淡红，脉细。

处方：10 月 23 日方，去葛根；加夏枯草 10g，天花粉 15g，制乳香 4g，百合 12g，土牛膝 12g。14 剂，每日 1 剂，水煎，分 2 次温服。

继续用 10 月 23 日方加减治疗。

2008 年 3 月 13 日十八诊：入夜烘热出汗，体乏易困，咽部痰滞，颈肩不适，畏寒怕冷，纳谷尚可。苔薄，边尖齿痕，舌质黯，脉细。今转清泻肝经郁热、滋肾培土、软坚消肿治疗。

处方：香附 10g，夏枯草 10g，牡丹皮 10g，白芍 10g，制黄精 10g，炙女贞子 12g，片姜黄 10g，川芎 10g，葛根 12g，炙远志 10g，挂金灯 6g，淫羊藿 8g，炒怀山药 15g，青皮 10g，炙鳖甲（先煎）15g，炙僵蚕 10g。

14 剂，每日 1 剂，水煎，分 2 次温服。

2008 年 4 月 8 日十九诊：近日外感咳嗽，痰多，咽痛，咽壁充血。苔薄，舌质稍红，脉浮。

处方：炙麻黄 4g，桑白皮 10g，桔梗 6g，连翘 10g，杏仁 10g，芦根 12g，炙紫菀 10g，金荞麦根 15g，挂金灯 6g，瓜蒌皮 12g。

7 剂，每日 1 剂，水煎，分 2 次温服。

2008 年 4 月 17 日二十诊：月事愆期 6 日未至，仍少有轻咳，咽痰量多，咽部轻痒。苔薄，舌质稍红，脉浮。

处方：炙麻黄 3g，杏仁 10g，瓜蒌皮 12g，金荞麦根 15g，桔梗 6g，炙紫菀 10g，芦根 12g，挂金灯 6g，炒黄芩 10g，香附 10g，制黄精 12g，炙女贞子 10g。

7 剂，每日 1 剂，水煎，分 2 次温服。

2008 年 4 月 24 日二十一诊：外感已除，月事未至，纳谷尚可，体困欲寐，恶寒怕冷。苔薄，舌质稍黯，脉滑小数。今转健脾培肾安胎为主。

处方：桑寄生 12g，川断 10g，山萸肉 10g，炒当归 10g，鸡血藤 10g，炒怀山药 12g，制黄精 12g，淫羊藿 8g，炒白术 10g，砂仁（后下）4g。

7 剂，每日 1 剂，水煎，分 2 次温服。

2008 年 5 月 8 日二十二诊：今日经妇幼医院体检，确诊为："宫内怀孕"，孕酮：32.35ng/ml。近三日阴道不规则少量出血，腰酸头昏，小腹不适，胸闷腹泻，纳谷尚可。苔薄，舌质稍黯，脉弦滑。

处方：2008 年 4 月 24 日方，去鸡血藤；加苎麻根 10g，黄芩 10g，菟丝子 10g，炒薏苡仁 12g，煨益智 10g。7 剂，每日 1 剂，水煎，分 2 次温服。

2008 年 5 月 15 日二十三诊：诉 5 月 12 日曾出现阴道短时少量下血，有时腰酸，小腹不适，口干鼻衄，头昏，小溲欠畅。苔薄，舌质稍黯，边尖齿痕，脉细。

处方：2008 年 4 月 24 日方，去鸡血藤；加苎麻根 10g，黄芩 10g，菟丝子 10g，杜仲 10g，白茅根 6g。7 剂，每日 1 剂，水煎，分 2 次温服。

2008 年 5 月 22 日二十四诊：代诉阴道不规则出血已止，少有腰酸，下腹痛，口干。

处方：2008 年 4 月 24 日方，去鸡血藤；加苎麻根 10g，黄芩 10g，菟丝子 10g，杜仲 10g。21 剂，每日 1 剂，水煎，分 2 次温服。

2008 年 6 月 19 日二十五诊：代诉阴道不规则出血已止，近日 B 超：胎儿成形，余无特殊。

处方：2008 年 5 月 22 日方。14 剂，每日 1 剂，水煎，分 2 次温服。

（赵智强．200 例疑难病症诊治实录．人民卫生出版社）

【诠解】本例为高泌乳素血症，且有胃窦炎、双侧小叶增生史，初诊辨证属肾虚肝旺、气血瘀滞，治以清肝滋肾、行气活血。六诊时辨证肝郁脾虚、气滞痰瘀、络脉失和，治以疏肝健脾、行气化痰、活血和络。二十一诊视治以健脾培肾安胎。前后共诊治 25 次，辨证与辨病相结合，患者积极配合，最终遂愿。

三、阴虚火旺

杨宗孟医案

（六味地黄滋肾阴，瓜石加减降虚火）

郭某，女，23 岁。2003 年 7 月 23 日初诊。结婚 3 年，原发性不孕 2 年。

初诊：1998 年 9 月结婚后同居，安全期避孕，1 年后解除，至今未避孕而未孕。既往否认结核、阑尾炎、腹膜炎、盆腔炎、手术史。2000 年 6 月在吉林省人民医院检查诊为"高催乳素血症"。诊刮术后病理：分泌晚期子宫内膜，部分分泌欠佳。2 年来患者一直月经量少，手足心热，舌质红，舌苔少，薄黄，脉沉细略滑无力略数。诊为不孕症（原发性不孕症），证属阴虚火旺。此例患者素体阴血不足，阴虚内热，热伏冲任，不能摄精成孕而致不孕，治宜滋阴降火，方拟六味地黄丸加减。

处方：当归 15g，白芍 25g，生地黄 25g，熟地黄 25g，山药 25g，白术 15g，黄芩 15g，菟丝子 20g，桑寄生 15g，川断 15g，枸杞子 25g，覆盆子 20g，甘草 10g。4 剂，水煎服，日 1 剂。

复诊：经过一疗程治疗后，月经周期规律，腰、腹痛减轻，但经血量少，考虑素体阴虚内热，热结于内，阻于冲任、胞宫，以致气滞血瘀，不通则痛。故拟滋阴降火，活血通络引血下行，以瓜石汤加减。

处方：瓜蒌 25g，石斛 30~50g，玄参 25g，麦冬 25g，生地黄 25g，黄芩 15g，黄连 10g，牛膝 50g，车前子 15g，麦芽 50g，茵陈 15g，益母草 15g，甘草 10g。水煎服，日 1 剂。追访足月产一男婴，婴儿发育正常。

（孙光荣，鲁兆麟，雷磊. 当代名老中医典型医案集·妇科分册. 人民卫生出版社）

【诠解】高泌乳素血症是由多种内外环境因素引起下丘脑—垂体—性腺轴功能紊乱而导致血清泌乳素水平明显高于正常（PRL>25μg/L），临床以闭经、月经稀发、溢乳、不孕等一系列症状为主。目前临床治疗本病的主要西药为溴隐亭，但其不良反应较大，不宜为患者接受。在中医中无此病名，根据其临床表现属于"月经后期""闭经""乳泣""不孕"等范畴。经乳同源，乃气血所化，由冲任所司；乳房属足阳明胃经，乳头属足厥阴肝经，经乳的溢泻有赖于肝气条达、疏泄有度；肝藏血，主疏泄；肾藏精，主闭藏，为冲任之本。精血相生，乙癸同源，肝肾相交，冲任应之。故高泌乳素血症病机主要是月经与乳汁这一上行与下行之间关系紊乱，与"肾气—天癸—冲任—子宫"之间的平衡失调有关。若肝气郁结，气血失调，冲任不固，则乳汁自出；肝肾阴虚，不能化生精血则冲任不能通盛，出现月经稀发、甚则闭经。故治疗上宜疏肝益肾、调经回乳为治则。本例患者四诊合参辨证为阴虚火旺证。素体阴血不足，阴虚内热，热伏冲任，不能摄精成孕而致不孕。以六味地黄汤加减，方中当归、白芍、生地黄、熟地黄、山药、白术、甘草益气养血；黄芩坚阴清热；菟丝子、桑寄生、川断、枸杞子、覆盆子补肾益精，固摄冲任。全方共奏滋阴降火之功。服药后症状缓解，但仍经血量少，考虑素体阴虚内热，热结冲任胞宫，以致气滞血瘀，不通则痛，故拟瓜石汤加减治疗，滋阴降火，引血下行。方中瓜蒌、石斛、玄参、麦冬、生地黄、黄芩、黄连滋阴降火；牛膝、车前子、益母草活血通络，引血下行；麦芽回乳；茵陈除湿；全方共奏滋阴降火，活血通络之效。热除，络通，故能摄精成孕。

乳胀不孕

一、肝肾阴虚

杨宗孟医案

（滋养肝肾解木郁，精充血旺种嗣成）

从某，女，32岁。1994年11月11日初诊。

初诊：1987年9月结婚，未避孕自然流产2次，后于1990年5月解除避孕至今未孕。月经15，5/30天，量中，色深红，无块，伴腰腹痛，经前10天两乳胀痛，经后缓解。Lmp：10月26日，持续3天净，量少，色深红，无块，伴腰痛，经前乳胀。察其舌质红绛，舌苔黄白，脉弦细略数。诊为不孕症（继发性不孕症），证属肝肾阴虚。此为肝肾阴虚，木失滋养，冲任不足，故难以摄精成孕，孕后也失养致数堕胎之证。治宜滋养肝肾，舒达肝郁，调经种子，方拟一贯煎合二至丸、五子衍宗丸加减。

处方：沙参25g，麦冬25g，枸杞子25g，生地黄25g，当归15g，白芍25g，覆盆子 25g，川楝子 20g，香附 15g，郁金 15g，女贞子 50g，旱莲草 25g，甘草 10g。4 剂。水煎服，日 1 剂。

复诊：服用前方后，腰腹痛及经前乳胀均减轻，效不更方，拟以一贯煎为主加减，连服数剂而孕。

处方：沙参 25g，寸麦冬 25g，枸杞子 25g，生地黄 25g，当归 15g，白芍 25g，川楝子 20g，女贞子 50g，旱莲草 25g，菟丝子 20g，甘草 10g。4 剂。水煎服，日 1 剂。

（孙光荣，鲁兆麟，雷磊．当代名老中医典型医案集·妇科分册．人民卫生出版社）

【诠解】经行乳房胀痛是指每值经前或经期乳房作胀，甚则胀满疼痛，或伴有乳头痒痛者。月经过后胀痛大多消失，至下次月经前或月经期又重新发作。本病多见于青壮年妇女，为妇科常见病。重症患者还可以引起月经失调或婚后迟迟不孕。经行乳胀多由情志内伤，肝气郁结，气血运行不畅，脉络欠通或因肝肾精血不足，经脉失于濡养所致；本病多以肝气郁结，肝肾亏虚为主要证型，辨证主要侧重于脏腑辨证，以肝、脾、肾为主导，目前从肝论治成为治疗经行乳房胀痛的主要方法，以肝为主，兼顾脾肾，调和气血。四诊合参该例患者辨证为肝肾阴虚。肝肾阴虚则木失滋养，风阳妄动，下扰血海，月经量少，冲任不足，难以摄精成孕，孕后也失养致数堕胎，故以一贯煎合二至丸、五子衍宗丸治疗，滋养肝肾，疏达肝郁，调经种子。方中生地黄滋阴养血以补肝肾；沙参、麦冬、当归、二至丸配合生地黄滋阴养血生津以柔肝；枸杞子、覆盆子填精补髓，补益肾气，种嗣衍宗；少佐川楝子疏肝泄气，全方共奏滋阴柔肝解郁疏肝之功效。

二、气滞血瘀

刘云鹏医案

（经前疏泄经后温，经前经后法不同）

彭某，女，29 岁，已婚。初诊：1984 年 3 月 2 日。

主诉及病史：已婚 3 年未孕，曾检查有附件炎。月经初潮为 14 岁，周期 28~30 天，经期 5~7 天，量少，色黑有块；经期小腹坠胀，纳差多梦，每于经前 10~15 天胸乳胀痛，右侧为甚，经至则逐渐消失；平素急躁易怒。末次月经 2

月 5 日，从 2 月 22 日开始胸乳小腹即胀痛，且伴恶寒，口干喜热饮，纳减多梦，二便尚可，白带一般。

诊查：舌红边有齿痕，苔黄厚腻，脉沉软（68 次 / 分）。

辨证：证属肝郁气滞，湿热内阻。

治法：经前治宜疏肝理气，清热化湿；经期治宜活血理气，清热利湿。方用生化汤加味，经净之日辅以温通络脉法。

处方（经前方）：柴胡 12g，当归 9g，白芍 9g，甘草 3g，郁金 9g，香附 12g，川芎 9g，益母草 15g，炒栀子 9g，丹皮 9g，黄芩 9g，滑石 18g，藿香 9g，砂仁 9g，薄荷 9g。5 剂。

处方（经期方）：当归 24g，川芎 9g，桃仁 9g，甘草 3g，姜炭 9g，益母草 15g，香附 12g，黄芩 9g，滑石 18g。6 剂。

另：妇科丸 4 瓶，于经净之日男女各服 1 瓶，分 3 次服完，连服 2 个月。

1985 年 10 月患者信告：诊后如法服药 2 个月（经前 10 剂，经期 6 剂，经净之日男女各服妇科丸 1 瓶）即受孕，于 1985 年 1 月 10 日顺产一女。

（董建华. 中国现代名中医医案精粹. 第 2 集. 人民卫生出版社）

【诠解】本患者证属肝郁气滞，湿热内阻。经前治宜疏肝理气活血，清热化湿；经期治宜活血理气，清热利湿。方用生化汤加味，患者内有湿热，予以清利湿热。经净以后以妇科丸温通络脉，男女同服，两精相搏，故仅服药 2 个月而孕。

朱小南医案

（生子夭折久抑郁，经前逍遥效显著）

陈某，30 岁，工人。

1960 年 8 月 13 日就诊：切脉细弦，舌苔薄黄。曾生一胎，不久即夭，继而未孕已 10 年，迭经诊治，均无效果。经水一般超早 2 天，经前约一周时有胸闷不宽、乳部作胀等症，经来小腹亦胀，胃口不佳，腹中有气上下窜动，直到经来 2 天后，方始消失，如此已逾数载。证属情绪不佳，性情急躁，以致肝气郁结。治宜疏解。并谓："前曾生育一次，故此次俟胸闷气胀，诸症愈后，仍有生育希望，但需有信心，保持心情舒畅。"

处方：香附 9g，郁金 9g，白术 6g，当归 9g，白芍 6g，陈皮 6g，茯苓 9g，合欢皮 9g，娑罗子 9g，路路通 9g，柴胡 2.4g。

嘱每次经前感胸闷乳胀时服，至经来 1~2 日停止。

患者隔 4 个半月又来，自述在经前服药后，腹中有骚扰感，咕咕有声，不久即下有矢气，上有嗳气，胸脘舒服，小腹亦复不胀，乳胀等症状也见好转，目前经水已有五旬未来。按脉滑数，舌苔薄黄，乃问其是否有怕冷，泛泛欲恶，小便频数等自觉症状，患者均点头称然，并谓有精神疲乏现象。乃诊断为怀孕之象，其后于 1961 年 10 月平安生产。

（朱南孙，朱荣达．朱小南妇科经验选．人民卫生出版社）

【诠解】盖乳房属胃，乳头属肝，情绪不欢，肝气郁滞，木横克土，所以经前有胸腹闷胀不宽，乳部胀痛等症状，同时往往影响孕育。本例系早年生子而夭，抑郁于怀，而致 10 年不孕，治疗以逍遥集成方（柴胡、当归、白术、白芍、茯苓、炙草）化裁，用香附、郁金、合欢皮开郁行气，蠲忿息怒，使肝木调达舒畅，逍遥自在；归、芍养血敛阴；术、陈、苓健脾悦胃，和中补土，而令心气安宁；娑罗子、路路通能疏泄肝经的气滞，消除胸腹气胀；柴胡为厥阴的引经药，清疏郁热，消除烦躁。上法宜于经前乳胀时服用，至经来 1~2 日时停服，下次经前再服，约 3~4 个疗程，效果显著。

宋健民医案

（疏肝解郁治乳胀，温经活血助孕育）

辛某某，女，32 岁，莱阳人，1991 年 8 月 5 日来诊。结婚 3 年未孕，男女双方均做检查无任何病变。女方月经正常，经前乳房胀痛，头痛，小腹微冷痛，脉弦，舌暗。诊为肝郁气滞，血瘀宫寒，治用"舒肝助孕汤"加味。

处方：柴胡 10g，郁金 15g，香附 10g，赤芍 10g，白芍（炒）10g，益母草 15g，鸡血藤 10g，怀牛膝 10g，泽兰 10g，刘寄奴 10g，苏木 10g，生蒲黄 10g，女贞子 10g，覆盆子 6g，紫石英 30g，黑豆 30g，龟甲 10g，吴茱萸 3g，小茴香 6g，延胡索 15g。

水煎服，每至月经来潮服 3 剂，待月经干净后 12 天再服 3 剂，连服 2 个月即怀孕，生一子。

（宋健民．健民医录．科学出版社）

【诠解】肝经布胁肋，过乳头，肝气郁滞，气机不畅，失于条达，故经前乳房胀痛。阳虚生内寒，寒邪客于胞宫胞脉，血为寒凝，运行不畅，则小腹微冷痛。诊为肝郁气滞，血瘀宫寒，方用"疏肝助孕汤"加味，方中柴胡、郁金、香附、延胡索疏肝理气，赤白芍、益母草、鸡血藤、刘寄奴、怀牛膝活血调经，吴茱萸、小茴香温经暖宫。且在经期和经前各服 3 剂，连服 2 个月即怀孕。

王辉萍医案

（疏肝解郁理气滞，开郁种玉种子奇）

孙某，女，30 岁。2003 年 7 月 26 日初诊。

结婚 5 年未孕。初潮 15 岁，经期 5 天，周期 25 天，Lmp：2003 年 7 月 9 日。经量一般，色黑有块，腰酸腹痛，经前乳胀痛，头痛明显。平时两胁胀痛起伏已 5 年，临经更甚，腹胀亦时作，食欲不佳，二便可。舌质淡红，边有齿印，苔薄腻，脉细弦。妇科检查提示未见异常。辨证：肝郁气滞。治则：疏肝解郁、理气导滞。方选开郁种玉汤加减。

处方：柴胡 10g，白芍 10g，白术 10g，郁金 15g，川楝子 10g，制香附 15g，丹皮 10g，川续断 15g，杜仲 15g，桑寄生 15g，当归 12g，丹参 10g，天花粉 12g，黄柏 10g，甘草 5g，广木香 10g，党参 10g，5 剂。

二诊：7 月 30 日。药后尚无不适，脉证如前，继宗前法，开郁种玉汤加减。

处方：柴胡 10g，赤芍 10g，白芍 10g，丹皮 10g，炒山栀 10g，黄柏 10g，知母 10g，天花粉 12g，败酱草 30g，丹参 10g，当归 12g，制香附 15g，杜仲 15g，黄芩 10g。14 剂。

三诊：8 月 13 日。月经逾期 6 天未临，现两胁仍痛，伴有乳痛、腰痛、肠鸣、大便稀，舌质淡胖，舌苔薄腻，脉细弦略数。证属肝郁气滞，下焦蕴热，再予疏肝清热为主，慎用坠胎活血之品。

处方：柴胡 10g，赤芍 10g，白芍 10g，丹皮 10g，炒山栀 10g，黄柏 10g，知母 10g，败酱草 30g，当归 12g，制香附 15g，杜仲 15g，菟丝子 20g。14 剂。

四诊：8 月 27 日。Lmp：7 月 9 日，头晕纳呆，泛恶，大便可，神疲乏力，腰酸起伏，脉细数弦滑，舌薄也有齿痕，有早孕之迹象，查尿妊娠试验阳性，中药以理气和胃、益肾安胎为主。

处方：白术 10g，黄芩 10g，陈皮 10g，姜半夏 12g，广木香 10g，砂仁 3g，苏梗 12g，川楝子 10g，柴胡 7g，茯苓 15g，杜仲 15g，竹茹 10g，甘草 5g，7 剂。

[上海市中医文献馆. 跟名医做临床·妇科难病（二）. 中国中医药出版社]

【诠解】肝失条达，气血失调，冲任不能相资，故婚久不孕；肝郁气滞，血行不畅，不通则痛，故经来腹痛；经前乳胀痛，头痛，平时两胁胀痛，腹胀，脉细弦，均为肝气郁结之征。方用开郁种玉汤加减，白芍养肝平肝，酒洗当归养血开郁，白术健脾，柴胡、香附、川楝子、广木香疏肝解郁、理气活血，丹皮泻郁火，配天花粉润燥生津，黄柏清热泻火，续断、杜仲、桑寄生补益肝肾。二诊无何不适，继以前方治疗。三诊肝郁气滞，下焦蕴热，故疏肝清热为主。四诊尿妊娠阳性，治宜理气和胃、益肾安胎。

垂体微腺瘤

许昕医案

（补肾健脾兼疏肝，中西结合收全功）

患者，女，27岁，初诊日期2009年12月18日。泌乳近1年，闭经4个月；已婚1年，夫妇同居未避孕求子而未果。

平素月经规律，13岁初潮，6/36日，量色如常，无痛经。2008年6月起出现月经失常，一月两潮，经中药治疗后周期恢复；但由于工作紧张，情绪烦急，病情再度复发，出现泌乳，月经逾期不行，常应用黄体酮以催经。2009年10月因停经2个月再次用黄体酮催经，月经11月12日。于2009年11月14日化验血清激素，发现泌乳素异常升高，PRL>200μg/ml。西医给予溴隐亭2.5mg（1日2次），已口服2周；2009年11月24日头部MRI提示：鞍区占位性病变，考虑为垂体微腺瘤。

来诊时症见心烦抑郁，偏头痛，带下量中、色淡黄，无腰腹痛，泌乳消失，饮食正常，失眠多梦，大便成形，日1~2次，小便调。舌质嫩暗，苔白，脉沉细滑，右手细弱。患者闭经溢乳综合征经服溴隐亭后溢乳得到控制，但月经仍不能如期而至，因求子心切，希望获得中医治疗。

诊断：垂体微腺瘤。

证属脾肾不足，肝郁血虚，兼有血瘀。

治以补肾健脾，疏肝养血，佐以化瘀。

处方：生龙骨30g，生牡蛎30g，桑寄生30g，杜仲15g，钩藤15g，太子参30g，冬瓜皮30g，绿萼梅10g，茯苓20g，当归10g，续断30g，炒栀子10g，牡丹皮10g，川芎6g，首乌藤30g，珍珠母30g。7剂，水煎服，日2次。

2009年12月25日二诊：患者前次月经11月12日为黄体酮催经；末次月经12月22日，量中色红，无血块，痛经（±），经前测量基础体温（BBT）上升4天。复诊时症见经量转少，色暗红，头痛消失，晨起恶心干呕，心烦急，无腰腹痛，饮食、睡眠如常，二便调。舌嫩暗，苔薄白，脉细滑。

仍继续口服溴隐亭2.5mg（1日2次）×3周。于2009年12月16复查PRL：14.4μg/ml，恢复正常水平。治以仍以补肾健脾为主，辅以清热疏肝。

上方去当归，加炒白术15g。效不更方，连服15剂，于2010年1月18日月经再次按月来潮，2月即发现妊娠；停服溴隐亭。

2010年6月1日随访，患者已妊娠19周，胎儿发育良好。

（丛春雨．近现代25位中医名家妇科经验．中国中医药出版社）

【诠解】脑垂体泌乳素微腺瘤属于妇科疑难病证，本病案从肝、脾、肾论治，以补肾健脾、疏肝养血化瘀施治取得满意疗效。方中桑寄生、杜仲、续断补肝肾，太子参、冬瓜皮、茯苓、白术健脾益气；栀子、丹皮泻火除烦、清热凉血，配合钩藤清热平肝，绿萼梅疏肝解郁，当归、川芎养血调经；龙骨、牡蛎重镇安神。本病案治疗两诊，患者服药3周，即恢复排卵，正常行经，并成功受孕。由此看出在治疗的同时，注重中医和西医相结合，合理运用中西药，可以取得较好疗效。

甲亢不孕

哈荔田医案

（清热化痰益肾阴，软坚散结调月经）

孙某，女，28岁，已婚。初诊：1972年5月4日。

主诉及病史：婚后3年未孕。既往月事如常，1968年患"甲状腺功能亢进"后，即出现月经不调，经用中西药治疗，虽心悸失眠、手颤自汗烦热诸症已基本缓解，但月事仍不循常。妇科检查，谓子宫发育偏小，余无异常。

诊查：刻诊颈部粗大，可触及肿大之甲状腺，时感憋气，面部烘热，腰酸乏力，带下黏稠，月经后期，量少色暗，末次月经在3月23日。脉弦细略数，舌红苔薄腻。

辨证：此湿浊凝滞，结而成痰，病延日久，阴分已亏。

治法：拟予清热化痰、软坚散结，并益肾阴为法。

处方：山慈菇 30g，黄药子 15g，海藻 9g，昆布 9g，穿山甲 9g，石楠叶 12g，女贞子 12g，旱莲草 9g。

上药共研极细末，每天早、晚各服 3g，红糖水冲服。

另用蛇床子 12g，黄柏 6g，吴茱萸 3g，布包泡水，坐浴熏洗，每日 2 次。

上药共续服 6 剂，连服两剂停一段再服，颈部已无明显粗大，甲状腺仅可触及，食眠显见好转，面热腰酸已解。月经分别于 1973 年 1 月 8 日、2 月 10 日来潮，色量尚可，经前略有腹痛。嘱仍服上药，改为每日上午服 1 次，临睡加服八宝坤顺丹 1 剂。半年后复诊，已怀孕 3 个月。

（董建华 . 中国现代名中医医案精粹 · 第 1 集 . 人民卫生出版社）

【诠解】本例属于甲亢后月经不调，婚后不孕。《内经》谓："先病而后逆者，治其本。"患者颈粗憋气，甲状腺大，面部烘热，腰酸乏力，带下黏稠，乃痰热互结，湿热下注，损及肾阴。拟予清热化痰、软坚散结，并益肾阴，并加以外用药，祛湿止带。后配服八宝坤顺丹养血调经，终以经调而孕。

反复人流术后不孕

一、肾虚血瘀

王云铭医案

（补肾逐瘀寒邪去，经调络通摄精孕）

李某，女，33 岁，农民，1999 年 3 月 29 日初诊。

主诉：1999 年底人工流产，现已两年未孕，前来就诊。月经初潮 16 岁，30 天一潮，自流产后，月经失调，前后不定期最短 2 天最长 40 天，经行不畅，夹有血块，小腹坠痛，经行 7~8 天，滴沥而下。望诊：形体偏胖，脸部色素沉着；舌质暗，有瘀点，苔薄白。切脉：沉细而涩。B 超提示：宫体肥大；左侧输卵管囊肿。辨证为寒凝血滞，瘀阻胞络，方用逐瘀汤。服药 2 个疗程，摄精受孕。

[王海华 . 王云铭治疗不孕症经验 . 中国医药学报，2002，17（5）]

【诠解】人流术后，冲任损伤，肾精不足，肾精属阴，阴不足累及于阳，致使肾阳不足，命门火衰，胞宫失去温煦，故寒而不能受精成孕，通过望诊，患者舌质暗，有瘀点，属瘀血阻滞脉络，血行不畅，则淋漓而下，遂选用逐瘀汤，活血行气，通络调经。经调络通，寒邪自去，胞络通畅，摄精成孕。

秦亮甫医案

（清宫术后肾气亏，针药合治获喜果）

黄某，女，28 岁。2005 年 7 月 9 日初诊。药物流产刮宫后 3 年不孕。

初诊：2002 年 12 月药物流产后，2003 年初因药物流产不净作清宫术后半年中，月经先后不定期。自 2003 年底开始月经延期，约 2 月一行，经量少。2005 年 5 月在妇幼保健院作子宫输卵管造影显示：双侧输卵管通而不畅。现已 2 月未行经。察其舌嫩，舌苔薄白，脉缓。诊其为不孕症（继发性不孕症），证属肾亏证。此为气血不足，肾亏，胞脉瘀阻。治宜益气养血，益肾通络，方拟嗣宗汤加减。

处方：柴胡 9g，板蓝根 15g，大青叶 15g，川芎 9g，当归 9g，白芍 9g，熟地黄 15g，淫羊藿 15g，金银花 9g，连翘 9g，益智仁 15g，淡苁蓉 9g，巴戟肉 9g，黄芩 9g，生甘草 9g，女贞子 9g，桑椹子 9g，制黄精 9g，太子参 30g，生黄芪 30g，红枣 5 枚。7 剂，水煎服，日 1 剂。

复诊：药后病情无明显变化，仍未行经。尿妊娠试验阴性。舌嫩，苔薄黄，脉缓弦滑。此为脉络瘀阻，气血不畅。应先拟活血通经为主，方以桃红四物汤加减。

处方：当归尾 9g，川芎 9g，赤白芍（各）9g，熟地黄 15g，川楝子 9g，延胡索 9g，桃仁 9g，丹参 9g，大青叶 15g，板蓝根 15g，金银花 9g，连翘 9g，槟榔 9g。7 剂，水煎服，日 1 剂。

针灸处方：血海、三阴交、足三里、太冲。其中血海、三阴交、足三里温针，2 壮。

三诊：7 月 22 日月经来潮，经量较过去增多，无特殊不适。舌嫩，苔薄，脉缓。为月经潮而欠畅。再拟活血通经，方以四物通络汤加减。

处方：当归尾 9g，川芎 9g，赤白芍（各）9g，熟地黄 15g，川楝子 9g，延胡索 9g，桃仁 9g，丹参 9g，大青叶 15g，板蓝根 15g，金银花 9g，连翘 9g，槟榔 9g。7 剂，水煎服，日 1 剂。

针灸处方：血海、三阴交、足三里、太冲。其中血海、三阴交、足三里温针，2 壮。

四诊：药后月经已净 4 天，无特殊不适。要求调经。苔淡黄，脉缓。此为月经已净，气血不足，肾脏亏虚。拟益气养血，益肾调冲助孕，方拟嗣宗汤加减。

处方：川芎 9g，当归身 9g，熟地黄 15g，制香附 9g，枸杞子 15g，五味子 6g，覆盆子 9g，煅龙牡（先煎）各 30g，党参 15g，生黄芪 15g，菟丝子 9g，补骨脂 9g，淡苁蓉 9g，巴戟肉 9g，炒白芍 9g，延胡索 9g，红枣 5 枚。7 剂，水煎服，日 1 剂。

针灸处方：血海、三阴交、足三里。温针，每穴 2 壮。

连续服加减嗣宗汤近 2 个月，于 2005 年 10 月作血液 hCG（＋）。随访时已经怀孕 5 个月。

（孙光荣，鲁兆麟，雷磊. 当代名老中医典型医案集·妇科分册. 人民卫生出版社）

【诠解】该患者药物流产并刮宫后 3 年未孕，月经量少且延期，苔薄，舌嫩，脉象缓软为气血不足，肾亏，胞脉瘀阻，追其原因为人流术后损伤胞络，冲任失调，脏腑气血不和，肾虚冲任失养，血海不充致月经后期、不孕。治宜益气养血，益肾通络，方拟嗣宗汤加减。药后病情无明显变化，仍未行经。尿妊娠试验阴性。舌嫩，苔薄黄，脉缓弦滑。此为脉络瘀阻，气血不畅。应先拟活血通经为主，方以桃红四物汤加减。同时配合针灸血海、三阴交、足三里、太冲。经潮后益气养血，益肾调冲助孕，方拟加减。经 2 月调治而受孕。嗣宗汤方中熟地大补肝肾，当归补血活血，川芎入血分理血中之气，白芍敛阴养血。覆盆子、淡苁蓉、枸杞、补骨脂、菟丝子、巴戟肉补肾。党参、黄芪健脾益气以后天养先天，香附、延胡索理气调经，诸药合用，达益肾调冲助孕效果。经几月调治，而获喜果。

郭志强医案

（屡孕屡堕数伤肾，补肾调经除湿浊）

廖某，女，28 岁，民航职员。初诊（1986 年 6 月 17 日）。

1984 年结婚，1984 年曾孕 57 天，因淋巴结核行人工流产术，后同居，未避孕，Lmp：6 月 8 日，量少，色暗红，无血块，带下一般，腰酸，纳可，二便调，苔黄腻，脉细滑。

月经史：初潮 13 岁，经期 3~4 天，月经 28 天。

妇科检查：外阴已婚型，阴道（－），宫颈轻糜，子宫后倾，常大偏左，质中，活动欠佳，压痛（－）；双附件（＋），骶韧带增粗，触痛（＋）。

诊断：肾虚，冲任不足；湿阻瘀滞。

治法：补肾调经，化瘀除湿。

方药：

（1）五子补肾丸，1 丸，日 1 次。

（2）桂枝 6g，茯苓 15g，赤芍 12g，牡丹皮 12g，桃仁 10g，莪术 12g，蒲公英 20g，地丁 20g，红藤 12g，乌药 10g，泽泻 15g，羌活 10g。7 剂，水煎服。

二诊（7 月 8 日）：Lmp：7 月 5 日，量不多，色红，无血块，小腹胀，舌体肥大，质暗，有齿痕，苔白，脉沉细。

处方：桂枝 6g，茯苓 15g，炒白芍 15g，白术 12g，赤芍 12g，牡丹皮 12g，桃仁 12g，红藤 12g，乌药 10g，吴茱萸 10g，小茴香 10g，蒲公英 20g。7 剂，水煎服。

三诊（7 月 22 日）：经间期少腹胀，腰酸，几天后消失，平素经前乳房胀痛，苔脉同前。

处方：桃仁 10g，红花 10g，熟地黄 12g，当归 12g，川芎 10g，赤白芍各 10g，柴胡 6g，枳壳 12g，炙甘草 6g，川牛膝 12g，狗脊 15g，川续断 18g。

四诊（8 月 19 日）：月经未至，乳房胀乳头痛，查尿妊娠（＋）。要求中药保胎。

1987 年 4 月产一男婴。

（李禾．古今名医实录丛书·妇科杂病．中国医药科技出版社）

【诠解】肾藏精，主生殖，患者行人流术后，虽同房，但未受孕，原因在于多次流产，伤肾，肾气不足，不能摄精受孕，故应补肾，而患者妇科内诊发现子宫轻度糜烂，为有湿邪，精子不易通过，遂应清热除湿。双附件区压痛明显，综合舌脉，断为有瘀，因此治疗思路为补肾调经，化瘀除湿，方选桂枝茯苓丸，佐以红藤活血消癥，公英、地丁清热解毒消肿，乌药疏肝理气，泽泻、独活利水渗湿，全方简单而全面，所到之处，即可消除病灶。诸症减轻或消失，采用温阳补肾之品，肾精足，气血和，冲任调，岂能不孕？

二、脾肾亏虚，寒湿内蕴

丛春雨医案

（人流术后感风寒，脾肾双补带脉疏）

沈某，女，30岁，工人。初诊：1973年6月5日。主诉：腰酸，腹胀，身重下坠5年之久，自人工流产后症状逐渐加重，至今不孕。现病史：月经周期30天，7天净，量中等，有痛经史，婚后好转。自人工流产后，腰酸，小腹痛症状加重，平时面色苍白，白带量多，清稀，小腹发凉，身重神疲，纳呆，乏力。妇科检查：左侧附件增厚。舌象：苔薄白，间有腻苔，质正常。脉象：沉缓，尺滑。西医诊断：继发性不孕，慢性盆腔炎。中医辨证：脾虚肾亏，寒湿内蕴，带脉失约，冲任不固。方药：土炒白术30g，生山药30g，酒浸巴戟天15g，大熟地15g，炒黑杜仲9g，肉苁蓉9g，酒炒白芍9g，炒五味子1g，盐水炒补骨脂3g，建莲子10粒。

治疗经过：次方服用25剂，腰酸腹胀症状大减，唯身重神疲仍在，白带减至少许，在原方基础上又加温宫散寒化湿之品方药如下：土炒白术30g，酒浸巴戟天30g，大熟地15g，盐水炒补骨脂3g，党参9g，炒黑杜仲9g，荔枝核9g，盐水炒小茴香9g，橘核9g，胡芦巴9g。令病人连服30余剂，并用酒延胡索30g，醋制香附30g，共为细粉，每日早晚2次，每次1.5g（可装入空心胶囊），白水送服。3个月后再经门诊妇科检查无任何不适。1975年9月随访，已足月生一男孩，母子安康。

（丛春雨. 丛春雨中医妇科经验. 中医古籍出版社）

【诠解】本例属腰酸腹胀身重不孕型。因数年前人工流产后，感受风寒之邪，寒客胞脉，凝滞经脉，故见腰酸腹胀。下焦寒湿不化，则白带量多而清稀。脾虚肾亏则纳呆神疲乏力。仿《傅青主女科》第三十三条少腹急迫不孕例，选宽带汤加味而成。此方之妙在于脾肾双补，而又利腰脐之气，自然带脉宽舒，症状大减。然第2方又加重暖宫散寒之品，还用延胡索、香附之粉药以活血止痛，才能收到寒凝散、血脉通、束带脉、固冲任的良好效果。

三、肝郁脾虚

孔光一医案

（疏肝理脾调冲任，益阴扶阳助孕育）

胡某，女，30 岁。1990 年 7 月 24 日初诊。主诉：不孕 2 年。

现病史：患者 4 年前结婚，婚后即孕，因工作繁忙于妊娠第 8 周人工流产，此后月经量逐渐减少。人流后避孕 1 年，后不避孕，但至今 2 年未孕，曾经中、西医多方治疗无效，子宫及附件检查均未见异常。现症：月经量少，行 2 天，周期 26 天，血色淡，有少量血块，行经时腰腹疼痛，腰酸，伴心烦急躁，饮食睡眠尚可。舌质暗红，苔薄微腻，右脉滑。

诊断：不孕（冲任受损，肝脾不调）。

治法：疏肝理脾，理气活血。

处方：柴胡 10g，赤白芍各 10g，当归 10g，茯苓 15g，苍白术各 10g，炒干姜 3g，黄柏 3g，小茴香 3g，肉桂 3g，益母草 15g，丹皮 6g，香附 10g，炒灵脂 10g。15 剂，水煎服，日 1 剂。

医嘱：调畅情志，饮食宜清淡。

二诊（1990 年 8 月 10 日）：服药 15 剂，患者精神好转，烦躁少作，但仍腰腹疼痛，大便溏薄，舌红苔少，左脉沉。转以温经活血，调补冲任之法治疗。处方：当归 10g，赤白芍各 10g，肉桂 3g，炮姜 3g，炒白术 10g，茯苓 20g，桑寄生 15g，炒杜仲 10g，忍冬藤 20g，金毛狗脊 15g，泽兰 10g，三七粉（分冲）3g。15 剂。嘱另服乌鸡白凤丸，每早 1 丸；艾附暖宫丸，每晚 1 丸。

三诊（1990 年 9 月 7 日）：服前方 25 剂后，患者诉月经色显红活，量亦增，仍腰酸，苔薄腻，脉细滑。继进温肾养血、调冲任方药。处方：当归 10g，赤白芍各 10g，白术 10g，杜仲 10g，制首乌 15g，沙白蒺藜各 10g，柴胡 10g，肉桂 3g，炮姜 3g，炒灵脂 10g，黄芩 10g，香附 10g，益母草 15g，茯苓 15g。15 剂。

四诊（1990 年 10 月 3 日）：10 月 1 日经至，量增多，色红，患者自觉精神愉快，但大便仍软，前方去灵脂、香附，加巴戟天 10g，枳壳 10g。15 剂。

五诊（1990 年 11 月 2 日）：10 月 29 日经至，量增多近于正常，诸症均减，前方内加紫河车 10g。15 剂。

六诊（1990 年 11 月 25 日）：服前方数剂，于 11 月 21 日经至，已无任何不适，仍舌质红。治以益阴扶阳。处方：当归 10g，赤白芍各 10g，肉桂 4g，白术 10g，茯苓 15g，炮姜 3g，生熟地各 10g，砂仁（后下）10g，紫河车 10g，何首乌 15g，杜仲 10g，旱莲草 10g。15 剂。嘱另服乌鸡白凤丸，早晚各 1 丸。

12 月份月经未至，1991 年 1 月 8 日患者特来告知，尿妊娠试验为阳性，证实已怀孕。

（严季澜，谷晓红．孔光一临证实录．中国中医药出版社）

【诠解】人工流产实属胞宫为金刃所伤，后天伤肾，肾气亏虚，精血不足，冲任血海亏虚以致经量渐少；脾主中气而统血，气虚火衰，血失温煦，则经色淡；气滞血瘀，则经行不畅，或有血块；肝失条达，经前冲气旺盛，肝气挟冲气逆上，扰乱心神，而见心烦急躁。证属冲任受损、肝脾不调，治宜疏肝理脾、理气活血，并嘱畅情志、清淡饮食。二诊腰腹疼痛，大便溏薄，治宜温经活血，调补冲任。同时配以乌鸡白凤丸补气养血、调经止带，艾附暖宫丸理气补血、暖宫调经。后仍以调补冲任、益阴扶阳、补气养血为治，调治数月即孕。

四、肾虚

田淑霄医案

（屡孕屡堕数伤肾，补肾种子毓麟珠）

魏某，女，30 岁，职工。2006 年 1 月 11 日初诊。

结婚 4 年，婚后 1 年曾人工流产 2 次，2003 年自然流产 1 次，此后未避孕，未孕。素有头昏耳鸣、腰腿软。经期腹痛，小腹坠痛。月经 30~40 天一行，经血量少，色淡暗，无血块，5 天净。舌正常，苔薄白，脉无力，尺脉尤甚。

中医诊断：不孕（肾虚证）。

治法：补肾助孕。

处方：自拟补肾毓麟汤。

组成：女贞子 30g，覆盆子 12g，五味子 10g，鹿角片 30g（先煎），紫河车 10g，菟丝子 12g，山萸肉 20g，巴戟肉 10g，砂仁 8g，黄芪 15g，当归 15g，川芎 10g，熟地 10g，白芍 10g。共 7 剂。

2006 年 11 月 26 日二诊：药后诸症均减，舌正常，苔薄白，脉无力，尺脉更弱。因在外地工作，改丸剂服用。上方 7 剂，共为细末，以蜜为丸，每丸重

10g，每日 3 次，每次 1 丸。

2006 年 6 月 9 日三诊：早孕 40 多天，因旅游劳累，昨日起阴道出血，量少色褐，伴有腰痛，小腹微痛，恶心未吐，纳呆。舌正常，苔薄白，脉稍滑，尺无力。进行保胎治疗。

2007 年足月顺产一男婴。

（杨新建．河北省中医名家经验集．中国中医药出版社）

【诠解】患者人工流产 2 次，损伤冲任，应积极早治，加入血肉有情之品如紫河车、鹿角片以及配合四物汤加减补肾养血活血，通补奇经使胞络通畅，易于受孕。

五、肝肾不足

赵国仁医案

（滋补肝肾益气血，通补奇经怀麟儿）

康某，女，29 岁，外籍务工人员，2006 年 9 月 11 日诊。未婚先孕，先后 2 次行人工终止妊娠术，于去年 10 月结婚。3 个月后第 3 次怀孕，继孕 2 月而漏红，做 B 超检查，胎儿甚小，已死腹中，于是行第 3 次人工流产术。此后月事涩少，甚或数月无经，终至经水不潮。然临经之日，仍有如潮之激荡，而终无"潮"水可见，此所谓"信"也。症见神疲乏力，腰背酸楚，面色苍白，肌肉消瘦，脉细弱。且云，纳食不馨，睡眠不安，今欲得子而不能。B 超检查提示：子宫壁变薄。窃思，人之胞宫，乃孕育之所也，其系肝肾而主奇脉，赖精血所养也。今两次刮宫，未得休养生息，致使第 3 次妊娠胎死腹中，又第 3 次施术。生瓜屡遭强摘，藤蔓焉得无损？浆液不得灌溉，行将失润而枯萎矣。望其盎然生机，重结硕果，不亦难乎？今为计，补肝肾，益精血，调奇脉，充胞宫，如贫瘠之土，以肥壅之，以水溉之，待其肥沃，再施良种，或可种瓜得瓜，种豆得豆。然培之，补之，贵在坚持，欲潮汐收功，不可得也。得其语诺，逐疏方。

熟地 30g，萸肉 10g，杞子 10g，女贞子 10g，怀山药 30g，当归 10g，炒白芍 10g，杜仲 10g，怀牛膝 10g，鹿角胶 10g（烊化），龟甲胶 10g（烊化），阿胶 10g（烊化），淫羊藿 10g，菟丝子 10g，砂仁 6g（后下），陈皮 10g。

此方出入，连服半载，幸月事得至，其量不多。后前往浙南工作，仍 3 个月一诊，连作两行。数月后，来电告知，已怀麟4月，多次检查，母子皆安。蓝田种玉，今已得成，不亦幸乎！

（赵国仁. 中医临床验案四百例传心录. 人民卫生出版社）

【诠解】胞宫作为孕育胎儿的重要器官，胞宫系于肝肾，经源于肾，今有3次人流，胞宫为金刃所伤，致使肾虚，则月事涩少甚或停闭不行。女子以血为本，肝为妇人之先天，故受孕嗣子与胞宫、肾、肝、冲任等脏腑、经络有密切关系。肾藏精，肝藏血，只有肾气盛，肝气充，天癸充盈，冲脉通盛，才能经期按时来潮，遂疏方滋补肝肾，补益气血，通补奇经，精充血足而子嗣。

肥胖不孕

一、脾虚湿盛

王慎轩医案

（躯脂满溢痰阻胞宫，健脾活血攻补兼施）

某，素丰之体多湿痰，痰湿既多，脾胃必薄，外虽有余，内实不足，以致纳少肢倦，便溏带多，月事愆期，经色淡白，结褵多年，未获熊梦，丹溪谓痰阻子宫，即是证也。

仙半夏9g，炒白术3g，制香附9g，陈广皮3g，江枳壳3g（与白术同炒），大川芎1.5g，干荷叶1角，炒薏苡仁9g，大腹皮9g，煨木香2.1g，厚杜仲9g，云苓12g，焦六曲9g，车前子炒9g。

（周耀辉. 近代江南四家医案医话选. 人民军医出版社）

【诠解】素丰之体多湿痰，痰湿既多，脾胃必薄，外虽有余，内实不足。脾主运化，脾虚，运化失司，水湿内停，阻滞气机，使水谷精微不能布散全身。肾为先天之本，脾为后天之本，脾虚则不能滋养先天，故肾虚无子，方选健脾益气，行气活血药物，因气为血之帅，气行则血行，故补脾之中寓于活血行血药物，攻补兼施。

二、脾肾阳虚，痰湿内阻

梁家清医案

（化痰除湿癥瘕消，补肾活血孕乃成）

丁某，26 岁，于 1994 年 10 月 6 日就诊。婚后 3 年未孕，经 B 超检查：左侧卵巢囊肿 40mm×22mm，右侧 38mm×20mm，症见婚久不孕，形体肥胖，月经常推后，带下量多。色白质黏无臭；头晕心悸，胸闷乏恶，面目㿠白虚浮，舌质胖，苔白腻，脉缓滑。

辨证与治法：素体脾肾阳虚，劳倦思虑过度，饮食不节则伤脾，肾阳虚不能温脾，脾虚则健运失司，水湿内停；肾阳虚不能化气行水，湿聚成痰，嗜食膏粱厚味，痰湿内生，躯脂满溢，闭塞胞宫，不能摄精成孕，加之痰湿久积卵巢而成囊肿，阻碍受精，故而不孕。脉证合参，辨证为痰湿内阻而致的不孕。治宜补肾调经，祛湿化痰，活血化瘀。

处方：熟地黄、鹿角霜、王不留行、莪术各 20g，红花、当归各 15g，海藻、肉桂各 10g，麻黄 6g，白芥子、桃仁各 12g，香附子 18g，薏苡仁、滑石、茯苓各 30g。

用法用量及疗效：取 10 剂，水煎服，每日 1 剂。

10 月 17 日复诊，左侧囊肿 18mm×14mm，右侧 14mm×8mm，带下量减少，守原方加泽泻 15g，取 15 剂。

11 月 4 日复诊，月经来潮，经期 5 日，经量、经色均正常，B 超复查双侧卵巢囊肿消失，痰湿诸症皆除。

6 个月后询访，已怀孕 4 个月。

注意：孕妇忌用。

（梁家清，刘振伟．梁家清临证医案选粹．人民军医出版社）

【诠解】本例为痰湿内阻而致的不孕。治宜补肾调经，祛湿化痰，活血化瘀。经量、经色均正常，囊肿消失，痰湿诸症皆除，乃孕。

三、痰湿壅阻，寒凝胞宫

丛春雨医案

（化湿涤痰启胞宫，阳气充足可摄精）

张某，女，27 岁，工人家属。初诊：1967 年 10 月 21 日。主诉：结婚 12 年不孕。现病史：患者 15 岁月经初潮，月经周期 34~45 日，行经 5~7 日，量少色紫黑，间有血块。经前少腹疼痛，腰酸腿沉。素日白带多，黏稠腥味。形体矮胖，胸闷痰多，口黏而腻，不渴，头昏气短。婚后 12 年未孕，丈夫健康。妇科检查：外阴阴道正常，宫颈中度糜烂，宫体前位，子宫发育小。输卵管通液试验：双侧输卵管不通。舌象：舌质淡红，白苔而腻。脉象：沉缓，右寸滑。西医诊断：原发性不孕症。中医辨证：痰湿壅阻，气郁不畅，寒凝胞宫，精卵不和。治法：化湿涤痰，升清启宫。方药：潞党参 15g，土炒白术 45g，云茯苓 12g，生煎黄芪 24g，法半夏 9g，薏苡仁 30g，苍术 9g，醋炒香附 4.5g，柴胡 4.5g，升麻 2.4g，白通草 1.5g。

治疗经过：令病人连服 30 余剂，再诊其脉象沉缓，滑象不见，苔薄白，问之自觉口渴，而黏腻感大减，知其体内痰湿得化，气郁得舒，气机宣畅，病见好转。此方从《傅青主女科》第三十五条肥胖不孕例选用加味补中益气汤化裁而成，妙用参、术、芪佐少许柴、升提脾气而升发于上，作云作雨致水湿反利于下，即阳气充足自可摄精，湿邪散除方能经卵结合。在升清降浊的基础上，使用沈阳彭静山老中医推崇的启宫丸缓缓收效。

方药为：半夏 90g，米泔浸苍术 90g，童便浸炒香附 90g，炒六神曲 60g，茯苓 60g，盐水炒陈皮 60g，酒炒川芎 30g，上药共为细粉，蜜为大丸，每丸重 6g，黄酒送服，每日 3 丸，早、中、晚饭后各一丸，另口服紫河车粉（装入空心胶囊），每晚临睡前服 3g，淡盐水送服，连服 3 个月，追踪观察：1969 年底足月分娩 1 男孩。3 年后又生 1 男孩。

（丛春雨. 丛春雨中医妇科经验. 中医古籍出版社）

【诠解】患者平素月经延后，量少色紫黑，间有血块。经前少腹疼痛，腰酸腿沉。素日白带多，黏稠腥味。形体矮胖，胸闷痰多，口黏而腻，不渴，头昏气短。舌质淡红，白苔而腻。脉象：沉缓，右寸滑。中医辨证为痰湿壅阻，气郁不畅，寒凝胞宫，精卵不和。予以化湿涤痰，升清启宫。选用加味补中益气汤化载而成，妙用参、术、芪佐少许柴、升提脾气而升发于上，作云作雨致水湿反利于下，体内痰湿得化，气郁得舒，气机宣畅，阳气充足自可摄精，湿邪散除方能经卵结合而成孕。

下腹冰冷不孕

一、肝郁脾虚

邹云翔医案

（阴寒之气蕴下元，抑木扶脾祛寒气）

俞某，女，33岁，干部，1963年5月20日初诊。

婚后10年，经调不孕，少腹（脐以下）经常隐隐作痛，阴寒之气蕴于下元。胸胁常感痞闷，腹胀，便溏，日解2~3次，肝郁脾虚之证，脉来细而微弦，苔色淡白罩黄，脾虚湿蕴之象。拟方先予抑木扶脾。

炒柴胡1.8g，炒白芍12g，炒白术9g，炒党参18g，广木香3g，炒陈皮4.5g，佛手片9g，广藿香6g，焦苡仁9g，干荷叶9g，淡干姜3g，黑大枣（切开）5枚。

5月30日复诊：服药5剂，胸胁痞闷及腹胀消失，大便调实，肝木得达，脾虚已复，少腹隐痛如故，脉细，苔薄，下元阴寒未冷。以原方巩固前效，益温养通阳之品，以祛下元阴寒之气。

炒柴胡1.8g，炒白芍12g，川桂枝0.9g，北细辛0.9g，青防风1.5g，炙黄芪9g，紫河车9g，炒白术9g，炒党参18g，广木香3g，炒陈皮4.5g，佛手片9g，广藿香6g，焦苡仁9g，干荷叶9g，淡干姜3g，黑大枣（切开）5枚。

9月14日三诊：称服上方5剂后，脐下隐痛即消失，但近1月来，少腹又觉隐痛，腹胀，便溏复萌，脉细，苔薄。上方虽属对证，但功亏一篑耳。原方嘱服10剂。同年12月23日来诊，已妊娠3个月。至足月生一女孩。

（黄新吾，邹燕勤，苏明哲整理．邹云翔医案选．中国中医药出版社）

【诠解】胸胁常感痞闷，腹胀，便溏，日解2~3次，肝郁脾虚之证，脉来细而微弦，苔色淡白罩黄，脾虚湿蕴之象。拟方先予抑木扶脾。少腹（脐以下）

经常隐隐作痛，阴寒之气蕴于下元。证属肝郁脾虚，兼有胞宫虚寒。初诊抑木扶脾。二诊肝郁已舒，脾气已健，唯有少腹隐痛，下元阴寒仍在，益温养通阳之品，祛寒暖宫。紧扣病机，效佳成孕。

二、脾肾两虚

赵守真医案

（大温元阳补脾肾，益气养血延后嗣）

王某某，黄君妇也。夫妻和谐，多年未育，时以后嗣为念。某日，黄君与余同舟赴某处，谈及其妻下腹清冷，尤独阴内寒冷如冰，难以合欢，带下清稀，从无间止。然以事关房帏，隐秘莫深，知先生长者，将烦治之。

后月余迎往其家。君妇体肥胖，脉细如丝，重按则无，带多腹冷，恶寒特甚，严冬重裘尤不足以御寒，不欲一刻离火，阳气之虚由此见之。然推寻其病理，盖由冲任亏损，脾肾虚寒，气血不营经脉，脾湿不能运化，肾水失于蒸发，阴寒益盛，水湿结积，胞宫浸淫，冰如冰谷，所以痰湿下流而成白带，如此阴寒沉沦、阳气衰微之证，理合温补，为拟桂附理中汤加鹿、龟二胶、补骨脂、巴戟天、胡芦巴等药，大温元阳，培补脾肾；早晚用甜酒冲送硫黄，每次 0.9g，持续 1 个月，畏寒大减，白带由稀转稠，量亦微少。

知前方已效，嘱仍继进 1 月，同时配用当归生姜羊肉汤：羊肉 500g，当归60g，生姜 30g，隔水清蒸，作饮食营养，2 日 1 次。病状显著改进，下身不畏寒，带下减少，脉象虽细，可按而有神。嗣以阳回阴去，殊不必若前之峻温峻补，而以培养气血，通调经脉为宜。换方人参养荣汤加龟胶、鹿胶，每日 1 剂，服至 50 日而腹暖肢温，阴内无复有冷气鼓吹，带下全无。又继服 1 月，精神倍增，肌肉丰满，大异往昔气象，遂停药，翌冬生得一子。

（张存悌，聂晨旭，吴红丽．近代名医医话精华．辽宁科学技术出版社）

【诠解】此病案证属肾虚宫寒、脾虚痰湿。《傅青主女科》："妇人有下身冰冷，非火不暖，交感之际，阴中绝无温热之气。人以为天分之薄也，谁知是胞胎寒之极矣，夫寒冰之地不生草木，重阴之渊不长鱼龙，今胞胎既寒何能受孕。"此患者下腹清冷，尤独阴内寒冷如冰，难以合欢，带下清稀，从无间止，此乃肾阳虚，命门火衰，脾虚运化失司，任带失调，精液滑脱之证，给予桂附理中汤加鹿、龟二胶、补骨脂、巴戟天、胡芦巴等药，全方共奏大温元阳、培补脾肾之功。前方已效，同时配用当归生姜羊肉汤，《金匮要略论注》："寒疝至腰腹胁亦痛，是腰邪皆寒气所主，无复界限，更加里急，是内之荣血不足，致阴气不能相荣，而敛急不舒，故以当归、羊肉兼补兼温，而以生姜宣散其寒。然不用参而用羊肉，所谓'精不足者，补之以味'也。"后易人参养荣汤加龟胶、鹿胶血肉有情之品，益气补血，调补肾之阴阳、通补奇经，最终胞宫得养，遂孕而有子。

郭志强医案

（阳达子宫寒自散，养血活血孕育成）

韩某，女，33岁，住北京市惠新里。初诊（1995年4月11日）。未避孕3年未孕。患者1990年7月人流1次。近3年未避孕而未孕，1994年做输卵管通液，通畅。月经7/28日，量中，色红，夹块，小腹不舒且凉，Lmp：3月23日，带下一般，平素怕冷，时有夜尿，面色不华，舌质淡，苔白不均，脉结代。

既往史：1个月前患肾盂肾炎，现已愈。

妇科检查：外阴（-），阴道（-），分泌物不多，宫颈中度糜烂；子宫前屈位，小于正常，约4cm×3cm×3cm，质中，活动度可，无压痛；双侧附件（-）。

诊断：断绪。

辨证：脾肾阳虚，宫寒不孕。

治法：补肾填精，温阳暖宫。

处方：山药15g，川续断20g，党参15g，炙白术15g，当归15g，枸杞子15g，菟丝子15g，淫羊藿10g，益母草15g，肉苁蓉15g，补骨脂15g。

6剂，水煎服。

三诊（4月25日）。月经4月21日来潮，量中，质黏稠，色鲜红，余同前，舌质淡暗，苔白有泡沫，脉细弱。

处方：桂枝10g，白术15g，茯苓15g，炙甘草10g，党参15g，当归15g，枸杞子15g，菟丝子15g，女贞子15g，淫羊藿10g，何首乌15g，白芷10g。

7剂，水煎服。

四诊（5月4日）。患者宫颈黏液透明拉丝长，查：宫颈黏液中诸症同前，舌淡齿痕，脉细。

处方：肉桂10g，炒丹参15g，羌活10g，菟丝子15g，枸杞子15g，当归15g，党参15g，肉苁蓉15g，淫羊藿10g，锁阳10g，黄精15g，白术15g。

7剂，水煎服。

五诊（5月13日）。BBT升高迅速，乳房不胀，手脚凉，舌淡齿痕，脉细弱。

处方：鹿角胶（烊化）10g，菟丝子15g，枸杞子15g，党参15g，高良姜10g，当归15g，白术15g，山药15g，淫羊藿10g，补骨脂15g，炒川续断15g，肉苁蓉15g。

7剂，水煎服。

六诊（5月20日）。BBT高温期佳，未见下降趋势，舌淡齿痕，脉细滑，早早孕试验（＋）。

处方：菟丝子25g，川续断20g，寄生20g，党参15g，炙甘草15g，炙黄芪12g，山药15g，白芍15g，炙甘草8g，砂仁（后下）6g。

1996年1月26日足月顺产一男婴。

（郭志强．郭志强妇科精华．人民军医出版社）

【诠解】青主曰："寒冰之地，不生草木；重阴之渊，不长鱼龙。"女子胞宫寒极，则不能摄精成孕。本案因脾肾阳虚，冲任脉络寒滞血瘀而不孕，意在温补脾肾，胞脉系于肾，肾阳充足则肾之阳气通达子宫，则胞宫的寒气自然散尽。然患者素体虚寒，寒则血运不畅，胞脉失养，故方中尚需加以养血活血行气之品，才能标本兼治。在温补脾肾基础上加益母草、当归，丹参行气活血养血，故患者服药月余，孕育即成。

三、肾阳虚惫

丛春雨医案

（补虚温经暖胞宫，甘咸温阳补奇经）

王某，女，33岁，工人。初诊：1968年5月13日。主诉：婚后2年曾流产一胎，至此7年不孕。现病史：患者17岁月经初潮，周期为30天，行经为5~6天，自流产后性欲淡泊，小腹虚冷，腰膝无力，全身怕冷，手足冰凉，月经来时恶寒更甚，纳差，时有恶心，便溏。妇科检查：子宫前倾、前屈，大小、活动均正常。舌质淡，苔薄白。脉象：沉缓，右脉细软，尺脉无力。西医诊断：继发性不孕。中医诊断：寒客胞宫，肾阳虚惫，冲任失荣，下元亏损。治法：补虚温经，暖宫散寒。方药：土炒白术30g，肉桂6g，盐浸巴戟肉30g，党参9g，酒浸炒菟丝子30g，炒山药9g，炒芡实9g，炮附子1.5g（先煎），盐水炒补骨脂 6g，醋炒香附 9g。

经过治疗：遵此方服 30 余剂，病情有所好转，经期恶寒感减轻，便溏，乏恶已除，食纳增加，但仍感觉下腹发凉坠痛，腰酸痛，遂增加温暖下元之药：盐炒小茴香 9g，淫羊藿 10g，盐浸仙茅 9g，川续断 9g。再服汤药 30 余剂，并令患者用紫河车 30g，红参 15g，两药共为细粉，每晚口服 1.5~3g，淡盐水送服。还嘱病人每次月经前服第一方 5 剂，每次经尽后服第二方 5 剂，中间服细粉药，再连服 3 个月。余 1970 年 5 月随访，其人已怀孕 4 个月，后足月顺产一男孩。笔者总结此文时，该孩子已是中学生了。

（丛春雨．丛春雨中医妇科经验．中医古籍出版社）

【诠解】此例为继发性不孕，脉证合参，系脾肾阳虚，冲任亏损。由于肾气虚寒，脾运乏权，真阳不足，胞宫失于温煦，致宫寒不孕，治法选傅青主氏"温胞饮"以温肾暖土，升火助阳。在此基础上又酌加二仙即仙茅、仙灵脾（淫羊藿）以助温宫之力，还用紫河车、人参之粉药，淡盐水送服，旨在甘咸温养，填补奇经，安神宁心，培补下元虚愈，皆为妙用血肉有情之品而独得其功。

第六章　不明原因不孕

一、肝郁气滞

韩百灵医案

（调肝理气通脉络，肝肾脾脏同调理）

石某，女，40岁，已婚，日本专家，1976年夏初诊。

病史：结婚后数年未孕，经国内外著名医生检查多次，均无疾患，查不出病因。经有关方面介绍，1976年夏季的一天，患者夫妇求韩老往诊。韩老望其形体不甚健康，血色黯滞，精神抑郁，舌苔微黄，语言清晰。问其发病之由，云：性情急躁，无故多怒，胸胁胀满，经期乳房胀痛，血量涩少，色紫黯有块，小腹坠胀，经后乳痛腹胀较轻，手足干烧，呃逆，不欲饮食，喜食清淡而厌恶油腻，大便秘结，小便短赤。诊其脉象弦涩有力。

辨证：乃属肝郁气滞，脉络不畅，疏泄失常，胞脉受阻而不孕。

治法：予以调肝理气通络之方。

方药：当归9g，赤芍9g，川牛膝9g，川芎6g，王不留行9g，通草9g，川楝子9g，皂刺3g，瓜蒌9g，丹参9g，香附9g。

嘱服3剂。

7日后复诊：症无变化，脉象如前，唯食欲不振，此因肝气乘脾、脾气不运之故。仍以前方加白术9g、山药9g，以扶脾气。又服3剂。

1周后复诊：据云：经期胸闷乳痛减轻，饮食增进，但腰酸痛。仍以原处方减皂刺、瓜蒌，加川断9g、寄生9g，以补肝肾。嘱其久服为法。

1977年其夫妇返回日本东京。1978年春其丈夫来信说：他们夫妇回国以后，其夫人怀孕生一女孩，为纪念中国，借用松花江的"花"字，将这一女孩取名"大石花"，并对中国医生治好他夫人的多年不孕症表示衷心的感谢。

（韩延华，韩延博. 百灵妇科传真. 中国中医药出版社）

【诠解】《百灵妇科》云："肝郁不孕症，是妇女最常见的疾病，也是最难治的疾病。"该患者急躁多怒，胸胁胀满，经期乳房胀痛，小腹坠胀，血量涩少，色紫黯有块，此乃肝郁气滞之征。然妇人多郁，与妇人阴常不足至关重要，阴血同源，由于妇人"经、胎、产、乳，数伤于血"，肝以阴为体，以阳为用。肝之阴血不足，则不能涵养肝木，肝气拂逆极易致郁。肝气横逆侵犯中焦，则易肝脾不和、肝气犯胃。肝气犯胃，则呃逆；肝脾不和，不欲饮食。治宜调肝理气通络。二诊加白术、山药，扶脾气。三诊补肝肾。肝、肾、脾功能协调，不久即孕。

二、肾虚血瘀

刘祖贻医案

（五子衍宗四物汤，温肾活血足月产）

陆某，女，32岁。1991年4月21日初诊。

患者结婚8年未孕。男女双方经医院检查，均无异常，不孕原因不明。经中西医多方治疗未效，遂来就诊。察其月事虽如期，但腰酸而冷；经前腰痛，经色黑且量少；心烦郁闷，夜寐不安；舌淡，苔薄白。此肾虚血瘀之证，宜温肾益精，活血通经，宗五子衍宗丸合四物汤法。

处方：菟丝子30g，覆盆子10g，枸杞子10g，续断10g，当归10g，白芍10g，川芎10g，山楂30g。14剂，每日1剂，水煎，分2次服。

二诊：本月行经无腹痛，经量增多且色转红；腰无酸冷，寐安。续服上方，加巴戟肉10g、淫羊藿10g。继服上方2个月，电话告知已毓麟珠，后足月生子。

（刘祖贻．三湘医萃．人民军医出版社）

【诠解】患者夫妻双方各项相关检查均未见异常，婚后8年，不明原因不孕。患者月经如期，但腰酸而冷，经前腰痛，经色黑且量少；心烦郁闷，夜寐不安，此证属肾虚血瘀之证，宜温肾益精，活血通经，宗五子衍宗丸合四物汤法。服药后患者症状明显改善，无不适，因此辨证准确，二诊再加巴戟肉、淫羊藿温阳补肾，以助受孕。中医可调理全身脏器，五脏实，各项生理功能的正常，诸如此类原因不明的不孕，中医治疗有一定的优势。

三、阴虚血热

许润三医案

（阴虚血热扰胞宫，血肉有情养血海）

丁某，女，32岁。2005年7月1日初诊。

流产术后3年，近1年未避孕亦未怀孕。

初诊：患者曾经怀孕3次，均行人工流产，末次人工流产于3年前，此后避孕，近1年未避孕而未怀孕。配偶查精液正常。患者上月行输卵管通液为通畅。自测基础体温3月，典型双相。平时时有心慌、烦躁，手足心热等不适。无下腹痛，白带正常，腰部时有酸痛，饮食正常，大便正常。月经5/30天，量中，有血块，痛经（+），Lmp：2005年6月14日。舌质红，苔薄白，脉细。诊其为断绪（继发性不孕症），证属阴虚血热。患者3次人工流产，损伤肾气，导致肾中阴阳平衡失调，加之平时性情急躁，肝气郁滞，肝郁化火也易伤阴血。胞宫胞脉因需失养，导致两精相搏，难于成孕，故不孕；阴虚血热则有心慌，烦躁，手足心热等；舌亦为血热之象；脉为阴虚之象。综观脉症，病位在冲任胞宫胞脉，病性属虚实夹杂。治宜养阴清热安神。

处方：柴胡10g，白芍10g，生地黄30g，地骨皮10g，山茱萸10g，当归10g，沙苑子30g，女贞子30g，百合25g，合欢皮10g，白薇10g。7剂，水煎服，日1剂。

复诊：服中药后，心慌好转，手足心热较显，阴虚血热之症仍存，上方酌加血肉有情之品，加强滋阴养胞宫的作用。

处方：熟地黄20g，山茱萸10g，山药20g，丹皮10g，龟甲胶10g，鹿角胶10g，当归10g，川芎6g，丹参30g，鸡血藤20g。

经治3个月余，心烦，手足心燥热等症渐平。患者于2006年初受孕。

（孙光荣，鲁兆麟，雷磊．当代名老中医典型医案集·妇科分册．人民卫生出版社）

【诠解】根据不孕症病因可分为：排卵障碍性不孕、输卵管阻塞性不孕、免疫性不孕。该患者经各项检查，未查出明确不孕原因。患者主因人工流产术后3年，近1年未避孕而未怀孕为主症，西医诊断为继发性不孕症，属不明原因性不孕，治法不多，中医四诊资料辨证为阴虚血热，阴虚生内热，热扰冲任血海，不能摄精成孕。治疗用滋阴清热中药加减。二诊患者阴虚内热症状逐渐减轻，但本证仍存，故治疗不离辨证之本，增加血肉有情之品龟甲胶、鹿角胶，滋养胞宫。本病体现了中医四诊合参，治病求本，病不去宜守法守方的原则。